U0267170

重症医学科

疾病观察与护理技能

主编 毛艳春 苏 洁

中国健康传媒集团

中国医药科技出版社

内 容 提 要

本书分别介绍了呼吸系统、循环系统、消化系统、内分泌系统、泌尿系统、神经系统和产科等重症以及因急性中毒、环境及理化因素损伤所致重症的护理学内容，涉及重症疾病50余种。全书除介绍各疾病概述、临床特点、辅助检查和治疗原则外，着重对重症疾病及其并发症的护理问题、护理措施等内容进行论述。此外，本书还介绍了外科术后病人的监护、重症医学科常用诊疗技术及护理、外科各类导管的护理等方面的内容。全书语言简洁，内容丰富，侧重实用性和可操作性，力求详尽准确，适合重症医学科和相关专业广大医师及护理人员使用。

图书在版编目（CIP）数据

重症医学科疾病观察与护理技能／毛艳春，苏洁主编．—北京：中国医药科技出版社，2019.3

（疾病观察与护理技能丛书）

ISBN 978 - 7 - 5214 - 0784 - 6

Ⅰ.①重… Ⅱ.①毛… ②苏… Ⅲ.①险症 - 护理 Ⅳ.①R459.7

中国版本图书馆 CIP 数据核字（2019）第 023157 号

美术编辑 陈君杞
版式设计 南博文化

出版 **中国健康传媒集团**｜中国医药科技出版社
地址 北京市海淀区文慧园北路甲 22 号
邮编 100082
电话 发行：010 - 62227427 邮购：010 - 62236938
网址 www.cmstp.com
规格 710×1000mm $^1/_{16}$
印张 19 $^1/_4$
字数 274 千字
版次 2019 年 3 月第 1 版
印次 2019 年 3 月第 1 次印刷
印刷 三河市万龙印装有限公司
经销 全国各地新华书店
书号 ISBN 978 - 7 - 5214 - 0784 - 6
定价 **38.00 元**

/ 前言 /

重症医学科是以危重病人的救治和生命支持为研究对象的学科，其宗旨是对危重症病人进行生理功能监测、生命支持以及并发症的防治，从而促进和加快病人的康复。这是继心肺复苏基本生命支持后的一种更高层次的医疗护理服务，是社会现代化和医学科学发展的必然趋势。

重症医学科是体现医院整体医疗技术水平的重要窗口，重症医学科医护人员的专业能力是决定危重病人治疗水平的首要因素。由于重症医学科收治的病人常以多脏器功能障碍为主，病情复杂多变，护士的岗位风险性大，技术含量高，对人员的素质要求也高。为更大限度地降低医疗风险，保证病人医疗、护理的安全，必须加强重症医学科护士的临床实践培训。

本书共 13 章，分别介绍呼吸系统、循环系统、消化系统、内分泌系统、泌尿系统、神经系统和产科重症以及因急性中毒、环境及理化因素损伤所致重症的护理学内容，涉及重症疾病 50 余种。全书除介绍各疾病概述、辅助检查、临床特点和治疗原则外，着重对重症疾病及其并发症的护理问题、护理措施等内容进行了论述。在护理措施中，增加健康指导的内容，体现了临床护理向预防、保健、健康、社区及家庭护理等领域延伸的现代护理理念。此外，本书还对外科术后病人的监护、重症医学科常用诊疗技术及护理、外科各类导管的护理等方面的内容进行了详细阐述，更加侧重实用性和可操作性。

本书的编写得到了多位同道的支持与帮助，他们在繁忙的医疗、教学和科研工作之余参与撰写，在此表示衷心的感谢。

由于编写的时间较紧迫，再加上编者水平有限，书中不足之处在所难免，恳请广大同道批评指正。

编　者

2018 年 **9** 月

/ 目录 /

第十三章　外科各类导管的护理 / 278

第一章

呼吸系统重症

第一节　急性呼吸衰竭

一、疾病概述

【概念与特点】

呼吸衰竭是指各种病因引起气体交换功能严重障碍，在海平面呼吸大气时动脉血氧分压低于60mmHg和（或）动脉血二氧化碳分压高于50mmHg所引起的临床综合征。临床上可将呼吸衰竭分为急性和慢性两类。急性呼吸衰竭多由于急性病变，如外伤、电击、药物中毒或吸入毒性气体等急性发病因素所致。

【临床特点】

本病起病急骤，多有脑外伤、溺水、电击、脊髓损伤、神经－肌肉接头的病变，并很快出现呼吸减慢或停止，并伴发绀、抽搐、昏迷。具体表现为呼吸困难、呼吸频率加快、鼻翼扇动、辅助呼吸肌活动增强、呼吸费力，有时出现呼吸节律紊乱，表现为陈－施呼吸、叹息样呼吸，主要见于中枢神经系统病变。重症病人有意识障碍、烦躁、定向障碍、谵妄、昏迷、抽搐、全身皮肤黏膜发绀、大汗淋漓，可有腹痛、恶心、呕吐等症状。

【辅助检查】

（1）动脉血气分析　单纯$PaO_2 < 60mmHg$，为Ⅰ型呼吸衰竭；缺氧合并二氧化碳潴留，PaO_2下降伴$PaCO_2 > 50mmHg$，为Ⅱ型呼吸衰竭；当$PaCO_2$升高，pH≥7.35时，为代偿性呼吸性酸中毒，pH＜7.35则为失代偿性呼吸性酸中毒。

（2）X线胸片检查　弥漫性或局限性浸润灶。

（3）实验室检查　血丙氨酸氨基转移酶、尿素氮升高；尿液检查出现尿蛋白、红细胞、管型多表明并发肝、肾功能损害。

【治疗原则】

（1）保持呼吸道通畅　对任何类型的呼吸衰竭，保持呼吸道通畅是最基本、最重要的治疗措施。

（2）氧疗是改善缺氧的重要手段。

（3）增加通气量，改善二氧化碳潴留　①呼吸兴奋药的应用。②机械通气：呼吸衰竭时应用机械通气能维持必要的肺泡通气量，降低 $PaCO_2$，改善肺的气体交换效能，使呼吸肌得以休息，有利于恢复呼吸肌功能。

（4）病因治疗　针对不同病因，采取相应的措施是治疗急性呼吸衰竭的根本所在。上述各种治疗的目的也在于为原发病的治疗争取时间和创造条件。

（5）一般支持治疗　包括应用抗生素预防感染，维持水、电解质及酸碱平衡，营养支持等。

二、主要护理问题

（1）气体交换受损　与肺通气功能障碍有关。

（2）低效型呼吸形态　与肺的顺应性降低、呼吸肌疲劳、气道阻力增加、不能维持自主呼吸有关。

（3）清理呼吸道无效　与痰液黏稠、咳痰无力、人工气道的建立有关。

（4）焦虑、恐惧　与担心疾病预后有关。

（5）睡眠形态紊乱　与呼吸困难、人工气道建立或机械通气有关。

（6）活动无耐力　与疾病致体力下降有关。

（7）体液不足　与痰液排出、出汗增加、摄入减少有关。

（8）营养失调，低于机体需要量　与食欲下降、摄入不足、消耗增加有关。

（9）有皮肤完整性受损的危险　与长期卧床或无创呼吸机面罩的使用有关。

（10）语言沟通障碍　与呼吸困难、人工气道建立或机械通气有关。

三、护理措施

1. 常规护理

（1）环境　提供安静、整洁、舒适的休息环境，限制探视，减少交叉感染。保持室温在 20～22℃和相对湿度 60%～70%；没有层流装置的病室应注意经常通风换气，每日通风 3 次，避免交叉感染。装有层流装置的病室，应保持层流装置的有效。

（2）体位　急性呼吸衰竭病人应绝对卧床休息，并保持舒适体位，如坐位或半坐位以利呼吸。昏迷病人应抬高床头 15°～30°，头偏向一侧，防止误吸。定时翻身拍背，防止压疮的形成，促进痰液的引流，预防肺部并发症。

（3）饮食护理　对于可以进食的病人应鼓励其进食，增加营养，给予富含营养的高蛋白、易消化饮食，原则上少食多餐。对于不能进食者，应予鼻饲营养液，以保证足够热量及水的摄入。必要时静脉输液。做好口腔护理，以增进食欲。

（4）口腔护理　由于长期应用抗生素或人工气道的建立，病人口腔不易清洗，易引起感染。为此，加强口腔护理、预防口腔细菌下延至气管十分重要。应根据口腔 pH 值和具体情况选用合适的口腔护理液。

（5）皮肤的护理　病情危重、长期卧床的病人，应做好皮肤的护理。保持床单位的整洁，定时翻身，观察病人皮肤的温度、湿度，保持皮肤的完整性，防止局部组织长期受压。

（6）心理护理　呼吸衰竭的病人常对病情和预后有顾虑，心情抑郁，护理人员要稳定其情绪，加强沟通与交流，了解病人的心理反应和心理需求，给予病人理解和支持，为病人提供必要的帮助。特别是建立人工气道和使用机械通气的病人，应经常巡视，让病人说出或写出引起或加剧焦虑的因素，教会病人自我放松，缓解焦虑的技巧和方法。通过护士耐心细致的解释和精神安慰来增加病人的自信心，并使家属能适应疾病所带来的压力，能支持理解病人。

2. 专科护理

（1）抢救配合　监测病人生命体征，发现病情变化及时抢救，并通知医生。预测病人是否需要面罩、建立人工气道行呼吸机辅助呼吸，迅速准备好抢救用品，及时准确做好各项抢救配合，赢得抢救时机，提高抢救成功率。同时，做好病人家属的护理。

（2）氧疗的护理　向病人及家属解释氧疗的重要性，取得其配合。遵医嘱正确实施氧疗。氧疗实施过程中，应密切观察氧疗效果，如吸氧后呼吸困难缓解、发绀减轻、心率减慢，表示氧疗有效；若意识障碍加深或呼吸表浅、缓慢，可能为二氧化碳潴留加重。应根据动脉血气分析结果和病人临床表现及时调整氧流量或浓度。注意保持吸入氧气的湿化，以免干燥的氧气对呼吸道产生刺激和痰痂的形成。输送氧气的管道、面罩、气管导管等应妥善固定，保持清洁与通畅，定时更换消毒，防止交叉感染。

（3）用药护理　遵医嘱及时准确用药，并注意观察药物疗效和不良反应。①氨茶碱类、β_2 受体兴奋剂等药物能松弛支气管平滑肌，减小气道阻力，应指导病人正确使用支气管解痉气雾剂。②使用呼吸兴奋药时要保持呼吸道通畅，适当提高吸入氧浓度，静脉滴注时速度不宜过快，并注意观察病人的呼吸频率、节律、睫毛反应、神志变化等。若出现恶心、呕吐、烦躁、面色潮红、皮肤瘙痒等现象，需减慢滴速。若 4~12 小时未见效，或出现肌肉抽搐等严重不良反应，应停止用药，及时通知医生。③对于伴有二氧化碳潴留的病人，禁止使用对呼吸有抑制作用的药物，如吗啡等，慎用其他镇静药，如地西泮，以防止发生呼吸抑制。④纠正酸中毒使用 5% 碳酸氢钠时，注意病人有无二氧化碳潴留表现。⑤纠正肺水肿应用脱水剂、利尿药时，注意观察疗效。心功能不全时，静脉滴注不宜过快、过多。

（4）人工气道的护理

①加强气道湿化与监测：临床上常用的气道湿化方法包括蒸气加温加湿、

气道内直接滴注加湿、雾化加湿、热湿交换器和水汽接触加湿等，其中加热蒸气加温加湿效果较好。对湿化效果的判断主要是通过病人呼吸功能是否稳定和呼吸道通畅程度、痰液的量和性状等方面综合评定，是临床观察和监护的重要内容之一。

②保持气道通畅：神志清楚的病人，指导其咳嗽、咳痰；痰液黏稠不易咳出者，可遵医嘱给予病人雾化吸入，定时给病人翻身、拍背，促进痰液引流。不能自行排痰者，应遵医嘱给予及时吸痰。吸痰是一种有创性操作，应掌握其操作的临床指征，而不应该把吸痰作为一个常规。吸痰的指征包括病人出现咳嗽、呼吸增快、呼吸困难，血压升高、脉搏增快，观察到气道内有分泌物，听诊有啰音、呼吸音增粗或杂乱、呼气音延长，机械通气时气道峰值压力升高，SpO_2、SaO_2 降低等。有效吸痰的指征有：呼吸音改善、气道峰值压力降低、潮气量增加、SpO_2 或 SaO_2 改善。

③气管套囊的管理：气管套囊应充气恰当，套囊压力过大会造成气管黏膜毛细血管血流减少或中断而出现黏膜坏死，压力过低则会出现误吸和漏气。应用最小压力充气技术，既不让导管四周漏气，又使气管黏膜表面所承受的压力最小，套囊压力维持在 20～25mmHg。临床上必须严密监测套囊压力，定时放气。放气时，应先抽吸气道内分泌物，再缓慢抽吸囊内气体，尽量减轻套囊压力下降对气管黏膜产生的刺激。

④预防感染和意外事件：妥善固定气管插管或气管切开套管，防止移位、脱出和阻塞。气管套管位置不当、气管外套脱落，加之坏死的黏膜组织、黏液、呕吐物及异物等掉入气管内，极易造成气道阻塞；严格把握吸痰的指征，吸痰操作过程中，严格执行无菌操作，避免肺部感染的发生；及时倾倒呼吸及管道内的积水，防止误吸入气管内引起呛咳和肺部感染；做好气管切开部位的皮肤的护理，每日更换气管切开处敷料，清洁气管内套管 1～2 次；做好建立人工气道病人的口腔护理，预防口腔感染；做好病人会阴部护理，预防尿路感染。

3. 病情观察　评估病人的呼吸频率、节律和深度，使用辅助呼吸肌呼吸情况，呼吸困难程度。监测病人生命体征，尤其是血压、心率和心律失常的情况。观察缺氧和二氧化碳潴留的症状和体征，监测动脉血气分析值。评估病人意识状况及神经精神症状，观察有无肺性脑病的表现，如有异常及时通知医生。昏迷病人应评估瞳孔、肌张力、腱反射及病理反射。观察痰液的量、颜色及性状，及时了解尿常规、血电解质检查结果。准确记录 24 小时出入量。

4. 健康指导

（1）心理指导　告诉病人或其家属急性呼吸衰竭处理及时、恰当，可以完全康复，相当一部分慢性呼吸衰竭病人经积极抢救是可以度过危险期，病情稳定后做好预防和及时处理呼吸道感染，可尽可能延缓肺功能恶化，保持较长时间生活自理，增加病人及家属的治疗信心，促进病人与家属及单位的沟通，减轻病人的身心负担。

（2）饮食指导　急性期予鼻饲流质饮食，病情稳定后可逐步过渡到半流质饮食、软食；急性呼吸衰竭病人康复后可普食，半流质饮食如蛋羹、肉末、面条、饺子、馄饨等。

（3）作息指导　急性期绝对卧床休息，可在床上活动四肢，勤翻身以防皮肤受损，保证充足的睡眠；缓解期可坐起并在床边活动，逐渐增大活动范围。

（4）用药指导　应在医护人员指导下遵医嘱用药，使用药物过程中如出现恶心、脸面潮红、烦躁、肌肉抽搐、心律失常、皮肤瘙痒、皮疹等应立即告诉医护人员。

（5）指导病人进行有效的咳嗽训练，促使病人及时排出呼吸道内分泌物。

（6）指导病人进行耐寒训练，如用冷水洗脸，条件允许可进行冬游锻炼。

（7）出院指导　慢性呼吸衰竭病人应注意继续家庭氧疗，遵医嘱用药，预防和及时处理呼吸道感染，戒烟、酒及忌刺激性食物。定时到专科门诊复查，如出现发热、气促、发绀等立即就医。

第二节　重症肺炎

一、疾病概述

【概念与特点】

迄今为止，重症肺炎仍无一个明确的定义，目前多数学者将其定义为：

因病情严重而需要进入重症医学科监护、治疗的肺炎。重症肺炎可分为重症社区获得性肺炎和重症医院获得性肺炎。

【临床特点】

常见症状为咳嗽、咳痰，原有呼吸道症状加重，并出现脓性痰或血痰，伴或不伴胸痛。病变范围大者可有呼吸困难、呼吸窘迫。大多数病人有发热。早期肺部体征无明显异常，重症病人可有呼吸频率增快、鼻翼扇动、发绀。肺实变时有典型的体征，如叩诊浊音、触觉语颤增强和支气管呼吸音等，也可闻及湿性啰音。并胸腔积液者，患侧胸部叩诊浊音，触觉语颤减弱，呼吸音减弱。肺部革兰阴性杆菌感染的共同点在于肺实变或病变融合，组织坏死后容易形成多发性脓肿，常累及双肺下叶；若波及胸膜，可引起胸膜渗液或脓胸。

【辅助检查】

（1）X线胸片检查　作为常规第一步检查，其意义在于明确肺炎诊断、发现有关联的肺部疾病、推测病原菌、估计病情严重程度等。

（2）血常规检查　白细胞计数 $> 10 \times 10^9/L$ 或 $< 4 \times 10^9/L$，有或无核左移。

（3）痰涂片及痰培养　合格的痰标本培养有诊断价值。

（4）血或胸腔积液培养　可培养出致病菌。

（5）经纤维支气管镜获取呼吸道分泌物检查　仅用于不能咳出痰液的病人做杆菌检查、卡氏肺孢子虫检查以及某些诊断不明确的病例。

（6）动脉血气分析　明确呼吸衰竭类型、程度及酸碱平衡失调情况，评估病情预后。

【治疗原则】

（1）积极控制感染　尽早控制感染可预防休克的发生，抗菌治疗采用最初经验性抗菌治疗的"猛击"原则和明确病原学诊断的"降阶梯"治疗策略。重症肺炎控制感染的原则是早期、足量、联合应用抗生素，尽可能静脉用药。

（2）补充血容量　休克的最主要病理生理变化是有效血容量不足，因此补充血容量是治疗的关键。一般选用低分子右旋糖酐、林格液、葡萄糖生理盐水以及胶体液。

（3）全身支持治疗　卧床休息，注意保暖，发热者给予降温治疗，有缺氧症状者给予吸氧，咳嗽剧烈者予镇咳祛痰药。保证充足的热量、营养、蛋白质摄入及水、电解质平衡等。

（4）其他治疗措施　①积极控制原发病。②并发症治疗。③对症处理：排痰、吸氧、引流、退热等。④呼吸支持治疗：重症肺炎累及各脏器功能，各个脏器的功能支持治疗十分重要，但核心问题是呼吸功能的支持治疗，目的是纠正缺氧和酸中毒。治疗呼吸衰竭，以防止其他脏器的进一步损害。

二、主要护理问题

（1）体温过高　与感染引起的体温调节障碍有关。

（2）气体交换受损　与肺部感染引起的气体交换面积减少有关。

（3）清理呼吸道无效　与肺部感染、痰液黏稠无力咳出有关。

（4）有窒息的危险　与意识障碍分泌物可能导致的呼吸道阻塞有关。

（5）组织灌注量改变　与细菌毒素直接损害微循环功能有关。

（6）焦虑　与病人缺乏对疾病过程及病情变化的了解有关。

（7）活动无耐力　与低氧血症、微循环血流不足有关。

三、护理措施

1. 常规护理

（1）环境　为病人提供安静、舒适、整洁的环境，限制探视，减少交叉感染。保持室温在 20 ~ 22℃ 和相对湿度 60% ~ 70%，防止室内空气干燥。

（2）休息与活动　急性期应绝对卧床休息，控制陪护及探视，保证病人充分休息；保持利于呼吸的体位，减少组织对氧的消耗，促进机体恢复；病情缓解后再逐渐增加活动量。

（3）饮食护理　能进食者应给予高蛋白、高热量、营养丰富、易消化饮食，少食多餐。不能进食者给予鼻饲，保证足够的水分摄入，鼓励饮水2000 ~ 3000ml/d，稀释痰液，利于痰液排出。有明显麻痹性肠梗阻或胃扩张者应禁食，遵医嘱静脉补液提供能量、水分。

（4）用药护理　抗感染是肺炎最主要的治疗环节，遵医嘱合理应用有效的抗感染药物，并注意观察其疗效及不良反应。对于烦躁不安、失眠者慎用镇静药，如吗啡等，以防呼吸抑制。

（5）呼吸困难的护理　遵医嘱给予吸氧、药物治疗，保持呼吸道通畅。协助病人取利于呼吸的体位，如借助枕头、过床桌取坐位、半坐位身体前驱的体位。去除紧身的衣物和厚重的被服，减少胸部的压迫感。

（6）避免交叉感染　交叉感染是造成病情恶化或死亡的重要原因之一。应注意呼吸道及接触隔离，尤其应强调医务人员手的卫生。

（7）心理护理　给予心理支持，安抚病人，消除、缓解病人烦躁、焦虑、恐惧情绪，避免引起情绪波动的事件。

2. 专科护理

（1）抢救配合　监测病人生命体征，发现病情变化及时抢救，并通知医生。预测病人是否需要面罩、建立人工气道行呼吸机辅助呼吸，迅速准备好抢救用品，及时准确做好各项抢救配合，赢得抢救时机，提高抢救成功率。同时，做好病人家属的护理。

（2）保持呼吸道通畅　①对意识清醒、能自行咳嗽、咳痰者，指导其有效咳嗽、咳痰：先进行5~6次深呼吸，在深吸气后保持张口，然后浅咳一下将痰咳至咽部，再迅速将痰咳出。观察痰液的量、颜色、性质，同时指导正确留取痰标本，以确定病原菌，指导合理用药。②对长期卧床或咳痰无力者，应定时协助其翻身、叩背：五指并拢，稍向内合掌，由下向上、由外向内叩击病人背部，边叩击边鼓励病人咳嗽，每次3~5分钟。也可采用振动法促使痰脱落，易于排出，必要时应予病人吸痰。③对痰多黏稠者，可遵医嘱给予雾化吸入，每日2~3次，每次10~20分钟。④对气道部分或完全堵塞者，应及时建立人工气道进行吸痰，解除梗阻。

（3）高热的护理　①口腔护理：高热病人唾液分泌减少，口腔黏膜干燥，口腔食物残渣利于细菌繁殖，同时由于维生素缺乏和机体抵抗力下降，易引起口腔炎和溃疡，应协助病人保持口腔清洁，预防感染同时促进食欲。②皮肤的护理：高热降温时大汗者，应及时更换衣物、床单，保持皮肤干燥、清洁。及时补充水分，高热大量出汗时，应补充充足的水分，鼓励病人饮水，每日 3000～4000ml，不能进食者给予鼻饲或静脉输液。若心肾功能障碍，应适当控制入量。③及时降温：体温超过 38.5℃应给予物理降温，包括全身冷疗（25%～35%酒精擦浴，32～34℃温水擦浴，4℃冰盐水灌肠等）、局部冷敷（冰袋冷敷前额、腋下、腹股沟等处），物理降温无效时遵医嘱采用药物降温。监测体温变化，准确记录出入量，为调整病人补液量提供依据。④注意保暖：寒战时注意保暖，可遵医嘱给药并观察药物反应。

（4）胸痛的护理　协助病人舒适卧位，取患侧卧位以降低胸部活动度，减轻疼痛。避免诱发、加重疼痛的因素。分散病人注意力，指导放松的方法。

（5）中毒性休克的护理　①早期取去枕平卧位，保持脑部血氧供应，休克期将病人头和躯干抬高 20°～30°，下肢抬高 15°～20°，防止膈肌和腹腔脏器上移而影响心肺功能，并可增加回心血量改善脑血流。②迅速给予高流量吸氧，改善组织缺氧状态。③合理补液，建立两条外周静脉通路并保持其通畅，遵医嘱给予抗感染及扩容支持治疗，必要时留置深静脉导管补液，以保证维持有效血容量，恢复组织灌注。一般先快速输入晶体液后输入胶体液，根据血压和血流动力学监测情况调整输液速度。④密切观察病人的生命体征、意识状态、尿量、皮肤黏膜色泽变化，判断病情转归。

（6）呼吸机的护理　熟悉呼吸机性能，呼吸机发生故障或病情变化时采取有效的应急措施排除故障。密切观察病人的自主呼吸频率、节律与呼吸机是否同步，注意有无通气不足、呼吸道阻塞等引起的烦躁不安，及时解决各种引起通气不良的因素，如及时清除痰液、调整通气量等。一般于上机后及调整呼吸机参数后 30 分钟采集动脉血做血气分析来判断机械通气效果，要正确及时采集标本，协助判断病情变化。

3. 病情观察　评估病人的呼吸频率、节律、形态的改变及伴随症状的严重程度等，准确记录出入量。观察缺氧和二氧化碳潴留的症状和体征，监测动脉血气分析值。评估病人意识状况及神经精神症状，观察有无腹胀、肠鸣音减弱或消失、便血，及时发现中毒性肠麻痹；观察有无休克早期症状，如尿量减少、心率加快、烦躁不安、反应迟钝等，立即配合抢救。

4. 健康指导

（1）休息　重病肺炎病人应绝对卧床休息，保持病室空气新鲜，避免对流风，温、湿度适宜，避免探视，保持室内外安静，这样可以减少机体内能量消耗，减轻缺氧症状，禁止吸烟，避免各种突发性噪声，病情缓解后恢复期可适当运动。

（2）饮食　根据病人病情给予清淡、易消化、富含维生素的流质、半流质饮食或普食，如鸡蛋羹、青菜汤、鱼汤等，少食多餐，尽量给病人提供良好的进餐环境并鼓励病人进食，以补充营养，增强抵抗力，改善病人营养状态。有心力衰竭时，应给予低盐饮食。

（3）及时清除痰液，改善肺泡通气功能，对合并多种基础疾病，体弱卧床、痰多而黏的病人，宜每 2～3 小时帮助翻身 1 次，同时鼓励病人咳嗽、并在呼气期给予拍背，促进痰液排出，对神志不清者，可进行机械吸痰。

（4）出院后适当地坚持锻炼，行有氧运动及以腹式呼吸为主的呼吸锻炼。并接种肺炎疫苗，免疫保护。

第三节　重症支气管哮喘

一、疾病概述

【概念与特点】

支气管哮喘（简称哮喘）是由多种细胞（如嗜酸粒细胞、肥大细胞、T细胞、中性粒细胞、平滑肌细胞、气道上皮细胞等）和细胞组分参与的气道慢性炎症性疾病。按照目前国内外指南，支气管哮喘分为急性发作期和非急性发作期，而急性发作期按其严重程度又分为轻度、中度、重度、危重哮喘。

重症支气管哮喘（SBA）多指重度及危重哮喘，病人可因接触变应原或治疗不当等导致严重喘息、咳嗽或上述症状数分钟至数日内加重，严重者危及生命。病人休息时即感气短，大汗淋漓，呼吸频率 >30 次/分，脉率 >120 次/分，常有奇脉，肺部可闻及响亮、弥漫哮鸣音，PaO_2（吸空气）＜60mmHg，SaO_2（吸空气）≤90%。危重者意识模糊或者嗜睡，出现胸腹矛盾运动，哮鸣音反而减弱或者消失，可出现心律失常、严重低氧血症及高碳酸血症。

【临床特点】

病人接触变应原后突然出现鼻和咽部发痒，打喷嚏、流鼻涕，继而出现胸闷、咳嗽等，胸部有紧迫感，伴有哮鸣音的发作性喘息、呼气性呼吸困难，严重者可出现端坐呼吸，甚至有窒息感。多于夜间或凌晨突然发作，短则持续数分钟，长则持续数小时甚至数日。重症哮喘可表现为严重哮喘发作持续24 小时以上不缓解，即哮喘持续状态；发作 2 小时以内死亡，即哮喘猝死。哮喘发作时胸部呈过度充气状态，两肺可闻及广泛的哮鸣音，但当哮喘发作严重，支气管极度狭窄，哮鸣音反而减弱甚至消失，称为寂静肺。奇脉、三凹征、胸腹矛盾运动都是重症哮喘的体征。急性发作时可并发自发性气胸、纵隔气肿、肺不张；长期发作可并发慢性阻塞性肺疾病、肺源性心脏病、支气管扩张和肺纤维化等。

【辅助检查】

（1）血液检查　血常规检查常见嗜酸粒细胞增高，继发细菌感染时白细胞计数和中性粒细胞比例升高。血清特异性 IgE 抗体检测阳性结果有助于哮喘的诊断。

（2）痰液检查　涂片在显微镜下可见较多的嗜酸粒细胞。有时可见嗜酸粒细胞退化形成的夏科 – 雷登结晶体、透明的哮喘珠和黏液栓。

（3）X 线胸片检查　哮喘发作时可见两肺透亮度增加，呈过度充气状态，继发呼吸道感染时可见肺部炎性浸润阴影。合并气胸、肺不张和纵隔气肿可见相应影像学改变。

（4）胸部 CT 检查　可见轻度间质性改变、支气管壁增厚、气道内黏液栓。

（5）动脉血气分析　严重发作时可有缺氧、PaO_2 下降，由于过度通气可使 $PaCO_2$ 下降，表现为呼吸性碱中毒。病情进一步发展可有缺氧及二氧化碳潴留，PaO_2 明显下降，$PaCO_2$ 上升，表现为呼吸性酸中毒，可同时合并代谢性酸中毒，严重者多出现 I 型或 II 型呼吸衰竭。

（6）呼吸功能检查　包括通气功能检查、支气管舒张试验、支气管激发试验、呼吸峰流速监测。但严重哮喘病人临床通常仅仅检测呼气峰流速（PEF）。

【治疗原则】

（1）氧疗　重症支气管哮喘病人由于肺通气不足、通气/血流比例失调、氧耗量增加等原因出现低氧血症，因此应吸氧尽快纠正低氧血症。

（2）缓解支气管痉挛　①气道雾化治疗：雾化吸入支气管扩张剂具有起

效快、不良反应少等优点，重症哮喘病人常由于呼吸急促、张口呼吸、大汗淋漓等导致气道水分大量丢失、痰液黏稠、痰痂形成气道阻力增加，因而雾化治疗可以快速缓解气道痉挛。②静脉应用茶碱类药物：茶碱类药物除能抑制磷酸二酯酶、提高平滑肌细胞内的 cAMP 浓度外，还能拮抗腺苷受体；刺激肾上腺分泌肾上腺素，增强呼吸肌的收缩；增强气道纤毛清除功能和抗炎作用；并具有舒张支气管平滑肌、强心、利尿、扩张冠状动脉、兴奋呼吸中枢和呼吸肌等作用。③静脉应用糖皮质激素：糖皮质激素是当前控制哮喘发作最有效的药物。其主要作用机制是抑制炎症细胞的迁移和活化；抑制细胞因子的生成；抑制炎症介质的释放；增强平滑肌细胞 β_2 受体的反应性。

（3）纠正水、电解质紊乱及酸碱平衡失调　重症哮喘病人由于张口呼吸、大汗等致水分丢失，且进食少等都可引起脱水，导致痰液黏稠，加重气道阻力，故鼓励病人多饮水。重症病人常需要静脉补液，心功能正常者可每日补液 3000～4000ml，老年人和心功能不全者适当减少补液。

（4）合理应用抗菌药物　由于情绪因素或者接触变应原所致重症哮喘多不提倡应用抗菌药物，但由细菌感染所致重症哮喘或者需机械通气治疗者可以结合当地常见致病菌类型、耐药趋势和药敏情况尽早选择敏感抗菌药物。

（5）机械通气治疗　重症病人给予氧疗、雾化吸入、静脉滴注糖皮质激素等治疗哮喘仍无缓解，且病情持续加重而出现意识障碍、呼吸肌疲劳、血气分析示 $PaCO_2 > 45mmHg$ 者可以考虑机械通气治疗。

二、主要护理问题

（1）气体交换受损　与气管炎症和气道高反应性导致气管痉挛、狭窄有关。

（2）清理呼吸道无效　与痰多且黏稠、气短、咳嗽无力有关。

（3）体液不足　与液体摄入量减少、消耗丢失过多有关。

（4）焦虑　与病人长期反复发作有关。

三、护理措施

1. 常规护理

（1）病室应保持空气清新、流畅，尽量避免室内存在可能诱发哮喘发作的物质。

（2）口腔护理　每日至少2次口腔护理，以防止感染与溃疡。张口呼吸者用湿纱布覆盖口唇。

（3）保持床单位清洁干燥，及时清扫更换被服。

（4）通过胃管或静脉给予高热量、高蛋白、富含维生素的饮食，增加机体抵抗力，促进身体恢复。

2. 专科护理

（1）行心电监护，尤其是血氧饱和度监测。

（2）迅速纠正病人缺氧状态，首先给予吸氧，若无改善，立即准备无创呼吸机，给予病人戴口鼻罩行无创通气，严重者应选择气管插管协助医师建立人工气道行机械通气。

（3）及时清除呼吸道分泌物，必要时可使用纤维支气管镜进行深部吸痰。

（4）建立人工气道后，为减轻病人痛苦及气管插管带来的气道高反应，减少呼吸做功，保持人机协调，可遵医嘱使用镇静药。

（5）为防止病人烦躁脱管，可给予适当约束。

（6）因病人张口呼吸，易造成胃肠胀气，给予留置胃管行胃肠减压。

3. 病情观察

（1）密切观察病人生命体征以及神志和尿量等，以掌握病情进展情况。

（2）观察药物作用及不良反应。

（3）了解病人复发哮喘的病因和过敏源，避免诱发因素。

（4）密切观察病人有无自发性气胸、酸中毒、电解质紊乱、肺不张等并发症。

4. 健康指导

（1）环境　保持空气流通、新鲜、温度及湿度适宜，可适当加大湿度，房间内不宜布置花草、地毯，避免接触和吸入刺激性气体，枕头不宜填塞羽毛，以免引起哮喘发作。

（2）饮食指导　①给低盐、高营养的清淡饮食，减少过敏源的接触。②多饮水，少食油腻食物，禁食易引起身体过敏的食物，如鱼、虾等。

（3）日常活动指导　①加强身体锻炼，提高御寒能力，如游泳、气功、太极拳等，注意生活规律，避免过度疲劳。②休息与活动的标准，告知病人呼吸平稳没有咳嗽或喘息，峰流速仪（PEFR）监测峰流值在 80% ~ 100% 时可工作和活动；有咳嗽、喘息、胸闷或夜间被吵醒，峰流数值在 60% ~ 80% 时尽量卧床休息，并且根据需要用药。

第四节　慢性阻塞性肺疾病急性加重

一、疾病概述

【概念与特点】

慢性阻塞性肺疾病（COPD）是一种具有气流受限特征的肺部疾病，气流受限不完全可逆，呈进行性发展。确切的病因还不十分清楚，但认为与肺部对有害气体或有害颗粒的异常炎症反应有关。

慢性阻塞性肺疾病急性加重主要包括以下三个方面：呼吸困难加重，痰液增多，脓痰。当病人出现这三种表现中的一种或几种即认为病人处于急性加重期。另外，慢性阻塞性肺疾病病人急性加重时还会出现胸闷、发热等。

【临床特点】

原有的临床症状急性加重，包括短期咳嗽、咳痰、痰量增加、喘息和呼吸困难加重，痰呈脓性或黏液脓性，痰的颜色变为黄色或绿色提示有细菌感染，有些病人会伴有发热、白细胞计数升高等感染征象。此外，亦可出现全身不适、下肢水肿、失眠、嗜睡、日常活动受限、疲乏、抑郁和精神错乱等症状。

【辅助检查】

（1）X 线胸片检查　X 线胸片对本病诊断意义不大，主要用于确定肺部并发症及与其他肺疾病鉴别。

（2）肺功能检查　①I 级：为轻度 COPD，$FEV_1/FVC < 70\%$，$FEV_1 \geq$ 80% 预计值，伴或不伴有慢性症状（咳嗽、咳痰）。②II 级：为中度 COPD，

$FEV_1/FVC < 70\%$，$50\% \leqslant FEV_1 < 80\%$ 预计值，常伴有慢性症状（咳嗽、咳痰）。③Ⅲ级：为重度 COPD，$FEV_1/FVC < 70\%$，$30\% \leqslant FEV_1 < 50\%$ 预计值，多伴有慢性症状（咳嗽、咳痰、呼吸困难）。④Ⅳ级：为极重度 COPD，$FEV_1/FVC < 70\%$，或 $FEV_1 < 30\%$ 预计值或 $FEV_1 < 50\%$ 预计值，合并呼吸衰竭或临床有右心衰竭的体征。

【治疗原则】

（1）控制性氧疗　宜给予低浓度吸氧，吸入氧浓度一般不超过 35%，吸入氧浓度过高，可能发生潜在的二氧化碳潴留及呼吸性酸中毒。氧疗 30 分钟后应复查动脉血气，以确认氧合满意，且未引起二氧化碳潴留和（或）呼吸性酸中毒。

（2）抗感染治疗　根据慢性阻塞性肺疾病严重程度及相应的细菌分布情况，结合当地常见致病菌类型及耐药流行趋势和药物敏感情况尽早选择敏感抗生素。如对初始治疗方案反应欠佳，应及时根据细菌培养及药敏试验结果调整抗生素。

（3）支气管舒张药的应用　短效 β_2 受体激动剂较适用于慢性阻塞性肺疾病急性加重期的治疗，若效果不显著，可加用抗胆碱能药物，如异丙托溴铵、噻托溴铵等。对于较严重的慢性阻塞性肺疾病急性加重者，可考虑静脉滴注茶碱类药物。

（4）糖皮质激素的应用　慢性阻塞性肺疾病急性加重期住院病人宜在应用支气管舒张药的基础上，口服或静脉滴注糖皮质激素，激素的剂量要权衡疗效及安全性，建议口服泼尼松 $30 \sim 40 mg/d$，连续 $7 \sim 10$ 天后逐渐减量停药；也可以静脉给予甲泼尼龙 40mg，每日 1 次，$3 \sim 5$ 天后改为口服。延长给药时间或加大激素用量不能增加疗效，反而会使不良反应增加。

（5）机械通气治疗　可根据病情需要给予无创或有创机械通气，一般首选无创性机械通气。机械通气，无论是无创还是有创方式，都只是一种生命支持方式，在此条件下，通过药物治疗消除慢性阻塞性肺疾病急性加重的原因，使急性呼吸衰竭得到逆转。

（6）其他治疗措施　在严密监测出入量和血电解质的情况下，适当补充液体和电解质，注意维持水、电解质平衡；注意补充营养，对不能进食者需经胃肠补充要素饮食或给予静脉高营养；对卧床、红细胞增多症或脱水的病人，无论是否有血栓栓塞性疾病史，均需考虑使用肝素或低分子肝素，预防深静脉血栓形成和肺栓塞；采用物理方法排痰和应用化痰排痰药物，积极排痰治疗；识别并治疗冠心病、糖尿病、高血压等伴随疾病和其他并发症，如休克、弥散性血管内凝血、上消化道出血、胃功能不全等。

二、主要护理问题

（1）清理呼吸道无效　与分泌物增多而黏稠、气道湿度减低和无效咳嗽有关。

（2）气体交换受损　与气道阻塞、通气不足、呼吸肌疲劳、分泌物过多和肺泡呼吸面积减少有关。

（3）有受伤的危险　与缺氧、二氧化碳潴留导致的烦躁、意识障碍有关。

（4）有感染的危险　与痰液潴留、肺的防御系统损害有关。

三、护理措施

1. 常规护理

（1）休息　保持环境安静，尽量满足病人的需要，留置气管插管、尿管、胃管疼痛、不适的病人，给予镇痛治疗。

（2）体位　病情允许时抬高床头30°～45°，防止胃内容物反流。

（3）饮食　给予低脂肪、高糖类饮食，必要时给予鼻饲。

（4）加强口腔、皮肤的护理，防止呼吸机相关性肺炎和压疮。

（5）加强运动和呼吸功能锻炼，进行腹式呼吸和缩唇呼吸。

（6）心理护理　由于慢性阻塞性肺疾病反复发作，迁延不愈，患病时间较长，医疗费用大，家庭负担重，使病人产生焦虑、烦躁、渴求、紧张等心理反应，表现为心烦、气急、胸闷、心悸、纳差、失眠等。经常与病人交流，了解其心理状态，尤其是对气管插管病人的非语言交流，耐心细致地回答病人的提问以减轻病人对病症的恐惧和焦虑。

2. 专科护理

（1）呼吸道的护理　合理有效的呼吸道护理对于慢性阻塞性肺疾病急性

加重期病人至关重要，加强呼吸道湿化，保持呼吸道通畅，促进痰液稀释排出，能有效解除支气管痉挛，控制肺部感染，改善通气障碍，缓解缺氧症状。①鼓励饮水：每日饮水量以2500~3000ml为宜，饮水过多可能会增加心脏负担，饮水过少则不利于湿化呼吸道及痰液稀释。②超声雾化：雾化治疗能稀释痰液，促进其排出。③鼓励咳嗽，促进排痰：对神志清楚尚能配合者指导有效咳嗽，协助病人取舒适卧位，指导病人先行5~6次深呼吸，后于吸气末保持张口状，连续咳嗽数次，使痰到咽喉附近再用力咳嗽，使痰排出；或病人取坐位，两腿上置一枕顶住腹部，使膈肌上升，咳嗽时身体前倾，头颈屈曲，张口咳嗽将痰液排出。④勤翻身，更换体位：对长期卧床久病体弱无力咳嗽的病人，应协助2~3小时翻身1次，经常变换体位，有利于深部痰液向上移动。⑤气管内吸痰：对于已经建立人工气道的重症病人，正确的吸痰方法是保证呼吸道通畅的最有效措施。

（2）氧疗护理　氧气治疗是肺源性心脏病呼吸衰竭治疗中重要的环节，要采用低浓度、低流量持续给氧。①润滑鼻腔，使鼻导管通畅，鼻腔内黏膜涂水溶性润滑剂，防止黏膜干燥。妥善固定，每4小时检查一次鼻导管下的皮肤，防止压疮，氧疗过程中应注意鼻导管通畅。②氧疗过程的观察：给氧过程中若呼吸困难缓解、心率减慢、发绀程度减轻，表示氧疗有效；若呼吸过缓或意识障碍加重则提示二氧化碳潴留，应立即报告医生，降低氧流量或使用呼吸兴奋剂。吸氧时应注意气体的加温与湿化，避免长期高浓度给氧造成氧中毒或二氧化碳麻痹状态危及生命。

3. 病情观察　观察病人咳嗽、咳痰的性质、痰量；有无缺氧及缺氧程度；呼吸的频率、节律及呼吸困难的程度；用药疗效和有无药物不良反应；观察病人有无呼吸困难、面色苍白、口唇发绀、神志恍惚、谵语、嗜睡等肺性脑病表现；密切注意病人神志、生命体征的变化，尤其是体温、呼吸及动脉血氧饱和度的变化，全面掌握病人病情动态，根据病人的呼吸方式、皮肤颜色、脉搏、血压、神志及精神状态等有无改善来以判断氧疗效果，及时调整氧浓度。准确记录24小时出入量，尿量及其性质提示肾功能变化和水、电解质平衡情况。

4. 健康指导

（1）向病人及其家属讲解疾病的发病机制、发展和转归。使病人理解康复保健的目的。

（2）教会病人缩唇、腹式呼吸、体位引流以及有效的咳嗽、咳痰技术。

（3）遵医嘱正确用药，熟悉药物的剂量、用法和注意事项，指导家属合理的氧疗方法及注意事项。

（4）坚持戒烟和避免被动吸烟，预防感冒，注意避免受凉、过度疲劳等诱因，气温变化时及时增减衣服，在感冒流行期间尽量避免出入公共场所。如果出现咳嗽、鼻塞、咽痒等上呼吸道感染症状应及时到医院就诊，避免感染加重。

（5）加强体育锻炼及肺功能锻炼，如早晚散步、练气功等，教会病人做呼吸操；教会病人及家属掌握观察病情变化的方法，出现痰液性状的改变、体温增高、咳嗽、憋气加重、夜间端坐呼吸等情况时应及时到医院就诊。

第五节　肺栓塞

一、疾病概述

【概念与特点】

肺栓塞（PE）是内源性或外源性栓子堵塞肺动脉引起肺循环障碍的临床和病理生理综合征。包括肺血栓栓塞症（PTE）、脂肪栓塞综合征、羊水栓塞、空气栓塞等。肺血栓栓塞症为肺栓塞的最常见类型。急性肺血栓栓塞症造成肺动脉广泛栓塞，出现急性肺源性心脏病。肺梗死（PI）为肺栓塞发生肺组织出血或坏死者。引起肺血栓栓塞症的血栓主要来自深静脉血栓，深静脉血栓形成和肺血栓栓塞症实质上为同一疾病的不同阶段、不同部位的表现，两者统称为静脉血栓栓塞症。大块肺栓塞：栓塞 2 个或 2 个以上肺叶者，或小于 2 个肺叶伴休克和（或）血压下降者（收缩压 < 90mmHg 或血压下降 ≥ 40mmHg，持续 15 分钟以上）。

【临床特点】

本病临床症状多种多样，但缺乏特异性。常见症状有：不明原因的呼吸困难及气促，尤其是活动后明显；胸痛，包括胸膜炎性胸痛或心绞痛样胸痛；

晕厥，可为肺栓塞的唯一或首发症状；烦躁不安、惊恐甚至濒死感；咯血，常为小量咯血，大咯血少见；咳嗽、心悸等。病人可出现以上症状的不同组合。临床上有时出现所谓"三联征"，即同时出现呼吸困难、胸痛及咯血，但仅见于约20%的病人。

【辅助检查】

（1）动脉血气分析　显示低氧血症、低碳酸血症，肺泡 – 动脉氧分压差增大。

（2）实验室检查　急性肺栓塞时，血浆 D – 二聚体升高，但多种病因可导致其升高，故在临床中对肺栓塞有较大的排除价值，若其含量低于 500 μg/L，则可基本排除肺栓塞。

（3）影像学检查　肺动脉造影为过去诊断急性肺栓塞的金标准，但属于有创检查。近年来随着 CT、MRI 技术的发展，使急性肺栓塞的诊断率明显提高。

（4）深静脉血栓的检查　静脉超声检查和静脉造影可辅助诊断深静脉血栓，后者是深静脉血栓诊断的金标准。

【治疗原则】

（1）一般处理　对病人进行严密监护，监测呼吸、心率、血压、静脉压、心电图及动脉血气的变化；卧床休息，保持大便通畅，避免用力，以防血栓脱落；可适当使用镇静、止痛、镇咳等相应的对症治疗措施。

（2）呼吸循环支持治疗　纠正低氧血症；出现心功能不全但血压正常者，可使用多巴酚丁胺和多巴胺；若出现血压下降，可增大剂量或使用其他血管加压药，如去甲肾上腺素等。

（3）抗凝治疗　可防止血栓的发展和再发。主要抗凝血药有肝素、华法林。

（4）溶栓治疗　可迅速溶解血栓、恢复肺组织的血液灌注，降低肺动脉压，改善右心室功能。常用的溶栓药物有尿激酶（UK）、链激酶（SK）和阿替普酶（rt – PA）。

二、主要护理问题

（1）气体交换受损　与肺通气、换气功能障碍有关。

（2）疼痛——胸痛　与肺栓塞有关。

（3）低效型呼吸形态　与肺的顺应性降低、气道阻力增加不能维持自主呼吸有关。

（4）焦虑、恐惧　与担心疾病预后有关。

（5）潜在并发症　出血、感染、呼吸衰竭等。

（6）睡眠形态紊乱　与呼吸困难、咳嗽、咯血等有关。

（7）活动无耐力　与日常活动供氧不足、疲乏有关。

（8）体液不足　与痰液排出、出汗增加、摄入减少有关。

（9）营养失调，低于机体需要量　与食欲下降、摄入不足、消耗增加有关。

（10）有皮肤完整性受损的危险　与长期卧床有关。

三、护理措施

1. 常规护理

（1）肺栓塞活动期　应绝对卧床休息，在充分抗凝的前提下卧床 2～3 周。无明显症状且生活能自理者也应卧床，避免突然坐起，不要过度屈曲下肢，严禁挤压、按摩患肢，防止血栓脱落，造成再次肺栓塞。保持大便通畅，以免因腹腔压力突然增高使深静脉血栓脱落，必要时给予缓泻药。

（2）心理护理　肺栓塞的病人易产生恐惧心理，因此应加强沟通，并对病人进行心理疏导，多关心病人。溶栓后病人自觉症状减轻，均有想下床活动的愿望，这时病人应了解溶栓后仍需卧床休息，以免栓子脱落造成再栓塞。

（3）饮食护理　饮食以清淡、易消化、富含维生素食物为宜，保证疾病恢复期的营养。宜少食用油腻、高胆固醇的食物，禁食辛辣食物，保持膳食平衡和良好的饮食习惯。少食高脂和富含维生素 K 的食物，如卷心菜、菜花、莴苣、洋葱、鱼肉等，以避免干扰华法林的药效。

（4）皮肤的护理 急性肺栓塞溶栓后，卧床时间较长，要注意保护病人皮肤，观察病人受压部位皮肤颜色的变化，保持床单位的清洁、干燥、平整，也可在病人受压的骨突处使用压疮贴以防止压疮的发生。告知病人避免创伤和出血，应用软毛刷刷牙，使用电动剃须刀刮胡子。每 2～3 小时翻身 1 次，避免压疮形成。

2. 专科护理

（1）严格控制输液量，输液速度一般不超过 30 滴/分，并限制水、钠摄入。

（2）使病人安静、保暖、吸氧，给予镇静、止痛，必要时给予吗啡、哌替啶、可待因，可应用抗生素预防肺内感染和治疗静脉炎。

（3）缓解迷走神经张力过高引起的肺血管痉挛和冠状动脉痉挛，静脉注射阿托品如不缓解可每 1～4 小时重复 1 次，也可给罂粟碱肌内或静脉注射每小时 1 次，该药也有镇静和减少血小板聚集的作用。

（4）抗休克 合并休克者给予多巴胺、多巴酚丁胺或去甲肾上腺素，迅速纠正引起低血压的心律失常，如心房扑动、心房颤动等，同时积极进行溶栓、抗凝治疗，80% 病人急性肺栓塞死亡于发病后 2 小时内，因此治疗抢救必须抓紧进行。

（5）改善呼吸 如有支气管痉挛，可应用支气管扩张药和黏液溶解药，也可用酚妥拉明溶于 5%～10% 葡萄糖注射液内静脉滴注，既可解除支气管痉挛，又可扩张肺血管。

（6）溶栓及抗凝的护理 ① 使用抗凝血药时，应严格掌握药物的剂量、用法及速度，认真核对，严密观察用药后的反应，发现异常及时通知医生，调整剂量。② 进行溶栓、抗凝治疗期间，最主要的并发症是出血，因此应严密观察病人有无出血倾向。注意观察病人皮肤、黏膜、牙龈及穿刺部位有无出血，有无咯血、呕血、便血等现象。观察病人的意识状态及神志的变化，发现病人出现头痛、呕吐症状，要及时报告医生并给予处理，谨防颅内出血的发生。溶栓治疗期间应准备好各种抢救物品。③ 用药期间应监测凝血时间及凝血酶原时间，避免各种侵入性操作。指导病人预防出血的方法，如选用质软的牙刷，防止碰伤、抓伤，勿挖鼻、用力咳嗽、排便等。

3. 病情观察 评估病人的呼吸频率、节律和深度，呼吸困难程度，呼吸音的变化，病人意识状态、瞳孔、皮肤温度及颜色，询问病人胸闷、憋气、胸部疼痛等症状有无改善；严密监测病人的呼吸、血压、心率、血氧饱和度、心律失常的变化情况，如有异常及时通知医生；昏迷病人应评估瞳孔、肌张力、腱反射及病理反射；观察痰液的量、颜色及性状，及时了解尿常规、血电解质检查结果；准确记录 24 小时出入量。

4. 健康指导

（1）心理护理　肺栓塞多发病较急，病情危重，伴有严重胸痛，呼吸困难，病人容易产生焦虑、恐惧，应主动关心体贴病人，加强沟通，及时告知治疗的目的、治疗后的积极信息，增强病人战胜疾病的信心，使其主动配合治疗。

（2）休息指导　病人休息的房间应舒适、安静，空气新鲜，注意保暖，防止上呼吸道感染，加重病情。急性期 2～3 周应有效制动，绝对卧床休息并限制探视，尽量减少搬动和机体活动，病人一切生活由护士协助，饮食、洗漱、大小便均应在床上，保持大便通畅，避免下肢过度屈曲防止血栓脱落，再发生肺栓塞。

（3）饮食指导　指导病人进食清淡、易消化、富含维生素和纤维素的低脂饮食，少食生、硬及含鸡骨、鱼刺等食物，以防损伤消化道黏膜，引起消化道出血。保证疾病恢复期的营养，如食用牛奶、鸡蛋、瘦肉等食物，避免食用富含维生素 K 的食物，如菠菜、甘蓝、肝等，特别是在华法林治疗期间，因维生素 K 摄入增加可降低华法林的作用。

（4）溶栓、抗凝治疗期间的指导　①溶栓、抗凝是治疗肺栓塞的主要手段。出血是溶栓、抗凝治疗最常见、最严重的并发症，告知病人及家属治疗期间的注意事项，指导及时发现出血倾向。及时报告，如大小便的颜色、有无皮下、牙龈、鼻腔出血，避免自伤性出血，指导病人用软毛牙刷刷牙，禁止揉鼻，避免用力排便。②告知用药前、中、后检查血常规、出凝血时间以及凝血功能的目的和意义，并行心电监护，观察血压、心率、呼吸、血氧饱和度的变化，定期复查动脉血气及心电图，注意胸痛有无减轻，如胸痛轻，能够耐受，可不处理；但对胸痛较重、影响呼吸的病人，应给予止痛处理，以免剧烈胸痛影响病人的呼吸运动，持续氧气吸入 2～4L/min，观察呼吸困难有无缓解。③溶栓、抗凝治疗的病人应避免反复穿刺抽血，既增加病人痛苦又增加局部出血的并发症，可皮下留置管针，以便给药及反复采血检测。腹部皮下注射那屈肝素钙（速碧林）注意吸气时注射，可减轻阻力，防止皮下出血，注射后压迫 5～10 分钟，并尽量避免肌内注射。

（5）溶栓治疗后的指导　①心理护理：溶栓后病人临床上自觉症状减轻，均有不同程度的想下床活动的愿望，这时病人应了解溶栓后仍需卧床休息，以免栓子脱落，造成再栓塞。②有效制动：急性肺栓塞溶栓后，下肢深静脉血栓松动，极易脱落，要绝对卧床 2 周，不能做双下肢用力的动作及做双下肢按摩。另外，要避免腹压增加的因素，如上呼吸道感染，应积极治疗，以免咳嗽时腹压增大，造成血栓脱落；吸烟者劝其戒烟；卧床期间所有的外出检查均要平车接送。③做好皮肤的护理：急性肺栓塞溶栓后，卧床时间较长，要注意病人皮肤保护，如床垫的软硬度要适中；保持皮肤干燥、床单平整；在护士的协助下，每 2～3 小时翻身 1 次，避免局部皮肤长期受压、破损。④预防感染：保持室内空气新鲜、流通，消毒液擦地，每日 2 次，严格执行无菌操作，特别是进行静脉穿刺时，避免发生静脉炎。

（6）出院指导　①定期随诊，按时服药，特别是抗凝剂的服用，一定要保证按医嘱服用。②自我观察出血现象及注意早期出血症状，注意饮食，不可服用影响药物，如非甾体抗炎药、激素、强心剂等，按照医嘱定期复查抗凝指标，了解并学会看抗凝指标化验单。③平时生活中注意下肢的活动，有下肢静脉曲张者可穿弹力袜等，避免下肢深静脉血液滞留，血栓复发。④病情有变化时及时就医。⑤改变不良生活习惯，如戒烟、禁酒，保持乐观情绪。⑥积极治疗诱发疾病：慢性心肺疾病（如风湿性心脏病、心肌病、冠状动脉粥样硬化性心脏病、肺源性心脏病）、下肢静脉病变（炎症、静脉曲张）、骨折等诱发病因。

第六节　咯　血

一、疾病概述

【概念与特点】

咯血是指喉及喉以下呼吸道或肺组织出血经口咯出的一种临床症状。临床上常根据病人咯血量，将其分为少量咯血、中量咯血和大量咯血。但三者之间国内外尚无统一的界定标准，通常认为 24 小时内咯血量少于 100ml 者为少量咯血；100 ~ 500ml 者为中量咯血；大于 500ml 或一次咯血量大于 100ml 者为大量咯血。

【临床特点】

咯血的病人多有呼吸道症状或病史，呕血的病人常有胃病或肝病史。咯血一般为鲜红色、带有气泡、混有痰成分，随咳嗽一起咯出，可伴有气喘。pH 值为碱性，镜检可见肺泡巨噬细胞并有含铁血黄素。急性大咯血容易引起失血性休克，发生肺泡气体交换减少及血流动力学的不稳定；可导致大气道阻塞和肺淹溺而突发窒息死亡。而反复大咯血影响病人肺通气和换气功能，出现低氧血症和贫血，严重的可导致呼吸衰竭和循环衰竭危及病人生命。

【辅助检查】

（1）动脉血氧饱和度监测　判断有无缺氧和通气不足。

（2）如有条件立即行支气管镜检查，可明确出血部位，并且可对出血部位行局部止血治疗。

（3）病情稳定的病人行痰液检查，鲜红色、泡沫样、碱性为支气管肺内出血，与口咽、鼻、消化系统出血相鉴别。

（4）影像学检查　胸部平片对咯血诊断意义重大，必要时可行胸部 CT 检查，提高对胸部肿瘤、支气管扩张等疾病的诊断。

（5）支气管动脉血管造影　明确出血部位，必要时栓塞治疗。

【治疗原则】

（1）止血药物的应用　垂体后叶素：疗效迅速而显著，使肺循环压力降低，肺小动脉收缩而利于血凝块形成。对高血压、冠心病、肺源性心脏病、心力衰竭病人及孕妇应禁用。其他止血药物如（注射用）巴曲酶、维生素 K、氨甲苯酸等。

（2）纤维支气管镜下止血　咯血期间及早做纤维支气管镜检查不仅能明确出血部位，而且可以用硬质支气管镜和纤维支气管镜插入出血侧支气管，将血液吸出，行镜下止血，方法包括支气管冷盐水灌洗、局部注射血管收缩剂、局部应用凝血药、支气管内气囊填塞等。

（3）支气管动脉栓塞术　适用于有肺功能不全、双侧广泛肺病变而咯血来源又不能明确定位者，晚期肺癌侵入纵隔和大血管者及病情暂不允许手术或拒绝手术切除者。

（4）手术治疗　对出血部位明确、大咯血经内科保守治疗无效、有发生窒息和休克可能又无手术禁忌证者，应及时手术治疗，以挽救病人生命。

（5）咯血窒息的处理　应尽早发现窒息先兆征象如咯血过程突然中断，出现呼吸急促、发绀、烦躁不安、精神极度紧张有濒死感或口中有血块等，应立即抢救。畅通气道和生命支持是其主要措施。包括：①体位引流：取患侧卧位、头低足高位，背部屈曲并拍击背部，促进肺内血液流出。②清除积血、保持呼吸道通畅：使用开口器或压舌板开启病人紧闭的牙关，用吸引器将血液吸出。③气管插管，机械通气：常规气管插管，通过吸引并借助体位防止健侧吸入，是临床最常用方法。④迅速建立静脉通路，补充血容量，使用止血药物，纠正休克。⑤若自主呼吸极弱或消失，则应立即进行心肺复苏。

二、主要护理问题

（1）潜在并发症　大咯血窒息、休克等。

（2）焦虑、恐惧　与病人对大咯血的恐惧、担心预后有关。

（3）舒适的改变　与限制活动及使用垂体后叶素导致腹痛有关。

三、护理措施

1. 常规护理

（1）做好心理护理，尤其精神紧张的病人，做好解释和安慰工作，并以认真热情的态度、敏捷的动作、娴熟的技术来获得病人的信任。

（2）安排病人在安静、舒适的病室，卧床休息。

2. 专科护理

（1）体位引流　立即将病人置于头低足高位引流，轻拍背部以利引流。

（2）保持呼吸道通畅，及时吸出口腔内的血块，必要时气管插管或气管切开。

（3）在解除气管梗阻以后，给予高浓度氧气吸入及适量呼吸中枢兴奋药，以改善缺氧。

（4）无自主呼吸者，立即行气管插管和人工呼吸机辅助呼吸。

（5）药物护理　①使用垂体后叶素止血，由于小血管的收缩易导致血压升高、腹痛、腹泻等，因此应严密观察不良反应并及时通知医生，对于冠心病、高血压病人或孕妇应禁止使用。②使用镇静药物时应注意观察病人的神志及意识状态；咳嗽频繁的病人可根据医嘱使用止咳药物，但应注意观察病人是否能有效地将血液咯出，以保持呼吸道通畅。③使用扩血管药物的病人，应严密观察血压。既往无高血压及冠心病的病人血压控制在 90/60mmHg 左右；高血压病人血压控制在 125/75mmHg 左右；冠心病病人血压控制在 95/65mmHg 左右。用药期间平卧，防止直立性低血压的发生，咯血停止 48 小时后，开始减量至停用。

（6）窒息的护理　①窒息是由于大量血液或血块阻塞呼吸道。其原因是：体弱无力咳嗽，血液积聚；镇静、镇咳剂应用不当或沉睡时抑制咳嗽反射；支气管狭窄、扭曲或支气管引流不畅；病人极度紧张或血块刺激诱发支气管或喉部痉挛；一次性大量出血来不及咯出。②窒息的先兆：向病人介绍哪些是咯血窒息的早期征象，使其了解窒息的危险性，教会病人及陪床家属若发生危险征象，勿紧张，立即通知医护人员；密切观察咯血的颜色、量及病人的精神和意识状态。若发生以下情况：大咯血过程突然停止，随即出现胸闷、极度烦躁、表情恐惧、精神呆滞；喉头作响，随即出现呼吸浅而快或呼吸骤停；面色发紫、目瞪口呆、大汗淋漓、双手乱抓、昏迷、大小便失禁，应警惕大咯血窒息的发生，立即抢救。③紧急抢救及措施：大咯血时，迅速有效地排出呼吸道内的血液，是防止窒息的有力抢救措施。立即抱起病人下身倒置，使躯干与床成 45°～90°角，并拍击背部，倒出气管内的积血，防止血液淹入整个肺部；及时清除血块，首先用开口器撬开牙齿，挖出咽喉部的血块，必要时行气管插管对血块连续负压吸引；高流量吸氧，氧流量 6～8L/min。

（7）出血性休克的护理　①密切观察生命体征及中心静脉压的变化。②观察尿量及尿比重，休克病人的血压下降可引起肾动脉血压下降而直接影响肾的血液灌注，发生肾衰竭。③认真记录出入量，对输入液体的种类、数量、时间和丢失的体液量详细记录。④失血性休克病人的体温多数偏低，应提高室温，用棉被保暖，而不能用热水等局部保暖。

3. 病情观察

（1）临床观察　①严密观察生命体征，监测血压、脉搏、呼吸及意识的变化，观察并记录咯血的次数和量。②根据医嘱给予止血药和抗菌药，观察用药疗效及药物不良反应。

（2）用药观察　垂体后叶素有缩血管的作用，对毛细血管和小动脉的作用尤为显著。在病人输液过程中应严格控制滴速，最好用输液泵控制速度，观察病人是否有腹痛、便意、大便次数增多等情况。

（3）预见性观察　窒息是咯血病人死亡的主要原因。密切观察咯血窒息的早期特征，保持正确的体位引流，鼓励并指导病人将血轻轻咯出，以防血块堵塞气管。床旁准备抢救物品，如气管插管或气管切开包、吸引器、呼吸机、氧气等。

4. 健康指导

（1）心理指导　①介绍有关疾病和自我护理的知识，经临床治愈后，完全可以和健康人一样地学习、劳动和工作。②始终保持乐观主义精神，消除其焦虑、恐惧等不良情绪，增强战胜疾病的信心和决心。③护理人员要以良好的服务态度和训练有素的操作技术取得病人的信任，增加其对疾病治疗的信心。④保持情绪稳定，病人一旦咯血常有精神紧张和恐惧心理，此时要嘱病人勿紧张、急躁，因情绪波动会加重病情，并指导病人将气管内存留的积血轻轻咳出，勿吞下，切勿坐起，以免因引流不畅使血块阻塞气道引起窒息，向病人介绍放松的技巧，如缓慢呼吸、听轻音乐等。

（2）饮食指导　选择食物要多样化，不可偏食，不宜进食过于肥甘厚味、辛辣刺激性及粗糙食物，以防助热生痰，加重病情；原则上鼓励病人进食高蛋白、富含维生素、高营养、易消化的半流质食物，食物宜温凉，大咯血时禁食。

（3）日常生活指导　注意保暖，预防上呼吸道感染；注意口腔清洁；咯血污染的衣物、床单及时更换，咳出的血液、痰液及时倾倒，避免给病人带来心理上的不良刺激；大咯血病人取侧卧位，头侧向一边；保证病室安静，避免噪声刺激。

（4）预防保健指导　患病期间，最好不要到公共场所，因为这些地方人多拥挤，空气不新鲜，容易加重刺激引起咳嗽；保持起居室内空气新鲜，定时通风，避免烟雾，灰尘及刺激性气体的刺激；锻炼身体，增强抗病能力。

（5）定期复查　若出现咯血、胸闷、胸痛、呼吸困难、吞咽困难等其中任何一项，请及时就诊。

第七节　急性呼吸窘迫综合征

一、疾病概述

【概念与特点】

急性呼吸窘迫综合征（ARDS）是破坏性极大的急性肺损伤综合征，指由心源性以外的各种肺内外致病因素导致的急性进行性呼吸衰竭。

【临床特点】

大多数病人于原发病后 5 日内发生，约半数发生于 24 小时内，此期又称潜伏期，极易误诊为原发病加重而失去早期诊治的时机。急性进行性呼吸窘迫和频数是最早、最客观的表现，呼吸频率一般大于 28 次/分。可有不同程度的咳嗽、少量咯血或咳血水样痰。常伴烦躁，神志恍惚或淡漠。发绀是本病重要体征，且不能被通常吸氧所改善。肺部体征早期可无异常，或仅闻及两肺少量湿啰音；中晚期可闻及干性或湿性啰音，可有管状呼吸音，吸气时肋间及锁骨上窝下陷，心率常超过 100 次/分。

【辅助检查】

（1）X 线胸片检查　　X 线胸片的表现以演变快速多变为特点。

（2）动脉血气分析　　以低 PaO_2 和低 $PaCO_2$ 为典型表现，后期可出现 $PaCO_2$ 升高。

（3）床边肺功能监测　　肺顺应性降低，无效腔通气量比例增加，但无呼气流速受限。

（4）血流动力学监测　　通常仅用于与左心衰竭鉴别有困难时，一般肺毛细血管楔压 <12mmHg，若 >18mmHg 则支持左心衰竭的诊断。

【治疗原则】

（1）治疗原发疾病为治疗 ARDS 的首要原则，包括控制感染、纠正休克、固定骨折、外伤清创、切开引流等。

（2）纠正水、电解质紊乱及酸碱平衡失调。

（3）营养支持　　急性呼吸窘迫综合征病人的感染、败血症、创伤等及本病发作时发生的急性呼吸衰竭均使病人处于一种应激和高代谢状态，且病人多为进食减少或禁食状态，常发生营养不良，故对其进行营养支持是必需的。如病情允许，病人应尽量经口摄取或以鼻胃管供给营养；有消化道出血和消化功能极度低下时，可给予静脉营养。

（4）机械通气　目前仍是急性呼吸窘迫综合征的主要治疗措施，其目的是改善通气和氧合，维持组织氧供，并最大限度避免并发症的发生。

（5）药物治疗　尚缺乏临床公认有效的急性呼吸窘迫综合征药物治疗方案，目前研究较多的药物主要包括：阿米三嗪、糖皮质激素、非皮质类抗炎药物、盐酸氨溴索、血管扩张剂、氧自由基清除剂和抗氧化剂。

（6）其他治疗　如表面活性物质补充、肺灌洗术等。

二、主要护理问题

（1）潜在并发症　重要器官缺氧性损伤。

（2）清理呼吸道无效　与呼吸道感染、分泌物过多或黏稠、咳嗽无力有关。

（3）低效型呼吸形态　与不能进行有效呼吸有关。

（4）焦虑　与呼吸窘迫、疾病危重以及对环境和事态失去自主控制有关。

（5）自理缺陷　与严重缺氧、呼吸困难、机械通气有关。

三、护理措施

1. 常规护理

（1）按呼吸系统疾病一般护理常规护理。

（2）绝对卧床休息，取半卧位。

（3）给予流质或半流质饮食，必要时协助进食。

（4）做好心理护理，急性呼吸窘迫综合征的病人因呼吸困难、预感病情危重、常会产生紧张、焦虑情绪，要关心安慰病人，解除思想顾虑。

（5）做好口腔护理，预防感染。

（6）皮肤的护理，预防压疮。

2. 专科护理

（1）氧疗　急性呼吸窘迫综合征的病人需吸入较高浓度（$FiO_2 > 35\%$）的氧，使 PaO_2 迅速提高到 $60 \sim 80mmHg$ 或 $SaO_2 > 90\%$。氧疗过程中，应注意观察氧疗效果，如吸氧后呼吸困难缓解、发绀减轻、心率减慢，表示氧疗有效；如果意识障碍加深或呼吸过度表浅、缓慢，应根据动脉血气分析结果和病人的临床表现，及时调整吸氧流量或浓度，保证氧疗效果。不能改善病人的低氧血症，应做好气管插管和机械通气的准备，配合医生进行气管插管和机械通气。

（2）用药护理　按医嘱及时准确给药，并观察疗效及不良反应。病人使用呼吸兴奋剂时应保持呼吸道通畅，静脉滴注时速度不宜过快，注意观察呼吸频率、节律、神志变化以及动脉血气的变化，以便调整剂量。

（3）病情监测　监测动脉血气分析和生化检验结果，了解电解质和酸碱平衡情况。

（4）保持呼吸道通畅　指导并协助病人进行有效的咳嗽、咳痰，协助翻身、拍背，促使痰液排出。使用机械通气病人应及时吸痰，注意无菌操作，并注意观察痰的颜色、性质、量，及时做好记录。

（5）呼吸机参数及功能的检测　检查呼吸机各项设置是否恰当，报警范围是否合适，能否正常运转，保持管道通畅，防止管道扭曲、受压，加强气道管理，保持吸入的气体温、湿度适宜。防止意外脱管、堵管、管道移位，每班测量并记录气管插管外露的长度，及时添加湿化瓶中的无菌注射用水。

3. 病情观察　密切观察生命体征、SpO_2、神志、尿量及皮肤色泽的变化；观察痰液的量和性状；动态观察动脉血气分析和各项化验值的变化；观察各类药物的疗效和不良反应。

4. 健康指导

（1）疾病知识指导　向病人及家属讲解疾病的发生、发展和转归。

（2）呼吸锻炼的指导　教会病人有效咳嗽、咳痰技术，如缩唇呼吸、腹式呼吸、体位引流、拍背等方法，提高病人的自我护理能力，加速康复，延缓肺功能恶化。

（3）用药指导　出院时应将病人使用的药物、剂量、用法和注意事项告诉病人，并写在纸上交给病人。指导并教会低氧血症的病人及家属合理的家庭氧疗方法及其注意事项。

（4）活动与休息　根据病人的具体情况指导病人制定合理的活动与休息计划，嘱病人避免氧耗量较大的活动。

（5）合理安排膳食，加强营养。

（6）戒烟，避免吸入有害烟雾和刺激性气体。

（7）向家属讲解急性呼吸窘迫综合征的征象及简单处理，若有气急、发绀加重等变化，应尽早就医。

第八节　气　胸

一、疾病概述

【概念与特点】

气胸系肺组织及脏层胸膜破裂，或胸壁及壁层胸膜被穿透，空气进入胸膜腔，形成胸膜腔积气和肺脏萎缩。可分成自发性、外伤性和医源性 3 类。在没有创伤或人为因素的情况下，肺组织及脏层胸膜自发性破裂，空气进入胸膜腔，称为自发性气胸（SP）。SP 又可分为原发性 SP（PSP）和继发性 SP（SSP）两型，前者又称特发性气胸，多见于瘦高体型的男性青壮年，常规 X 线检查肺部无明显病变，但是有胸膜下肺大疱，多在肺尖部，其形成机制可能和吸烟、身高和小气道炎症有关，也可能与非特异性炎症瘢痕或者弹性纤维先天性发育不良有关；后者多见于基础肺部病变者（如肺结核、慢性阻塞性肺疾病、肺癌、肺脓肿等），由于病变引起细支气管不完全阻塞，形成气肿性肺大疱，破裂可致气胸。月经性气胸仅在月经来潮后的 24～72 小时之内发生，可能与激素变化和胸廓顺应性改变有关。发生气胸后，胸膜腔内负压可变成正压，致使静脉回流受阻，产生不同程度的心肺功能障碍。

【临床特点】

本病多发生于剧咳、用力、剧烈体力活动时，偶在休息时，突感一侧胸痛，如刀割样、针刺样，多伴有胸闷、气促。大量气胸，尤其是张力性气胸时，病人表现出烦躁不安、发绀、冷汗、脉速、心律失常，甚至休克，出现意识不清、呼吸衰竭。血气胸时，如失血量过多，可使血压下降，甚至发生失血性休克。可有轻至中度刺激性咳嗽。体征：呼吸增快，发绀、气管向健侧移位；患侧胸部膨隆，肋间隙增宽，呼吸运动和语颤减弱；叩诊呈过清音或鼓音；右侧气胸可使肝浊音界下降。并发纵隔气肿时可听到与心脏搏动相一致的嘎吱音或劈啪声。有液气胸时，可闻及胸内振水声。

【治疗原则】

（1）一般治疗和对症处理　卧床休息，吸氧，去除诱因，酌情给予镇静、镇痛药物，支气管痉挛者使用氨茶碱等支气管扩张药，剧烈咳嗽者可给予可待因。

（2）排气治疗　是否需排气治疗及采用何种排气方法，主要取决于气胸的类型和积气量。闭合性气胸积气量少于该侧胸腔容积的20%时，不需排气，但应动态观察积气量的变化。积气量较多，肺压缩 > 20% 时，症状明显者，或张力性气胸时，需进行排气治疗。

（3）手术治疗　主要修补裂口或做肺大疱切除、胸膜粘连术，适用于多次复发性气胸、长期排气治疗的肺不张、大量血气胸或双侧自发性气胸等。

（4）原发病及并发症的处理　积极治疗原发病及诱因，预防和处理继发细菌感染、血气胸、皮下气肿及纵隔气肿。

二、主要护理问题

（1）低效型呼吸形态　与疾病致通气障碍和呼吸节律异常有关。

（2）疼痛——胸痛　与胸膜腔压力变化、胸腔闭式引流管置入有关。

（3）活动无耐力　与肺萎缩、疼痛有关。

（4）睡眠形态紊乱　与疼痛、焦虑、胸腔闭式引流管置入有关。

（5）舒适的改变　与胸痛、胸腔闭式引流管置入有关。

（6）焦虑　与呼吸困难、胸痛或气胸复发有关。

（7）躯体移动障碍　与伤口疼痛、留置引流管有关。

三、护理措施

1. 常规护理

（1）环境 提供安静、整洁、舒适的休息环境，限制探视，减少交叉感染。保持室温在 20 ~ 22℃和相对湿度 60% ~ 70%；没有层流装置的病室应注意经常通风换气，每日通风 3 次，避免交叉感染。装有层流装置的病室，应保持层流装置的有效。

（2）体位与休息 急性自发性气胸病人应绝对卧床休息。若肺压缩 < 20%，且为闭合性，症状较轻，$PaO_2 > 70mmHg$ 时，可仅卧床休息，避免用力、屏气、咳嗽等增加胸腔内压的活动。血压平稳者取半坐位，有利于呼吸、咳嗽排痰及胸腔引流。嘱病人保持大便通畅，2 日以上未解大便者，应告知医生，采取有效措施。

（3）吸氧 及早给予氧气吸入，遵医嘱合理氧疗。采用鼻导管或鼻塞给氧，必要时面罩吸氧。氧流量控制在 2 ~ 5L/min。吸氧可加快胸腔内气体的吸收，减少肺活动度，促使胸膜裂口愈合。若有纵隔气肿，可给予高浓度吸氧，有利于气肿消散。

（4）饮食护理 鼓励病人进食高蛋白、富含维生素，低脂肪、易消化的食物，增加营养，适当进食粗纤维素食物，保证足够热量及水分的摄入。必要时静脉输液。做好口腔护理，以增进食欲。

（5）疼痛的护理 ①协助病人采取舒适卧位。半卧位时可在胸腔引流管下方垫一毛巾，减轻病人不适。②妥善固定引流管路，防止引流管脱出或受压。③教会病人床上活动的方法，如体位改变或活动时，用手固定好引流管，避免其移动刺激胸膜，引起疼痛。亦可用枕头或手护住胸部及引流管，以避免深呼吸、咳嗽或活动时胸膜受牵拉，导致胸痛。④教会病人自我放松的技巧，如缓慢深呼吸、全身肌肉放松、听音乐、看书报等，以分散注意力，减轻疼痛。⑤剧烈疼痛时，遵医嘱给予药物止痛，及时评价止痛效果并观察可能出现的不良反应。刺激性咳嗽剧烈时，遵医嘱适当给予镇咳药物，但痰液黏稠、痰多者或慢性呼吸衰竭伴二氧化碳潴留者，禁用可待因等中枢性镇咳药。⑥保持大便通畅，防止排便用力引起的胸痛或伤口疼痛。⑦嘱病人注意保暖，预防受凉而引起上呼吸道感染。

（6）心理护理　做各项检查和操作前向病人做好解释工作，消除病人的恐惧心理，取得其配合。向病人解释疼痛、呼吸困难等不适的原因，消除病人对疾病及治疗的紧张、担心，帮助病人树立信心，配合治疗。必要时，遵医嘱给予镇静药，减轻焦虑，促进有效通气。给予病人积极的心理暗示，使其放松，感到舒适。

2. 专科护理

（1）抢救配合　根据病情准备胸腔穿刺术、胸腔闭式引流术的物品及药品。并及时配合医生进行相关处理。监测病人生命体征，发现病情变化，及时通知医生，并配合抢救。同时，做好病人家属的护理。

（2）排气疗法的护理　①向病人解释操作的目的、意义、过程和注意事项，取得病人的理解和配合。②协助医生做好胸腔抽气或胸腔闭式引流的准备和配合工作。③保证有效的引流：妥善固定引流管于床旁，防止扭曲、受压或脱出。保持引流管通畅，密切观察引流管内水柱是否随呼吸上下波动及有无气体自液面溢出。由肺部病变、外伤引起者为防止胸腔积液或渗出物堵塞引流管，应根据病情定期挤捏引流管（由胸腔端向引流瓶端方向挤压）。引流瓶应放置低于病人胸部的地方，其液平面应低于引流管胸腔出口平面60cm，妥善固定引流瓶。④气胸伴胸腔积液或渗出物，或血气胸时，应注意观察引流液的量、色、性状和水柱波动范围，并准确记录。⑤在插管、引流排气和伤口护理时，严格执行无菌操作。每日更换引流瓶，更换时注意连接管和接头处的消毒。伤口敷料每1~2日更换1次，如敷料渗湿或污染，应及时更换。⑥搬动病人时需用两把血管钳将引流管双重夹闭，防止搬运过程中引流管滑脱、漏气或引流液反流等意外情况发生。更换引流瓶时先将近心端引流管用双钳夹闭，更换完毕检查无误后再放开。若引流管不慎脱出，应嘱病人呼气，同时迅速用凡士林纱布及胶布封闭引流口，立即通知医生进行处理。⑦鼓励病人每2小时进行一次深呼吸和咳嗽练习，或吹气球，以促进肺复张。尽量避免用力咳嗽。⑧引流管内无气体逸出1~2日后，再夹闭管路1日，病人无气急、呼吸困难，透视或摄片显示肺已全部复张时，应做好拔管准备。

3. 病情观察　①评估病人的呼吸频率、节律和深度，呼吸困难程度，心率、血压及血氧饱和度变化，必要时监测动脉血气。大量气胸，尤其是张力性气胸时，可迅速出现严重呼吸、循环衰竭，如病人出现心率增快、血压下降、发绀、冷汗、心律失常，甚至休克，应及时通知医生并配合处理。②拔管后应注意观察有无胸闷、呼吸困难、切口处漏气、渗出、皮下气肿等，如发现异常应及时处理。

4. 健康指导　预防上呼吸道感染积极治疗原发疾病，避免剧烈咳嗽，保持大便通畅，避免用力屏气，平时多食粗纤维食物；气胸痊愈后 1 个月内避免抬举重物以防复发，一旦出现胸痛、呼吸困难应立即到医院救治。

第二章
循环系统重症

第一节 心力衰竭

一、疾病概述

【概念与特点】

心力衰竭简称心衰，是指心肌收缩力下降，使心排血量减少，不能满足机体代谢的需要，导致器官、组织血液灌注不足，出现肺循环淤血的表现，是各种心脏疾病的严重表现或终末阶段。由于心力衰竭通常伴有肺循环和（或）体循环的被动充血，故又称之为充血性心力衰竭。按病情急缓，心力衰竭可分为急性心力衰竭和慢性心力衰竭。

【临床特点】

表现为呼吸困难、心脏向左扩大、心率增快、奔马律、肺底湿啰音等多为左心衰竭。发绀、颈静脉怒张、肝大、躯体水肿等则多是右心衰竭。全心衰竭同时具有左、右心力衰竭的临床表现，亦可以某一侧心功能衰竭为主。

【辅助检查】

（1）常规化验检查 血常规、尿常规、肝肾功能、血电解质等，在用药过程中是必须进行检查的。

（2）脑钠肽（BNP）、N端前脑钠肽（NT－proBNP）测定。

（3）心电图检查 有助于病因诊断。所有心力衰竭病人都必须进行心电图检查。

（4）X线胸片检查 ①心影的形状和大小可对病因诊断提供帮助。②能反映是否存在肺淤血及肺淤血程度和其他肺部疾病。③治疗过程中每 3~6 个月复查 X 线胸片可判断治疗效果，若心影较前缩小，说明治疗有效；心影进行性增大，说明病情在发展。

（5）超声心动图检查　该检查具有简便、价廉、无创、可重复检查、床边操作等优点。可行心力衰竭病因的鉴别（结构、大小），判断心脏功能（收缩、舒张），估测肺动脉压，评价心力衰竭治疗效果。

（6）放射性核素检查　①放射性核素心室造影：测量心室腔大小、左室射血分数值及室壁运动。②放射性核素心肌灌注显像可诊断心肌缺血和心肌梗死；鉴别扩张性心肌病和缺血性心肌病。

【治疗原则】

（1）病因治疗　积极治疗基础疾病，如药物控制高血压和甲状腺功能亢进，通过介入治疗或冠状动脉旁路移植术改善冠心病病人心肌缺血，为心脏瓣膜病病人进行瓣膜置换等；去除诱发因素如感染、心律失常、脑梗死、贫血等。

（2）减轻心脏负荷　①利尿剂的应用：利尿剂是治疗心力衰竭最常用的药物，有排钾利尿和保钾利尿。②血管扩张剂：通过扩张小动脉，降低左室射血阻力，减轻心脏后负荷，从而增加心搏出量；扩张静脉，使回心血量减少，降低心脏前负荷，从而减轻静脉淤血，改善心功能。常用的血管扩张药有硝普钠、硝酸甘油、硝酸异山梨酯、酚妥拉明、肼屈嗪、血管紧张素转化酶抑制剂等。③β 受体阻滞剂的应用：常用的 β 受体阻滞剂有卡维地洛、拉贝洛尔、比索洛尔和美托洛尔等。④休息和镇静药的应用：休息包括身、心两方面。限制体力活动，以不出现症状为原则，严重者卧床休息，必要时给予小剂量的镇静药。⑤控制钠盐摄入：正常成人每日钠盐摄入量为 3~6g；Ⅰ度心力衰竭者，每日摄入量控制在 2g 左右；Ⅱ度心力衰竭者应限制在 1g；Ⅲ度心力衰竭者应限制在 0.4g。

（3）增加心排血量　正性肌力药物可增加心肌收缩力，从而增加心排血量，是治疗心力衰竭的主要药物，临床常用的是洋地黄类药物。

二、主要护理问题

（1）心排血量减少　与心脏负荷增加有关。

（2）体液过多　与体循环淤血有关。

（3）气体交换受损　与肺循环淤血、肺部感染有关。

（4）活动无耐力　与呼吸困难、心搏出量减少有关。

（5）焦虑　与呼吸困难及担心病情预后等有关。

（6）潜在并发症　栓塞、心源性休克、猝死、洋地黄中毒、直立性低血压。

三、护理措施

1. 常规护理

（1）体位　让病人卧床休息，以减轻心脏负担，取半坐卧位，两腿下垂。

（2）休息　保持病室安静舒适，避免各种精神刺激，防止过度用力，保持大便通畅，必要时用开塞露通便。休息原则根据心力衰竭程度而定。急性期绝对卧床休息，给予完善的生活护理。

（3）吸氧　改善气体交换给予鼻导管或面罩吸氧，先予 2~4L/min，可逐渐增加至 4~6L/min。氧气经 50% 酒精湿化后吸入。随时清除鼻腔分泌物，保持鼻导管通畅，每班更换 1 次。

（4）镇静　当出现心源性哮喘而又排除支气管哮喘时，可遵医嘱给予吗啡镇静，减轻焦虑。

（5）饮食　病情较轻者可给予少盐饮食，饮食中钠盐不超过 1~5g/d，重者限钠 1g/d 以下或无盐饮食。

2. 专科护理

（1）遵医嘱合理给予血管扩张药或利尿药等药物改善心脏功能，增加活动耐受力，静脉用药时要严格控制输液速度，密切监测血压变化，避免病情加重。利尿药最好在上午或早晨使用，以免夜间尿量过多影响休息。用利尿药时，注意尿量，监测电解质变化，以便评估用药后效果。

（2）仔细观察病人应用洋地黄类药物的反应，洋地黄严格按时间、按剂量服用；注意剂量个体化；给药前先测心率，若成人＜60次/分、儿童＜70次/分、婴儿＜90次/分不能给药；密切观察洋地黄治疗效果，询问病人有无不适，观察病人心电图及血洋地黄浓度，发现洋地黄中毒表现及时通知医生，及时处理。

洋地黄不良反应：洋地黄治疗剂量与中毒剂量很接近，容易中毒。此外，当心肌有严重损害、低血钾、严重缺氧时，更易发生洋地黄中毒，其不良反应如下：①胃肠道反应：有厌食、恶心、呕吐、腹痛和腹泻等，常为中毒先兆。②神经系统反应：可有头痛、头晕、疲倦、失眠、谵妄等，还可见视觉障碍如黄视、绿视、视物模糊等，视觉异常为停药指征之一。③心脏反应：表现为各种心律失常，常见快速心律失常、房室传导阻滞、窦性心动过缓等。快速房性心律失常又伴有传导阻滞是洋地黄中毒特征性表现。

3. 病情观察　实施心电监护，做好心率、心律、呼吸、血压、神志、尿量的监测，记录出入液量，抽血查电解质及血气分析，根据实验室结果调整药物。

4. 健康指导

（1）心力衰竭病人应注意控制原发病，防止心力衰竭反复发作。避免引起心力衰竭的诱发因素，如过度劳累、过度激动、感染，尤其是呼吸道感染、钠盐摄入过多等，应根据心功能情况合理安排工作、活动和休息。

（2）采取低盐、低脂饮食，忌食盐腌制食品及含盐炒货，每日摄盐量少于6g（约1啤酒瓶盖），提倡食用低脂肪、低胆固醇食物，如鸡肉、鱼肉、鸡鸭蛋的蛋白、豆腐等，不建议食用肥肉、动物内脏、鱼子、蟹黄等动物性脂肪和高胆固醇食物，同时应注意避免暴饮暴食。重度心力衰竭者应限制入水量并每日称体重，及时监测病情变化。

（3）严格按照医嘱服药，不得随便改变药物的用法和用量，特别是服用利尿剂时应观察24小时的尿量情况；服用地高辛应注意服药前数脉搏，应≥60次/分；观察有无洋地黄中毒表现，如心律失常、恶心、呕吐、头晕、视物模糊、黄视、绿视等。

第二节　急性心肌梗死

一、疾病概述

【概念与特点】

急性心肌梗死（AMI）是在冠状动脉硬化的基础上，冠状动脉血供应急剧减少或中断，使相应的心肌发生严重持久的缺血导致心肌坏死。临床表现为持久的胸前区疼痛、发热、白细胞计数增高、血清心肌坏死标志物增高和心电图进行性改变，还可发生心律失常、休克或心力衰竭三大并发症，亦属于急性冠脉综合征的严重类型。

【临床特点】

（1）先兆表现　约半数以上病人发病数日或数周前有胸闷、心悸、乏力、恶心、大汗、烦躁、血压波动、心律失常、心绞痛等前驱症状。以新发生的心绞痛，或原有心绞痛发作频繁且程度加重、持续时间长、服用硝酸甘油效果不好为常见。

（2）主要症状　①疼痛：为最早、最突出的症状，其性质和部位与心绞痛相似，但程度更剧烈，伴有烦躁、大汗、濒死感。一般无明显的诱因，疼痛可持续数小时或数日，经休息和含服硝酸甘油无效。少数病人症状不典型，疼痛位于上腹部或颈背部，甚至无疼痛表现。②全身症状：一般在发生疼痛24～48小时后出现发热、心动过速，一般体温在38℃左右，多在1周内恢复正常。可有胃肠道症状，如恶心、呕吐、上腹胀痛，重者可有呃逆。③心律失常：有75%～95%的病人发生心律失常，多发生于病后1～2日，前24小时内发生率最高，以室性心律失常最多见。心室颤动是急性心肌梗死早期病人死亡的主要原因。④心源性休克：疼痛时常见血压下降，如疼痛缓解时，收缩压<80mmHg，同时伴有烦躁不安、面色苍白或青紫、皮肤湿冷、脉搏细速、尿量减少、反应迟钝，则为休克表现，约20%病人常于心肌梗死后数小时至1周内发生。⑤心力衰竭：约半数病人在起病最初几日，疼痛或休克好转后，出现呼吸困难、咳嗽、发绀、烦躁等左心衰竭的表现，重者可发生急性肺水肿，随后可出现颈静脉怒张、肝大、水肿等右心衰竭的表现。右心室心肌梗死病人发病开始即可出

现右心衰竭表现，同时伴有血压下降。

【辅助检查】

（1）心电图检查　常有进行性的改变。对心肌梗死的诊断、定位、范围、估计病情演变和预后都有帮助。

（2）放射性核素检查　利用坏死心肌细胞中的钙离子能结合放射性锝（^{99m}Tc）焦磷酸盐或坏死心肌细胞的肌凝蛋白可与其特异抗体结合的特点，静脉注射^{99m}Tc–焦磷酸盐或铟111（^{111}In）抗肌凝蛋白单克隆抗体，进行"热点"扫描或照相；利用坏死心肌血供断绝和瘢痕组织中无血管以致铊201（^{201}Tl）^{99m}Tc–MIBI 不能进入细胞的特点，静脉注射这种放射性核素进行"冷点"扫描或照相；均可显示心肌梗死的部位和范围。

（3）超声心动图检查　切面和 M 型超声心动图也有助于了解心室壁的运动和左心室功能，诊断室壁瘤和乳头肌功能失调等。

（4）实验室检查　①起病 24～48 小时后白细胞计数可增至（10～20）×10^9/L，中性粒细胞增多，嗜酸粒细胞减少或消失；红细胞沉降率增快；C 反应蛋白（CRP）增高均可持续 1～3 周。起病数小时至 2 日内血中游离脂肪酸增高。②心肌坏死标志物增高。

【治疗原则】

急性心肌梗死治疗原则是尽快恢复心肌血流灌注，挽救心肌，缩小心肌缺血范围，防止梗死面积扩大，保护和维持心脏功能，及时处理各种并发症。

（1）一般治疗　①休息：急性期卧床休息 12 小时，若无并发症，24 小时内应鼓励病人床上活动肢体，第 3 日可床边活动，第 4 日起逐步增加活动，1 周内可达到每日 3 次步行 100～150m。②监护：急性期进行心电图、血压、呼吸监护，密切观察生命体征变化和心功能变化。③吸氧：急性期持续吸氧 4～6L/min，如发生急性肺水肿，按其处理原则处理。④抗凝治疗：无禁忌证病人嚼服阿司匹林肠溶片 150～300mg，连服 3 日，以后改为 75～150mg/d，长期服用。

（2）解除疼痛　哌替啶 50～100mg 肌内注射，或吗啡 5～10mg 皮下注射，必要时 1～2 小时可重复使用 1 次，以后每 4～6 小时重复使用，用药期间注意防止呼吸抑制。

（3）心肌再灌注　心肌再灌注是一种积极治疗措施，应在发病 12 小时内，最好在 3~6 小时进行，使冠状动脉再通，心肌再灌注，使濒临坏死的心肌得以存活，坏死范围缩小，减轻梗死后心肌重塑，改善预后。包括经皮冠状动脉介入治疗（PCI）及溶栓疗法。

（4）心律失常的处理　室性心律失常常可引起猝死，应立即处理。首选给予利多卡因静脉注射，反复出现可使用胺碘酮治疗，发生心室颤动时立即实施电复律；对房室传导阻滞者，可用阿托品、异丙肾上腺素等药物，严重者需安装人工心脏起搏器。

（5）控制休克　补充血容量，应用升压药物及血管扩张药，纠正酸碱平衡失调。如处理无效时，应选用在主动脉内球囊反搏术的支持下，积极行经皮冠状动脉成形术或支架植入术。

（6）治疗心力衰竭　主要是治疗急性左心衰竭。急性心肌梗死 24 小时内禁止使用洋地黄制剂。

（7）二级预防　预防动脉粥样硬化、冠心病的措施属于一级预防，对于已经患有冠心病、心肌梗死病人预防再梗，防止发生心血管事件的措施属于二级预防。①应用阿司匹林或氯吡格雷等药物，抗血小板集聚；应用硝酸酯类药物，抗心绞痛治疗。②预防心律失常，减轻心脏负荷。③戒烟，控制血脂。④控制饮食，治疗糖尿病。⑤对病人及家属要普及冠心病相关知识，鼓励病人有计划、适当地运动。

二、主要护理问题

（1）心排血量减少　与心肌梗死有关。

（2）有猝死的可能　与心肌梗死有关。

（3）意识障碍　与心肺复苏术后脑损伤有关。

（4）疼痛　与心肌缺氧缺血有关。

（5）体温过高　与心肌梗死后吸收热有关。

（6）潜在并发症　心力衰竭、快速型心律失常、心搏骤停、心源性休克、便秘等。

三、护理措施

1. 常规护理

（1）休息 急性期绝对卧床休息，减少心肌耗氧，避免诱因。保持安静，减少探视，避免不良刺激，保证睡眠。陪伴和安慰病人，操作熟练，理解并鼓励病人表达恐惧。

（2）改善活动耐力 帮助病人制定逐渐活动计划。若病人在活动后出现呼吸加快或困难、脉搏过快或停止后 3 分钟未恢复、血压异常、胸痛、眩晕应停止活动，并以此作为限制最大活动量的指标。

（3）给氧 前 3 日给予高流量吸氧 4~6L/min，而后可间断吸氧。

（4）止痛的护理 遵医嘱给予哌替啶、吗啡、硝酸甘油等止痛药物，对于烦躁不安的病人可给予地西泮肌内注射。观察疼痛性质及其伴随症状的变化，注意有无呼吸抑制、心率加快等不良反应。

（5）防止便秘 向病人强调预防便秘的重要性，食用富含纤维的食物，注意饮水 1500ml/d，遵医嘱长期服用缓泻药，保证大便通畅。必要时应用润肠药、低压灌肠等。

（6）饮食护理 给予低热量、低脂、低胆固醇和富含维生素饮食，少量多餐，避免刺激性食物。

2. 专科护理

（1）溶栓治疗的护理 溶栓前要建立并保持静脉通路畅通。仔细询问病史，除外溶栓禁忌证；溶栓前需检查血常规、出凝血时间、血型和配血备用。溶栓治疗中观察病人有无寒战、皮疹、发热等过敏反应。应用抗凝血药如阿司匹林、肝素，使用过程中应严密观察有无出血倾向。应用溶栓治疗时应严密监测出凝血时间和纤溶酶原，防止出血，注意观察有无牙龈、皮肤、穿刺点出血和大小便的颜色。如出现大出血时需立即停止溶栓，输鱼精蛋白，输血。溶栓治疗后应定时记录心电图、检查心肌酶谱，观察胸痛有无缓解。

（2）经皮冠状动脉介入治疗后的护理 防止出血与血栓形成，停用肝素 4 小时后，复查全血凝固时间，凝血时间在正常范围之内，拔除动脉鞘管，压迫止血，加压包扎，病人继续卧床 24 小时，术肢制动。同时严密观察生命体征，有无胸痛，观察足背动脉搏动情况以及鞘管留置部位有无出血、血肿。

（3）预防并发症　①预防心律失常及护理：急性期要持续心电监护，如有问题应及时通知医生处理，遵医嘱应用利多卡因等抗心律失常药物，同时要警惕发生心室颤动、猝死。电解质紊乱、酸碱平衡失调也是引起心律失常的重要因素，要监测电解质和酸碱平衡状态，准备好急救药物和急救设备如除颤器、起搏器等。②预防休克及护理：遵医嘱给予扩容、纠酸、血管活性药物，避免脑出血，保护肾功能，安置病人平卧位或头低足高位。③预防心力衰竭及护理：在起病最初几日甚至在心肌梗死演变期内，急性心肌梗死的病人可以发生心力衰竭，多表现左心衰竭。因此要严密观察病人有无咳嗽、咳痰、呼吸困难、尿少等症状，观察肺部有无湿啰音。避免情绪烦躁、饱餐、用力排便等加重心脏负荷的因素。

3. 病情观察　监护5～7日，监测心电图、心率、心律、血压、血流动力学，有并发症应延长监护时间。观察尿量、意识状态等。

4. 健康指导

（1）急性期绝对卧床休息3～7日，由护理人员协助病人完成一切生活护理，经3～7日，如无并发症发生，无新的心肌缺血改变，护士应指导病人进行康复活动。如床上坐起，看书洗漱等。坐起动作应缓慢，防止直立性低血压。病人应逐渐于床边、室内慢慢步行走动，逐渐增加活动量，以不感到劳累为原则。

（2）根据病人的病情选择合适的运动方式进行体力活动和锻炼。

（3）合理调整饮食，以清淡易消化为宜，多进食新鲜水果、蔬菜和纤维食物，养成良好的饮食习惯，少食高脂、高胆固醇食物。戒烟、酒、咖啡、浓茶、辛辣等刺激性食物。

（4）养成有规律的起居生活习惯，保持稳定情绪。避免各种诱因，建议病人家属积极参与康复治疗，帮助病人面对疾病，树立战胜疾病的信心。

（5）保持大便通畅。过度用力排便可导致心脏负荷增加，加重心脏缺氧而发生意外，必要时可给予药物通便。

（6）按时服药，定期检查。随身携带硝酸甘油以备急用。如出现心绞痛发作次数增加，持续时间长，疼痛程度加重，含服硝酸甘油无效时，应急呼

"120" 救助及时就诊。

第三节　高血压危象

一、疾病概述

【概念与特点】

高血压危象是高血压病程中的一种特殊临床征象。由于某些诱因使周围小动脉发生暂时性强烈痉挛，使血压急剧明显升高（以收缩压升高为主），引起一系列神经-血管加压性危象，严重威胁靶器官功能，这种临床综合征称为高血压危象。其定义为：急性血压升高，舒张压 >120～130mmHg（16.0～17.3kPa）。

【临床特点】

高血压危象在高血压早期与晚期均可发生。主要表现有头痛、烦躁、眩晕、心悸、气急、视物模糊、恶心、呕吐等症状，同时可伴有动脉痉挛和累及靶器官缺血症状。高血压危象的发生常有突发型和慢发型两种。

【辅助检查】

（1）实验室检查　尿中出现不同程度的蛋白和红细胞，随病情变化迅速出现氮质血症、低钙血症，重者出现代谢性酸中毒。肌酐和尿素氮增高，血糖可增高；血中游离肾上腺素或去甲肾上腺素水平增高。

（2）眼底检查　除了慢性小动脉硬化外，急性改变有小血管节段或弥漫性痉挛，血压控制2～12周后视力可完全恢复。视神经盘水肿在血压控制后2～3周才能消失，虽可出现视神经萎缩和视力减退，但常无后遗症。

（3）超声心动图、心电图、X线胸片检查　可发现高血压心血管并发症的相应改变。

（4）CT、MRI检查　头颅CT、MRI检查对神经系统并发症有重要的鉴别诊断价值，疑主动脉夹层者行胸部CT检查。

【治疗原则】

（1）卧床休息，保持情绪的稳定，以防血压过高引起意外，并给予吸氧。

（2）快速降压，高血压危象时血压短时间内急剧升高，需快速降压，以静脉给药较为合适。①硝普钠：可直接扩张静脉，25mg 溶于 250ml 葡萄糖溶液中，按 40 ~ 200μg/min 速度避光静脉滴注，至血压降至正常。硝普钠降压迅速，治疗期间应密切观察血压的变化。②硝酸甘油：硝酸甘油 10mg 溶于 250ml 葡萄糖溶液中，以 10 ~ 100μg/min 速度静脉滴注。③硝苯地平：每次 10 ~ 20mg，口服，每 4 ~ 5 小时 1 次。

二、主要护理问题

（1）恐惧、焦虑　与血压升高导致身体不适有关。
（2）活动无耐力　与长期血压高致心功能减退有关。
（3）有受伤的危险　与血压高致头晕和视力模糊有关。
（4）潜在并发症　心力衰竭、脑出血、肾衰竭。

三、护理措施

1. 常规护理

（1）立即使病人采取半卧位，吸氧。保持环境安静，绝对卧床休息。
（2）给氧；昏迷病人应保持呼吸道通畅，及时清除呼吸道分泌物。
（3）建立静脉通路，保证降压药的及时输入。
（4）做好心理护理，消除紧张状态，避免情绪激动，酌情使用有效镇静药。
（5）限制钠盐摄入，每日小于 6g，多食新鲜蔬菜和水果，保证足够的钾、钙、镁摄入；禁食刺激性食物，如酒、烟等；昏迷病人予鼻饲。
（6）保持大便通畅，排便时避免过度用力。

2. 专科护理

（1）使用利尿剂时，要注意观察有无电解质紊乱如低钾、低钠等表现，在用呋塞米时还应注意观察病人有无听力减退、血尿酸增高、腹痛及胃肠道出血情况。
（2）按医嘱正确使用降压药，用药过程中注意观察药物的疗效与不良反应，如心悸、颜面潮红、搏动性头痛等。降压过程中要严防血压下降过快，严格按规定调节用药剂量与速度，当收缩压小于 90mmHg、舒张压小于 60mmHg 时及时通知医生调整药物剂量和给药速度。

3. 病情观察

（1）临床观察　①严密观察血压，严格按规定的测压方法定时测量血压并做好记录，最好进行 24 小时动态血压监测，并进行心电监护，观察心率、心律变化，发现异常及时处理。②注意病人的症状，观察头痛、烦躁、呕吐、视物模糊等症状经治疗后有无好转，精神状态是否由兴奋转为安静。高血压脑病随着血压的下降，神志可以恢复，抽搐可以停止，所以应迅速降压、制止抽搐以减轻脑水肿，按医嘱适当使用脱水剂。③记录 24 小时出入量，昏迷病人予留置导尿管，维持水、电解质和酸碱平衡。

（2）预见性观察　①心力衰竭：主要为急性左心衰竭，应注意观察病人的心率、心律变化，做好心电监护，及时观察有否心悸、呼吸困难、咳粉红色泡沫样痰等。②脑出血：表现为嗜睡、昏迷、肢体偏瘫、面瘫，伴有或不伴有感觉障碍，应加以观察，出现情况及时处理。③肾衰竭：观察尿量，定期复查肾功能，使用呋塞米时尤其应注意。

4. 健康指导

（1）让病人熟悉高血压危象的主要因素和常见并发症，了解自身疾病的性质及其发生、发展规律，同时让病人明白自身的责任和义务，发挥主观能动性，采取正确的行为就医，增加病人对医嘱的依从性。教会病人和其家属正确测量血压的方法，并做好详细的记录，作为临床医生调整药量或选择用药的重要依据。

（2）建立良好的饮食和生活习惯，进食低盐、低脂清淡、易消化的饮食，限制钠盐摄入，每日应低于 6g；保证充足的钾、钙摄入，增加粗纤维食物的摄入，多食用蔬菜水果，预防便秘；控制体重，肥胖者需要限制热量、脂类的摄入，戒烟限酒；注意休息，保证充足的睡眠，保持情绪稳定，运动锻炼应做到持之以恒，避免过度劳累。

（3）指导病人正确的服用药物，强调长期用药的重要性，对无症状者应强调让病人了解降压药物的治疗作用、不良反应以及注意事项，尽可能最大限度地简化治疗方案，推荐长效、控释片及药性平稳的药物，以提高病人长期治疗的依从性。指导病人必须遵医嘱按时服药，不能擅自减少药物剂量或突然停药，以免引起血压骤升或骤降以及其他严重并发症。

第四节 主动脉夹层

一、疾病概述

【概念与特点】

主动脉夹层（AD）是指主动脉腔内的血液从主动脉内膜撕裂口进入主动脉中膜，并沿主动脉长轴方向扩展，造成主动脉真假两腔分离的一种病理变化，因通常呈继发瘤样改变，故将其称为主动脉夹层动脉瘤。

【临床特点】

本病分为急性期、亚急性期及慢性期。急性期指发病3日之内，症状重、病死率高；亚急性期指发病3日至2个月；慢性期则为发病后2个月以上的病人。本病临床表现多变，病情复杂。

（1）突发剧烈疼痛　高达96%的病人以剧烈疼痛为主诉。疼痛的特点：①性质：多为刀割样、撕裂样或针刺样。②程度：剧烈、难以忍受，可出现烦躁、大汗、恶心、呕吐等症状，伴濒死感。③部位：多位于胸骨区，可向肩胛部及后背部扩展，疼痛的部位往往与夹层病变的起源部位密切相关，以前胸痛为主要表现提示夹层病变累及近端升主动脉；而肩胛间区疼痛则提示降主动脉夹层；颈、咽及下颌部疼痛往往提示夹层侵及升主动脉或主动脉弓；而后背、腹部及下肢痛则强烈提示腹主动脉夹层形成。④持续时间长。

（2）晕厥　大约16%的主动脉夹层病人发生晕厥，部分病人可以是以晕厥为首发表现。晕厥通常由一些严重并发症如心脏压塞、急性左心衰竭、脑动脉梗阻等引起。当然，剧痛本身也可诱发晕厥。

（3）休克　部分病人表现为面色苍白、出汗、四肢皮肤湿冷等类似休克的临床表现，但真正发生休克者不多，可见于合并急性左心衰竭恶化、急性心脏压塞、夹层破裂大出血等。

（4）夹层血肿延展、压迫引起的相关系统表现　①心血管系统：Stanford A型病变可合并严重主动脉瓣关闭不全，导致急性左心衰竭；波及冠状动脉可以引起急性心肌梗死；夹层血肿破入心包引起急性心脏压塞。②神经系统：夹层波及无名动脉及颈总动脉病人，可以有头晕、嗜睡、失语、定向力障碍及对侧偏瘫等表现。③消化系统：反复发作的腹痛、恶心、呕吐及黑便等症状，通常提示夹层病变延展至腹主动脉主干或肠系膜动脉。④泌尿系统：病变累及肾动脉时，则常引起腰痛、血尿、少尿、无尿甚至急性肾衰竭。

【辅助检查】

（1）X 线胸片与心电图检查　一般均无特异性诊断价值。胸片可见主动脉增宽，约占主动脉夹层病例的 80% ~ 90%；少见的为上纵隔增宽，虽无诊断价值但可提示进一步做确诊检查。心电图除在少数急性心包积血时可有急性心包炎改变，或累及冠状动脉时可出现下壁心肌梗死的心电图改变外，一般无特异性 ST – T 波改变，故在急性胸痛病人常作为与急性心肌梗死鉴别的手段。

（2）超声心动图检查　经胸超声心动图能显示分离的内膜、真腔、假腔以及附壁血栓，如为假性动脉瘤，则可以显示假性动脉瘤的破口、瘤腔以及附壁血栓。

（3）CT 血管造影及磁共振血管造影检查　均有很高的决定性诊断价值，其敏感性与特异性可达 98% 左右。

（4）主动脉逆行造影　为术前确诊、判定破口部位及假腔血流方向，并制定介入或手术计划而必须进行的检查。

（5）实验室检查　多数病人血、尿常规正常；部分病人发病急性期可出现白细胞计数升高，中性粒细胞增加，如血液从主动脉漏出，常有轻度贫血；部分病例尿常规检查尿蛋白阳性，也可出现管型及红细胞。

【治疗原则】

对于急性主动脉夹层，一经诊断，应立即进行监护治疗，绝对卧床休息。在严密监测下采取有效干预措施如降血压或纠正休克，使生命体征包括血压、心率及心律等稳定，并监测中心静脉压及尿量，根据需要可测量肺毛细血管血压和心排血量。病情一旦稳定，要不失时机做进一步检查，明确病变的类型与范围，为随后的治疗提供必要的信息。

（1）药物治疗　①止痛药物：应给予足够的镇痛药（如吗啡、哌替啶等）

缓解疼痛，并解除病人的焦虑情绪。②降压及降低心肌收缩力的药物：血压高可加重夹层血肿的蔓延，因此维持适当的血压非常重要。收缩压控制目标为110～120mmHg，心率宜＜60次/分。降压治疗首选静脉给予β受体阻滞剂，如美托洛尔、艾司洛尔和拉贝洛尔等。β受体阻滞剂不仅有降压的作用，而且可以降低心肌收缩力及心率。血管扩张药如硝普钠0.25～10μg/（kg·min），也是常用而且降压效果非常好的药物。硝普钠可以单独使用，也可以联合β受体阻滞剂。当病人存在β受体阻滞剂禁忌证时，可以静脉滴注非二氢吡啶类钙拮抗剂，如地尔硫草2.5～15mg/h，作为替代。

（2）外科手术治疗　A型（Ⅰ型和Ⅱ型）主动脉夹层的病人往往需要手术治疗，手术的目的是预防主动脉破裂、心脏压塞并矫治主动脉瓣关闭不全，以减少病人死亡。常用的术式包括：Bentall术（适用于Marfan综合征合并A型主动脉夹层者）、Wheat术（适用于非Marfan综合征合并A型主动脉夹层伴主动脉瓣关闭不全者）、升主动脉移植术（适用于主动脉瓣正常的A型主动脉夹层病人）和次全主动脉弓移植术（适用于Ⅰ型主动脉夹层伴主动脉弓部分支狭窄病人）等。B型（Ⅲ型）主动脉夹层的病人通常以内科治疗为主，手术适应证包括：剧烈疼痛不能缓解、急性胸（腹）主动脉扩张以及胸（腹）主动脉旁或纵隔内血肿形成等，常用的术式为胸腹主动脉移植术等。

（3）介入治疗　血管内支架植入术可以有效治疗慢性B型（Ⅲ型）主动脉夹层病变。目前支架植入术也可用于A型和B型主动脉夹层并发的低灌注综合征的治疗。

二、主要护理问题

（1）疼痛　与夹层分离有关。

（2）有便秘的危险　与长期卧床、高龄有关。

（3）潜在并发症　心包填塞。

（4）恐惧　与剧烈疼痛伴濒死感有关。

三、护理措施

1. 常规护理

（1）休息　急性发作或病情重的病人，应绝对卧床休息，限制活动，禁止用力，避免剧烈咳嗽、情绪激动。

（2）心理护理　由于此病发病急，加之有不同程度的疼痛，病人表现焦虑、烦躁、情绪低落等，应理解病人的心理改变，积极给予心理疏导，缓解焦虑状况。

（3）饮食护理　给予清淡易消化的饮食，避免引起便秘。告知病人不能用力排便，防止胸腔或腹腔压力过大造成瘤体破裂。

（4）为病人提供清洁、舒适、安静的休息环境。

（5）准备好急救设备，确保能应急使用。

2. 专科护理

（1）术前训练病人床上排尿、排便，注意调整饮食结构，预防便秘发生；注意观察病人的情绪变化及心理需求，介绍手术大致过程，消除或减轻焦虑。术前3日给予软食，术晨禁食水，术前1日常规药物过敏试验、备皮、输血、测体重。

（2）术后严密监测生命体征的变化，特别是血压、心率、血氧饱和度、尿量等。严密观察切开渗血情况，有无血肿或瘀斑。支架释放后有可能将左锁骨下动脉封堵，导致左上肢缺血。带膜支架可能封堵脊椎动脉，影响脊髓供血导致截瘫。因此，应密切注意监测病人上下肢的血压、动脉搏动（桡动脉、足背脉）、皮肤颜色及温度，同时注意病人的肢体感觉、运动及排便情况。术后当天床上足背屈曲运动，术后第1日床边适量运动，以后每天逐渐增加活动量和时间，促进肠蠕动，增加食欲，增加自信心，促进体力的恢复。

3. 病情观察

（1）心率的观察　对主动脉夹层的病人要注意心功能的保护，病人使用β受体阻滞剂可达到负性心肌收缩力、负性心率的目的，同时辅以降低血压，但要密切观察，心率减慢维持在60～80次/分较适宜。

（2）疼痛的观察　疼痛剧烈时应及时给予镇痛药止痛，必要时可采用镇痛泵。充分控制血压时，疼痛仍持续存在，则应考虑到血管破裂的可能，需要紧急手术。

（3）血压的观察 严密监测血压，遵医嘱将血压控制在正常低限，预防夹层继续剥离和动脉瘤破裂。多次有序地监测血压，15～30分钟内将收缩压控制在100～120mmHg，以维持脑循环的最低限度。

（4）观察病情变化 观察重要脏器是否由于夹层累及而导致供血障碍。观察四肢动脉搏动和四肢运动情况，有无腹痛、腹胀，记录尿量。观察病人的精神、意识和瞳孔大小等。

4. 健康指导

（1）危险期指导 病人绝对卧床休息，一切日常生活由护士及家属协助完成，大小便在床上进行，协助病人定期翻身、按摩，注意动作勿过于剧烈。指导病人合理饮食，控制体质量，戒除烟酒。饮食以粗纤维、低盐、低脂、低胆固醇、易消化、营养丰富的流质、半流质饮食或软食为主，少量多餐，避免暴饮暴食。多食用富含维生素的新鲜蔬菜、水果，多饮水。指导病人避免受凉，预防上呼吸道感染，保持大便通畅，保持病人良好的睡眠，加强日常生活护理，积极预防压疮的发生，加强呼吸道护理，预防肺部感染。

（2）用药指导 嘱病人遵医嘱服药，如有不适及时就诊。

（3）出院指导 出院后注意休息，活动要循序善诱，注意劳逸结合；嘱病人进食低盐、低脂饮食，并戒烟、酒，多食新鲜水果、蔬菜及富含粗纤维的食物，以保持大便通畅；按时服药，不随意更改药量；预防上呼吸道感染；嘱病人自我调节心情，控制不良情绪。

第三章
消化系统重症

第一节　消化道出血

一、疾病概述

【概念与特点】

消化道出血（GIH）是指从食管到肛门之间的消化道的出血。其中，屈氏韧带以近的消化道出血称为上消化道出血（UGIH）；屈氏韧带至回盲部出血为中消化道出血；回盲部以远的消化道出血称下消化道出血（LGIH）。

【临床特点】

（1）呕血与黑便　是上消化道出血的特征性表现。上消化道出血后均有黑便，但不一定有呕血。一般而言，幽门以下出血时常以黑便为主，而幽门以上出血则引起呕血并伴有黑便，幽门以上出血量少者可无呕血。十二指肠出血量多时，部分血液反流至胃内，亦可引起呕血。呕血和黑便的性状主要决定于出血的部位、出血量及在胃或肠道内停留的时间。若在胃停留的时间长，血液经胃酸作用后变成酸性血红素而呈咖啡色或赤豆色；若出血量大，在胃内停留的时间短，未经胃酸充分混合即呕吐，则为鲜红或暗红色或伴有血块。若在肠道内停留时间长，血中血红蛋白的铁与肠内硫化物结合生成硫化铁而成柏油样黑色；相反，出血量大，速度快而急，刺激肠蠕动加快则呈鲜红色或暗红色血便，易误诊为中或下消化道出血。有时低位小肠或回盲部出血量少，在肠道停留时间较长，粪便亦可呈黑色，但一般不是柏油样，勿误以为是上消化道出血。

（2）血便和暗红色大便　多为中或下消化道出血的临床表现，一般不伴有呕血。

（3）失血性周围循环衰竭 急性大量出血时，有效循环血量下降，出现头晕、心悸、恶心、乏力、口渴、晕厥、四肢湿冷、肤色苍白、烦躁，甚至意识模糊。

（4）发热 大量出血后，多数病人在 24 小时内常出现低热，一般不超过 38.5℃，可持续 3~5 日，随后自行恢复正常。

（5）氮质血症 依发生机制可分为以下 3 种：肠源性氮质血症、肾前性氮质血症和肾性氮质血症。

（6）贫血和血象变化 ①大量出血后均有急性失血性贫血，在出血后骨髓有明显代偿性增生，24 小时内网织红细胞即见增高，至出血后 4~7 日可高达 5%~15%，以后逐渐降至正常。②因失血后的应激反应，白细胞计数可迅速升高，2~5 小时可达(10~20)×10⁹/L，血止后 2~3 日恢复正常。

【辅助检查】

（1）内镜检查 胃镜和结肠镜是诊断上、下消化道出血病因、部位和出血情况的首选检查方法，它不仅能直视病变、取活检，对于出血病灶可进行及时准确的止血。多主张在出血后 24~48 小时内进行检查，称急诊胃镜和结肠镜检查。

（2）X 线钡餐检查 目前已多被胃镜检查所替代，但对经胃镜检查出血原因未明、疑病变在十二指肠降段以下小肠段有特殊诊断价值。

（3）血管造影。

（4）手术探查 各种检查不能明确出血灶、持续大出血危及病人生命，必须手术探查。

【治疗原则】

急性出血时应行血常规、血型、血生化和出凝血时间等检查，并积极备血。消化道大出血的诊疗流程强调行急诊胃镜检查，也就是发病 24 小时内行胃镜检查，不仅可用于诊断，同时可内镜下治疗。若胃镜下未见引起出血的病变，则应考虑下消化道出血可能。但血管畸形，包括 Dieulafoy 病有漏诊可能。

（1）一般急救措施 建立可靠的静脉通路，积极扩容，补充血容量。一般情况下，Hb <60g/L 时需要输血。

（2）食管静脉曲张破裂出血的治疗 ①药物治疗：垂体后叶素 0.3~0.4U/min 持续静脉滴注，可同时滴注硝酸甘油，协同降低门静脉压力，并减少垂体后叶素造成的心肌缺血及缺血性腹痛，止血后垂体后叶素 0.1～0.2U/min 维持 3～6 日。生长抑素：注射用生长抑素 250μg 静脉注射后，以 250μg/h 的速度静脉泵入，或奥曲肽注射液 100μg 静脉注射后，25μg/h 静脉泵入，维持 72 小时。经插入咽部的鼻管给予 5% 孟氏液 50～100ml，有一定效果，但可致胃肠痉挛、恶心、呕吐。②在病人生命体征平稳的情况下行急诊内镜下止血（钳夹、硬化剂注射、套扎）。③急诊手术视病人肝功能情况、医师的经验而定，手术时间越早，术后恢复越好。出血后处理不及时，常继发肝功能恶化、腹水等，在这种情况下应尽可能保守治疗，择期手术，降低手术风险。④经颈静脉肝内门体支架分流术（TIPSS），对于食管静脉曲张出血的疗效尚存争议。⑤三腔双囊管压迫短期止血率高，但易复发。⑥治疗并发症：肝性脑病、腹水、感染等。

（3）非食管静脉曲张破裂出血的治疗 ①置入胃管，可吸出积血使胃腔回缩止血，并可观察有无活动性出血。口服或灌注止血药：去甲肾上腺素冰盐水（去甲肾上腺素 8mg + 生理盐水 100ml）；凝血酶 6000～10000U + 生理盐水 30～40ml，但是内镜检查前给予凝血酶会干扰内镜可见度，且部分病人不耐受会产生呕吐。②药物治疗包括抑制胃酸，法莫替丁 40mg 静脉注射，每 12 小时 1 次，或奥美拉唑 40mg 静脉注射，每 12 小时 1 次，或首剂后 8mg/h 静脉泵入，维持 72 小时；纠正凝血机制障碍，输新鲜血，成分输血；老年病人静脉慎用酚磺乙胺、氨基己酸等止血药，因有引起脑血栓的风险。③内镜下止血，包括喷洒止血药物、注射、电凝、微波、止血夹等。

二、主要护理问题

（1）体液不足 与呕血、黑便引起体液丢失过多、液体摄入不足有关。

（2）活动无耐力 与血容量减少有关。

（3）排便异常 与上消化道出血有关。

（4）焦虑 与环境陌生、健康受到威胁、担心疾病预后有关。

（5）潜在并发症 窒息。

三、护理措施

1. 常规护理

（1）及时补充血容量　迅速建立两条静脉通道，及时补充血容量，抢救治疗开始滴速要快，但也要避免因过多、过快输液、输血引起肺水肿或诱发再出血，从而加重病情。

（2）体位护理　出血期间绝对卧床休息，采取平卧位，头偏向一侧，防止因呕血引起窒息。

（3）饮食护理　严重呕血或明显出血时，必须禁食，24 小时后如不继续出血，可给予少量温热流质、易消化的饮食，病情稳定后，指导病人要定时定量，少食多餐，避免进食粗糙、生冷、辛辣等刺激性食物，同时要禁烟、酒、浓茶和咖啡。

（4）口腔护理　每次呕血后，及时做好口腔护理，减少口腔中的血腥味，以免再次引起恶心、呕吐，同时能增加病人舒适感。

（5）皮肤的护理　保持皮肤清洁及床铺整洁、干燥，呕血及排便后及时清洁用物。

（6）心理护理　病人对疾病缺乏正确认识时易产生紧张、恐惧的情绪而加重出血，尤其反复出血者，因反复住院给家庭带来沉重的经济负担，感到前途暗淡，消极悲观，对治疗失去信心。因此做好有效的心理护理尤为重要。医护人员从容的态度、亲切的语言、认真的答疑、果断的决策，沉着、冷静、熟练的操作，可给病人安全感，解除病人精神紧张及恐惧心理，有益于良好护患关系的建立和进一步治疗的配合。

2. 专科护理

（1）用药指导　严格遵医嘱用药，熟练掌握所用药物的药理作用、注意事项及不良反应，如滴注垂体后叶素止血时速度不宜过快，以免引起腹痛、心律失常和诱发心肌梗死等。

（2）三腔双囊管压迫止血的护理　插管前检查有无漏气，插管过程中必须经常观察病人面色、神志。插管后要保持胃气囊压力为 50 ~ 70mmHg，食管气囊压力为 35 ~ 45mmHg，密切观察引流液的颜色和量，置管 24 小时后宜放出气囊气体，以免压迫过久导致黏膜坏死，鉴于近年药物治疗和内镜治疗的进步，目前已不推荐气囊压迫作为首选止血措施。

（3）对症护理　发绀者应吸氧，休克者注意保暖，精神紧张者给予地西泮，肝病者禁用巴比妥类药物、吩噻嗪类药物及吗啡。

3. 病情观察

（1）前驱症状　出血前多数病人有腹痛，伴有头晕、目眩、心悸、胸闷或恶心等症状。

（2）生命体征　①有无心率加快、心律失常、脉搏细弱、血压降低、脉压变小、呼吸困难、体温不升或发热等。②精神和意识状态：有无烦躁不安、嗜睡、表情淡漠、意识不清甚至昏迷。③观察皮肤和甲床色泽，肢体温度，周围静脉特别是颈静脉充盈情况。

（3）观察呕吐、便血性质和量　上消化道出血后均有黑便，出血部位在幽门以上者常伴有呕血。呕血有棕褐色咖啡渣样，如出血量大，未经胃酸充分混合即呕血，可呈鲜红色或有血块。黑便呈柏油样，黏稠而发亮，当出血量大、血液在肠内推进快，可呈暗红色甚至鲜红色。

（4）失血性周围循环衰竭　急性大量失血由于循环血量迅速减少而导致周围循环衰竭。可出现头晕、心悸、乏力，突然起立发生晕厥，肢体冷感、心率加快、血压偏低等，严重者出现休克症状。血压和脉搏是关键指标，如病人由平卧位改为坐位时出现血压下降（>15~20mmHg、心率加快>10次/分），提示血容量不足，是紧急输血的指征。如收缩压<90mmHg、心率>120次/分，伴有面色苍白、四肢湿冷、烦躁不安或意识不清则已进入休克期，属严重大量出血，需积极抢救。对体温的观察：失血者体温多低于正常或不升，一般休克纠正后可有低热或中度热，一般≤38.5℃，持续数日或数周，原因系出血后分解产物吸收，血容量减少，体温调节中枢失调而引起发热，若体温≥38.5℃，应考虑出血后诱发感染，如体温持续不退或退热后不升则应考虑再出血。

（5）观察尿量　尿量可反映全身循环状况及肾血流情况，所以观察尿量很重要，正确记录24小时出入量。

（6）出血量的评估　一般成人每日消化道出血>5~10ml粪便隐血试验呈阳性；每日出血量50~100ml，可出现黑便；胃内积血达250~300ml，可引起呕血；一次出血量不超过400ml时，一般不引起全身症状；出血量超过

400～500ml，可出现全身症状，如头晕、心悸、乏力等；短时间内出血量超过1000ml，可出现周围循环衰竭的临床表现，严重者引起失血性休克。

（6）观察有无再出血迹象　上消化道出血病人病情经常反复，出血控制后仍应继续观察有无再出血，如病人反复呕血、黑便颜色由黯黑变为暗红，甚至呕吐物转为鲜红色，血压、脉搏不稳定，血红蛋白不断下降等皆提示再出血。

4. 健康指导

（1）指导、帮助病人和家属掌握自我护理的有关知识，减少再度出血的危险。①注意饮食卫生和饮食的规律；进营养丰富、易消化的食物；避免过饥或暴饮暴食；避免粗糙、刺激性食物，或过冷、过热、产气多的食物、饮料；应戒烟、戒酒，禁浓茶、咖啡。②生活起居有规律，劳逸结合，保持乐观情绪，保证身心休息；避免长期精神紧张，过度劳累。③在医生指导下用药，以免用药不当诱发出血。

（2）教会病人及家属识别早期出血征象及应急措施，如出现头晕、心悸等不适或呕血、黑便时应立即卧床休息，保持安静，减少身体活动，立即送医院治疗。

第二节　肝性脑病

一、疾病概述

【概念与特点】

肝性脑病（HE）是由严重肝病引起的、以代谢紊乱为基础、中枢神经系统功能失调的综合征。临床表现轻者可仅有轻微的智力减退，严重者出现意识障碍、行为失常和昏迷。

【临床特点】

（1）一期（前驱期）　轻度性格改变和行为失常，例如欣快激动和淡漠少言，衣冠不整或随地便溺，应答尚准确，但吐词不清且较缓慢。可有扑翼样震颤，亦称肝震颤：嘱病人两臂平伸，肘关节固定，手掌向背侧伸展，手指分开时，可见到手向外侧偏斜，掌指关节、腕关节，甚至肘与肩关节的急促而不规则的扑翼样抖动。嘱病人手紧握护士手 1 分钟，护士能感到病人抖动。此期脑电图多正常，历时数日或数周，有时症状不明显，易被忽视。

（2）二期（昏迷前期）　睡眠障碍、行为失常为主，前一期的症状加重，定向力和理解力均减退，对时间、地点、人物的概念混乱，不能完成简单的计算和智力构图（如搭积木、用火柴杆摆五角星等），言语不清、书写障碍、举止反常也很常见。多有睡眠时间倒错，昼睡夜醒，甚至有幻觉、恐惧、狂躁而被看成一般精神病。此期病人有明显神经体征，如腱反射亢进、肌张力增高、踝阵挛及 Babinski 征阳性等。此期扑翼样震颤存在，脑电图有特征性异常，病人可出现不随意运动及运动失调。

（3）三期（昏睡期）　以昏睡和精神错乱为主，各种神经体征持续存在或加重，大部分时间病人呈昏睡状态，但可以唤醒，醒时尚能应答问话，但常有神志不清和幻觉，扑翼样震颤仍可引出，肌张力增加，四肢被动运动常有抗力。锥体束征常呈阳性，脑电图有异常波形。

（4）四期（昏迷期）　神志完全丧失，不能唤醒。浅昏迷时，对痛刺激和不适体位尚有反应，腱反射和肌张力仍亢进。由于病人不能合作，扑翼样震颤无法引出。深昏迷时，各种反射消失，肌张力降低，瞳孔常散大，可出现阵发性惊厥、踝阵挛和换气过度，脑电图明显异常。

以上各期的分界不很清楚，前后期临床表现可有重叠。肝功能损害严重的肝性脑病常有明显黄疸、出血倾向和肝臭，易并发各种感染、肝肾综合性和脑水肿等，使临床表现更加复杂。肝性脑病的临床分期见表 3 - 1。

表 3 - 1　肝性脑病的临床分期

分期	意识状态	神经系统体征	脑电图
一期（前驱期）	轻度性格改变和行为失常	偶有扑翼样震颤	无明显异常
二期（昏迷前期）	精神错乱	常有扑翼样震颤，Babinski 征阳性	异常慢波（θ 波）
三期（昏迷前期）	昏睡但可唤醒	仍可引出扑翼样震颤，锥体束征常阳性	异常慢波（θ 波）
四期（昏迷期）	神志完全丧失	引不出扑翼样震颤；深昏迷时反射消失	异常慢波（θ 波）

【辅助检查】

（1）血生化检查　反映肝功能的血生化指标明显异常和（或）血氨增高。

（2）脑电图检查　异常。

（3）心理智能测验　诱发电位及临界视觉闪烁频率异常。

（4）头部 CT 或 MRI 检查　可排除脑卒中及颅内肿瘤等疾病。

【治疗原则】

（1）消除诱因　某些因素可诱发或加重肝性脑病。

（2）减少肠内毒物的生成和吸收　肝性脑病一旦发生，数日内应禁食蛋白质。每日供给热量 5.0～6.7kJ 和足量维生素，以碳水化合物为主要食物，昏迷不能进食者可经鼻胃管供食，脂肪可延缓胃的排空，宜少用。

（3）促进有毒物质的代谢清除，纠正氨基酸代谢的紊乱。降氨药物包括谷氨酸钾、谷氨酸钠、精氨酸、苯甲酸钠、苯乙酸、鸟氨酸 α－酮戊二酸和门冬氨酸鸟氨酸。

（4）尚未证实的探索性治疗　左旋多巴能透过血－脑屏障进入脑组织，补充正常神经递质，竞争性地排斥假神经递质。溴隐亭、肾上腺糖皮质激素皆属探索性治疗药物。

（5）其他对症治疗　纠正水、电解质和酸碱平衡失调。每日入液量以不超过 2500ml 为宜，及时发现并纠正低钾、低钠或酸、碱中毒。用冰帽降低颅内温度，以减少能量消耗，保护脑细胞功能。深昏迷者，应作气管切开排痰给氧。

二、主要护理问题

（1）思维过程改变　与血氨增高、大脑处于抑制有关。

（2）营养失调，低于机体需要量　与代谢紊乱、进食少等有关。

（3）有受伤的危险　与肝性脑病致精神异常、烦躁不安有关。

（4）有皮肤完整性受损的危险　与黄疸致皮肤瘙痒有关。

（5）知识缺乏　缺乏预防肝性脑病发生的相关知识。

三、护理措施

1. 常规护理

（1）环境与休息　保持病人的病室安静、整洁，避免一切不良刺激。

（2）饮食护理　①禁食或限食者，避免发生低血糖。因低血糖可使大脑能量减少，致脑内去氨活动停滞，氨毒性增加。②限制蛋白质摄入，发病开始数日内禁食蛋白质，供给足够的热量和维生素，以糖类为主要食物。昏迷者应忌食蛋白质，可鼻饲或静脉补充葡萄糖供给热量。③足量的葡萄糖除提供热量和减少组织蛋白分解产氨外，又有利于促进氨与谷氨酸结合形成谷氨酰胺而降低血氨。④清醒后可逐渐增加蛋白饮食，最好给予植物蛋白，如豆制品。植物蛋白质含支链氨基酸，含蛋氨酸，芳香族氨基酸少，适用于肝性脑病。⑤显著腹水病人应限制钠、水量，钠应＜250mg/d，水入量一般为尿量加1000ml/d。⑥脂肪类物质延缓胃的排空，应尽量少食用。

2. 专科护理

（1）加强护理　如有烦躁者应加床档，必要时使用约束带，防止发生坠床及撞伤等意外。

（2）保持大便通畅　便秘使氨及其他有毒物质在肠道内停留时间过长，促进毒物吸收，可用生理盐水加食醋保留灌肠。忌用肥皂水灌肠，因其为碱性，可增加氨的吸收。

（3）做好昏迷病人的护理　①保持呼吸道通畅，保证氧气的供给。②做好口腔、眼部的护理，对眼睑闭合不全者可用生理盐水纱布覆盖。③尿潴留者留置导尿管并详细记录尿的量、性状、气味等。④预防压疮：定时翻身，保持床铺干燥、平整。⑤给病人做肢体的被动运动，防止静脉血栓形成及肌肉萎缩。

（4）用药护理　①使用谷氨酸钠或谷氨酸钾时，应注意观察尿量、腹水和水肿状况；尿少时慎用钾剂；明显腹水和水肿时慎用钠盐；应用精氨酸时，滴注速度不宜过快，以免引起流涎、面色潮红与呕吐。②应用苯甲酸钠时注意有无饱胀、腹绞痛、恶心、呕吐等。③根据医嘱及时纠正水、电解质紊乱及酸碱平衡失调，做好出入量的记录。④保护脑细胞功能，可用冰帽降低颅内温度，以减少耗氧量。遵医嘱快速滴注高渗葡萄糖、甘露醇以防治脑水肿。

3. 病情观察　严密观察病人思维、认知的变化，以判断意识障碍的程度；加强对病人生命体征及瞳孔的监测并记录。

4. 健康指导

（1）严密监测病情　密切注意肝性脑病的早期征象，观察病人思维及认识改变，识别意识障碍的程度，观察并记录病人的生命体征、瞳孔大小、对光反射等，如有异常应及时报告医生，以便及时处理。

（2）避免各种诱发因素　①禁止给病人应用安眠药和镇静药物，如临床确实需要，遵医嘱可用地西泮、马来酸氯苯那敏等，也只用常量的 1/3～1/2。②防止感染：加强基础护理，观察体温变化，保持口腔、会阴部、皮肤的清洁，注意预防肺部感染，如有感染症状出现，应及时报告医师。③防止大量进液或输液：过多液体可引起低血钾、稀释性低血钠、脑水肿等，可加重肝性脑病。④避免快速利尿和大量放腹水，及时纠正频繁的腹泻和呕吐，防止有效循环血容量减少，水、电解质紊乱和酸碱平衡失调。⑤保持大便通畅：大便通畅有利于清除肠内含氮物质。便秘者，可口服或鼻饲 50% 硫酸镁 30～50ml 导泻，也可用生理盐水或弱酸溶液洗肠。

第三节　急性肝衰竭

一、疾病概述

【概念与特点】

急性肝衰竭是指在原来无肝脏基础性疾病而短时间内发生大量肝细胞坏死及严重肝功能损害，并引起肝性脑病的一组严重临床综合征。其临床特点是以往无慢性肝病史，骤然起病，迅速出现黄疸、肝衰竭、出血和神经精神症状等。短期内可合并多器官功能障碍综合征。

【临床特点】

急性肝衰竭病人既往常无肝病史，起病急、进展快、并发症多、病死率高。起病后机体多脏器受累，临床表现复杂，一般有高热、频繁呕吐、明显肝臭、黄疸加重进展迅速和意识改变，其中以神经精神症状最为突出。

【辅助检查】

（1）血生化检查 反映肝功能的血生化指标明显异常和（或）血氨增高。

（2）脑电图检查 异常。

（3）心理智能测验 诱发电位及临界视觉闪烁频率异常。

（4）头部 CT 或 MRI 检查 可排除脑卒中及颅内肿瘤等疾病。

【治疗原则】

肝衰竭的治疗原则为主要采取综合疗法，加强支持治疗，抑制肝细胞坏死和促进肝细胞再生，防治各种并发症。

（1）一般支持疗法 病人应绝对卧床休息，密切观察生命体征、神志、瞳孔、尿量、肝功能、血液生化、凝血酶原时间及凝血酶原活动度的变化。给予高热量、低脂、适量蛋白质饮食，补充多种维生素。可给予静脉补充葡萄糖、脂肪乳、白蛋白、新鲜血浆加强营养支持。新鲜血浆可补充凝血因子，有利于防治出血、腹水、脑水肿、感染等。

（2）抗肝细胞坏死、促进肝细胞再生疗法 目前应用广泛的是肝细胞生长因子，它具有刺激肝细胞 DNA 合成，促进肝细胞再生，保护肝细胞膜，抗肝纤维化等作用。

（3）人工肝支持系统 应用人工肝支持系统，旨在清除病人血中的毒性物质，争取延长其生存时间，让残存的肝细胞迅速再生，逐渐代偿丧失的肝功能，渡过难关，最终达到恢复。常用的方法有血浆置换、血液灌流、胆红素吸附等。

（4）并发症的处理 肝衰竭常见的并发症有肝性脑病、脑水肿、肾衰竭、出血等。有肝性脑病时应给予低蛋白饮食，口服乳果糖清理肠道；有脑水肿时给予甘露醇脱水；肝肾综合征时纠正低血容量，选用多巴胺扩张肾血管、利尿，避免使用对肾脏有损害的药物；防止出血，根据出血的部位与原因给予相应处理。

二、主要护理问题

（1）活动无耐力 与肝功能减退有关。

（2）营养缺乏 与肝功能减退引起食欲减退有关。

（3）有感染的危险 与机体抵抗力降低、侵入性操作有关。

（4）恐惧 与担心疾病发展等有关。

（5）有皮肤受损的危险 与长期卧床、凝血功能障碍等有关。

（6）潜在并发症 肝性脑病、出血、肾衰竭。

三、护理措施

1. 常规护理 病人应绝对卧床休息，给予高糖、低脂、富含维生素、适量蛋白质（25g/d）、易消化的饮食。有腹水者限制钠盐的摄入，有肝性脑病者可予鼻饲流质饮食，根据病因采取相应的隔离措施。

2. 专科护理

（1）预防感染 感染常是促进病情恶化的常见诱因，环境卫生和饮食卫生都应严格要求，所有医源性操作要严格掌握适应证和遵守操作规程。注意观察体温、血常规及各器官感染的表现，常见的感染部位是口腔、肺部、腹腔、肠道等，可出现相应的症状和体征，应注意观察，并做好口腔护理，定时翻身，清除呼吸道分泌物，防止口腔和肺部感染。发生感染后遵医嘱使用抗菌药物。

（2）重视清洁肠道，保持大便通畅 消化不良、肠蠕动减弱、便秘等都可增加肠腔毒素的吸收，不利于肝病的恢复，特别是革兰阴性杆菌内毒素经肠吸收可诱发上消化道出血、肝肾综合征和弥散性血管内凝血。一般病人可通过调整饮食，如多食蔬菜、喝菜汤、暂时减少蛋白质摄入量、口服乳酸杆菌或双歧杆菌等微生态制剂解决。便秘可用温生理盐水加适量醋保留灌肠，也可口服乳果糖。

（3）做好心理护理和生活护理 安排环境舒适的病房，合理的生活制度。随时了解病人的心理活动，及时与之交谈，讲解有关疾病的知识，起到疏导、抚慰和鼓励的作用。做好皮肤的护理，满足病人生活上的需要，确保其身心得到充分休息。

3. 病情观察

（1）严密观察生命体征　如体温、脉搏、呼吸、血压及神志、瞳孔、尿量的变化，必要时给予心电监护。及时发现和处理肝性脑病、肝肾综合征、脑水肿等。

（2）及时发现和纠正出血倾向　保持口腔、鼻腔和皮肤的清洁，不用手挖鼻，不用牙签剔牙，延长注射部位压迫时间，仔细观察出血部位、性质、程度以及有关症状、体征，并及时准确记录，及时取血、查血型并配血备用，有消化道出血时按消化道出血护理。

（3）观察病人有无性格和行为的改变，定向力和计算力有无下降，神志情况，及时发现肝性脑病先兆，并通知医生，及时去除诱因和给予治疗。

4. 健康指导

（1）注意用药安全，尤其是在使用含有对乙酰氨基酚、氟烷等成分的药物时一定要严格按照医嘱，避免药物中毒。

（2）注意饮食安全，不要食用不熟悉的蕈类，严防蕈中毒。

（3）及时治疗病毒性肝炎、疱疹病毒感染以及腺病毒感染等疾患，预防病毒性急性肝衰竭的发生。

（4）禁烟、戒酒，避免暴饮暴食等加重肝脏负担的活动。

第四节　急性胰腺炎

一、疾病概述

【概念与特点】

急性胰腺炎（AP）是指多种病因引起的胰酶激活，继以胰腺局部炎症反应为主要特征，伴或不伴有其他器官功能改变的疾病。临床以急性上腹痛及血淀粉酶或脂肪酶升高为特点。大多数病人的病程呈自限性，20%～30%的病人临床经过凶险，总体病死率为5%～10%。

【临床特点】

（1）腹痛　95%的急性胰腺炎病人腹痛为首发症状。多数位于中上腹及左上腹部，也可位于右上腹部，并向腰背部放射，进食可加剧疼痛，不能被一般解痉药缓解。水肿型者腹痛一般持续3～5日即缓解。出血坏死型腹痛剧烈，延续时间长，由于腹腔渗液扩散，可弥漫至全腹痛，少数病人尤其是老年体弱者，可仅有轻微腹痛或无疼痛，极少数无腹痛病人突然休克或昏迷，预后极差。

（2）恶心、呕吐 起病后80%～90%出现恶心、呕吐，吐出食物或胆汁，少数可吐出蛔虫，呕吐不能使疼痛缓解。

（3）发热 多数病人有中度以上发热，持续3～5日。发热不退或逐渐升高，应怀疑有继发感染，如胰腺脓肿或伴有胆道感染。

（4）黄疸 轻型急性胰腺炎少数可出现轻度梗阻性黄疸，数日内黄疸即消失。若黄疸持续不退并加深，应考虑合并胆道结石。

（5）低血压或休克 少数急性胰腺炎病人，随着病情加重而出现血压下降乃至休克。多数为出血性坏死性胰腺炎。极少数病人休克可突然发生，甚至发生猝死。

（6）体征 急性水肿性胰腺炎腹部体征减轻，多数有上腹压痛，伴肌紧张和反跳痛，可有腹胀和肠鸣音消失，一般无移动性浊音。出血性坏死性胰腺炎出现急性腹膜炎体征，伴麻痹性肠梗阻而且有腹胀，肠鸣音弱甚至消失，可能叩出移动性浊音，腹水常为血性，淀粉酶明显增高。起病后2～4周发生胰腺及周围脓肿或假性囊肿时，上腹可能触及肿块，有时可出现左侧或双侧胸腔积液体征。

【辅助检查】

（1）血清酶学检查 ①血清淀粉酶在起病后6～12小时开始升高，48小时开始下降，持续3～5日。血清淀粉酶超过正常值3倍可确诊为本病。②血清脂肪酶常在起病后24～72小时开始升高，持续7～10日。血清脂肪酶活性测定与血清淀粉酶测定有互补作用，其敏感性和特异性均略优于血清淀粉酶，同样，血清脂肪酶活性与疾病严重程度不呈正相关，部分病人此两种酶可不升高。

（2）血清标志物检查 ①C反应蛋白（CRP）是组织损伤和炎症的非特异性标志物，有助于评估与监测急性胰腺炎的严重性。发病72小时后CRP＞150mg/L提示胰腺组织坏死。②动态测定血清IL-6水平增高提示预后不良。

（3）影像学检查 影像学诊断在发病初期24～48小时行腹部超声检查，是急性胰腺炎的常规初筛影像学检查，可以初步判断胰腺组织形态学变化，同时有助于判断有无胆道疾病，但受急性胰腺炎时胃肠道积气的影响，对急性胰腺炎不能做出准确判断。推荐 CT 作为诊断急性胰腺炎的标准影像学方法，且发病 1 周左右的增强 CT 诊断价值更高，可有效区分液体积聚和坏死的范围。

【治疗原则】

急性胰腺炎的治疗应根据病因、病情的轻重及分型选择正确的治疗方法。如胆管结石所致的急性胰腺炎应尽可能早期经内镜逆行性胰胆管造影术内镜介入取石或手术治疗，目的是解除胰腺炎的诱因；如胰腺坏死合并感染或出现腹腔间隔室综合征，应该选择外科手术治疗。

1. 内科治疗

（1）抑制胰液的分泌，可采用以下方法。①禁食及胃肠减压：以减少胰液的分泌。②抑制胃酸分泌：可用 H_2 受体拮抗剂、质子泵抑制剂，通过减少胃酸，从而抑制胰液分泌。③生长抑素及其类似物：为治疗坏死性胰腺炎效果较好的药物，用药后发热、腹痛减轻，并可缩短病程，减少并发症，降低病后 24 小时病死率。生长抑素 14 肽（施他宁）首剂 250μg 静脉注射，随后每小时静脉滴注 250μg，持续 5～7 日；生长抑素 8 肽（奥曲肽）首剂 100～200μg 静脉注射，继以每小时静脉滴注 25μg，持续 5～7 日，注意以上药物在持续静脉滴注期间不可中断。一般水肿性胰腺炎预后良好，不需应用生长抑素及其类似物。④胰酶抑制剂：抑肽酶每次 10 万 U，每日 2 次，静脉滴注 5～8 日；加贝酯 100～200mg 加入 500ml 葡萄糖盐水中静脉滴注，每日 1～2 次，氟尿嘧啶 200～500mg 静脉滴注，每日 1 次。

（2）止痛与镇静　止痛可用盐酸哌替啶（度冷丁）肌内注射，忌用吗啡，也可用普鲁卡因溶于葡萄糖生理盐水 500～1000ml 静脉滴注，每日 1 次。镇静可用地西泮 10mg 肌内或静脉注射。

（3）应用抗生素治疗　本病虽属无菌性炎症，但因易并发感染或属胆源性胰腺炎，可适当选用抗生素治疗。除青霉素、氨苄西林、头孢菌素外，尚可选用氧氟沙星、环丙沙星等，最好能服用甲硝唑，以杀灭厌氧菌。重型急性胰腺炎应预防性使用抗生素治疗，最好选用能透过血胰屏障的抗生素如喹诺酮类、头孢他啶或碳青霉烯类等。重症病人长期使用广谱抗生素后要特别警惕继发真菌二重感染的可能。

（4）纠正水、电解质平衡 一般需每日补液 3000～4000ml，其中糖盐比约 2∶1。丢失电解质应予以及时补充，尤其是钾的补充。对于重型胰腺炎所需补液量可能更大，特别要注意补充胶体。

（5）抗休克 除早期应用抑制胰酶活性药物外主要是补充血容量，予以输血、血浆、白蛋白或血浆代用品等，必要时测量中心静脉压，根据压力变化来调整输液量，以保护心肺功能。

（6）营养支持治疗 早期病人需要适当的胰腺休息，因此以全肠外营养（TPN）为主，以维持热量及营养供应。恢复肠道运动后，可采用低脂饮食，从流质饮食逐渐过渡到普通饮食。但针对重型胰腺炎病人，病情稳定或得到控制后应尽可能早期予以空肠营养（超过 Treitz 韧带 30cm 以上），以减少肠道菌群失调、移位及继发感染的可能。

（7）内镜治疗 急性胆源性胰腺炎现多主张早期内镜下取石和胆管引流。

（8）防治并发症 对出现的消化道出血、肾衰竭、ARDS 及 DIC 等应予以及时而恰当的处理。

2. 外科治疗 急性坏死性胰腺炎经内科积极治疗病情无好转或恶化时，应及时手术治疗；并发腹腔内脓肿或胰腺脓肿者亦应外科手术。目前认为外科手术干预的适应证为：胆源性急性胰腺炎、胰腺坏死感染或包裹性坏死感染、腹腔间隔室综合征、后期并发症（如胰瘘或假性囊肿）等。

二、主要护理问题

（1）疼痛 与胰腺及周围组织炎症有关。

（2）有体液不足的危险 与呕吐、禁食及感染性休克有关。

（3）营养失调，低于机体需要量 与禁食、炎症渗出、机体消耗大有关。

（4）体温升高 与感染及坏死组织吸收有关。

（5）知识缺乏 缺乏疾病相关知识。

三、护理措施

1. 常规护理

（1）嘱病人卧床休息，保持睡眠及环境安静，以降低代谢率及胰腺、胃肠分泌，增加脏器血流量，促进组织修复和体力恢复，改善病情。

（2）协助病人选择舒适卧位，如弯腰、屈膝仰卧，鼓励病人翻身。因剧痛在床上辗转不宁者，要防止坠床。

（3）严密监测病人生命体征、尿量变化，观察神志变化。

2. 专科护理

（1）胃肠减压的护理　胃肠减压可以引流出胃液，从而减少胰液的分泌，并可减轻呕吐和腹胀。因此，急性胰腺炎发作期间，应给予禁食，并留置胃肠减压。留置胃肠减压期间，应保持负压吸引的有效状态：负压一般是$-12 \sim -15cmH_2O$，各连接部位不能有漏气，妥善固定，以防止病人在活动时胃管脱出；保持胃管通畅，每日应用生理盐水冲洗胃管，每次 $30 \sim 50ml$；观察胃液的颜色、性质和量并准确记录，急性胰腺炎病人胃液一般呈黄绿色，如合并应激性溃疡，则呈红色或咖啡色，如果每日引出的胃液量少于100ml，且病人呕吐、腹痛或腹胀症状不缓解，应怀疑胃管是否堵塞、插入是否太浅等；如果胃液量多，应注意病人电解质变化，过多的胃酸被吸出，可能会出现代谢性碱中毒；此外，每日应给予2次雾化吸入和口腔护理。

（2）饮食的护理　急性胰腺炎发作期间，应禁食以减少胰酶的分泌。由于禁食、呕吐、胃肠减压和疾病消耗，病人会出现营养状况差，水、电解质紊乱等，因此，护士应观察病人营养状况和水、电解质水平，如每周测体重，观察病人皮肤弹性，准确记录每日出入量、了解电解质检查结果。根据病人的出入量、营养状况和电解质检查的结果，给予静脉营养支持，补充水、电解质、葡萄糖、各种氨基酸、脂肪乳、维生素等。当急性胰腺炎症状消退，可进无脂、低蛋白流质食物如果汁、藕粉、米汤、面汤等；病情进一步好转，进低脂流质饮食，如鸡汤、豆浆、蛋汤等；以后逐渐进低脂半流质饮食，每日 5~6 餐；痊愈后，还应严禁暴饮暴食，禁烟酒，忌辛辣食物，脂肪不超过$50g/d$，以免复发。护士应向病人及其家属讲解各阶段饮食的内容和意义，并观察病人进食情况；要了解病人家属为病人提供的食物，及时纠正他们对饮食的错误认识。

（3）用药的护理　①解痉镇痛药：可给予阿托品或山莨菪碱肌内注射，每日2～3次，疼痛剧烈者，可同时加用哌替啶（50～100mg）。避免使用吗啡，因吗啡可引起Oddi括约肌痉挛。②减少胰腺外分泌药物：ⓐ抗胆碱药如阿托品、山莨菪碱等。抗胆碱药能够起到减少胰腺分泌的作用，但能引起口干、心率加快等不良反应。青光眼、前列腺肥大和肠麻痹者不宜使用阿托品，因阿托品可加重青光眼和排尿困难的症状，有松弛胃肠道平滑肌的作用。ⓑH_2受体拮抗剂如西咪替丁或质子泵抑制剂如奥美拉唑可以抑制胃酸分泌，使胰液减少；还可预防应激性溃疡的发生。西咪替丁，每次200～600mg，静脉注射，每日2次；奥美拉唑40mg，静脉注射，每日2次。西咪替丁的不良反应主要表现在消化系统、造血系统、心血管系统、内分泌系统和中枢神经系统等，从而出现腹胀、腹泻、口干、白细胞计数减少、血小板减少、男性乳房发育、女性溢乳、性欲减退、面色潮红、心率减慢、心律不齐、头晕、头痛等。在治疗急性胰腺炎过程中，用药并非长期大量，因此，很少有上述不良反应发生，但在静脉给药时，偶有血压降低、心搏呼吸停止等，因此，在给药时，速度不宜过快，观察病人的反应，注意有无异常表现和不适主诉等。ⓒ生长抑素类似物奥曲肽能抑制各种因素引起的胰酶分泌，减轻Oddi括约肌痉挛。首次剂量100μg静脉注射，以后每小时用250μg持续静脉滴注，持续3～7日，并应尽早使用。③抗菌药物：大多数急性胰腺炎常合并细菌感染，如大肠埃希菌、变形杆菌、肠杆菌、肠球菌感染等，合理使用抗生素可以有效地防止或控制感染。常用的药物有氧氟沙星、环丙沙星、克林霉素、亚胺培南、头孢噻肟钠及甲硝唑和替硝唑，后两者对各种厌氧菌均有强大杀菌作用。④抑制胰酶活性药物：常用的有抗胰蛋白酶类药物如抑肽酶，20万～50万U/d，分2次溶于葡萄糖液中静脉滴注；抗弹力纤维酶（爱普尔）有抑制蛋白酶的作用，用量为2万～4万U，每日2次静脉滴注，该药物可产生抗体，有过敏可能；氟尿嘧啶可抑制DNA和RNA的合成，减少胰液分泌，用法是氟尿嘧啶250～500mg加入葡萄糖液中，每日1次，静脉滴注。

3. 病情观察

（1）严密观察病人体温、脉搏、呼吸、血压、神志的变化。

（2）认真听取病人主诉，腹部疼痛的部位、性质、时间以及引起疼痛的原因等。

（3）使用胃肠减压时应观察引流液的颜色、内容物及量。

（4）注意观察病人有无出血倾向如脉速、出冷汗、血压下降等休克表现及病人有无腹胀、肠麻痹、脱水等症状，发现异常及时报告医师。严密观察病情，及时发现坏死性胰腺炎、休克和多器官（心、肺、肝、肾）功能衰竭。①密切观察神志、生命体征和腹部体征的变化，特别要注意有无高热不退、腹肌强直、肠麻痹等重症表现，及时发现坏死性胰腺炎的发生。②观察呼吸，抽血做血气分析，及早发现呼吸衰竭。及时给高浓度氧气吸入，必要时给予呼吸机辅助呼吸。③观察尿量、尿比重，监测肾功能，及时发现肾衰竭。④观察有无出血现象，监测凝血功能的变化。⑤观察有无手足抽搐，定时测定血钙。

4. 健康指导

（1）饮食指导　发病时病人应禁食，待腹痛基本消失，肠鸣音恢复后，再进少量的流质饮食，从低脂、低糖、低蛋白流质饮食开始，以后逐步增加饮食，但应禁忌高脂肪食物，食物以少量多餐为主。

（2）活动与休息指导　病人应绝对卧床休息，以降低机体代谢率，增加脏器血流量，促进组织修复和体力恢复。取弯腰、屈膝侧卧位，以减轻疼痛。

（3）用药指导　胰腺炎病人主要应积极治疗胆囊炎、胆石症及胆道蛔虫等慢性胆道疾病。少用或不用引起急性胰腺炎的药物，如吲哚美辛（消炎痛）、糖皮质激素等。应用利胆片时，应餐后半小时服用。

（4）日常生活指导　避免暴饮暴食，选择易消化、低脂、无刺激性食物，如有类似病史，尤为注意。积极治疗胆道疾病，如胆道结石或狭窄、胆道寄生虫等，如有吃生鱼史，应定时查大便集卵，如有肝吸虫感染，及时到医院驱虫治疗，并改变吃生鱼的不良饮食习惯。避免喝酒，因为酒精有刺激胰腺分泌增多，引起胰管水肿导致梗阻以及对胰腺的直接毒性作用。胃胆道手术后、内窥镜行胆管造影后，应采取相应的禁食，以减轻胰腺的负担，并按时测定血尿淀粉酶的变化，有异常及时处理。注意身体锻炼，增强体质。腮腺炎病毒、肝炎病毒感染时易累及胰腺，如未有抗体者，应及时接种疫苗。避免使用一些药物，如口服避孕药，长期应用雌激素和维生素 A、利尿剂、吲哚美辛、硫唑嘌呤等，均可诱发本病。保持心情舒畅，精神情绪激动时，可使 Oddi 括约肌功能失常，引发本病。

第五节 急性重症胆管炎

一、疾病概述

【概念与特点】

急性胆管炎是指由细菌感染所致的胆道系统的急性炎症，常伴有胆道梗阻。当胆道梗阻比较完全，胆道内细菌感染较重时，则发展为急性重症胆管炎，也称为急性梗阻性化脓性胆管炎，是外科重症感染性疾病之一。

【临床特点】

急性重症胆管炎主要是由于胆道结石、寄生虫等原因导致胆道梗阻、胆汁引流不畅、胆管压力升高，细菌感染胆汁并逆流入血，引起胆源性败血症和感染性休克。其早期主要临床表现为肝胆系统损害，后期可发展成全身严重感染性疾病，最终引起多器官功能衰竭。

【治疗原则】

立即解除胆道梗阻并引流。当胆管内压降低后，病人情况能暂时改善，利于争取时间进一步治疗。

（1）非手术治疗 既是治疗手段又是手术前准备。①抗休克治疗：补液扩容，恢复有效循环血量。休克者使用多巴胺维持血压。②抗感染治疗：选用针对革兰阴性杆菌及厌氧菌的抗生素，联合、足量用药。③纠正水、电解质紊乱及酸碱平衡：常见为等渗或低渗性缺水、代谢性酸中毒。④对症治疗：包括降温、解痉镇痛、营养支持等。⑤其他治疗：禁食、胃肠减压。短时间治疗后病情无好转者，应考虑使用糖皮质激素保护细胞膜和对抗细菌毒素。

（2）手术治疗 主要目的是解除梗阻、降低胆道压力，挽救病人生命。手术力求简单、有效，多采用胆总管切开减压、T 形管引流术。在病情允许的情况下，也可采用经内镜鼻胆管引流术或经皮经肝胆管引流术（PTBD）治疗。急诊手术常不能完全去除病因，待病人一般情况恢复，1～3 个月后根据病因选择彻底的手术治疗。

二、主要护理问题

(1) 体液不足　与呕吐、禁食、胃肠减压和感染性休克等有关。

(2) 体温过高　与胆管梗阻并继发感染有关。

(3) 低效型呼吸形态　与感染、中毒有关。

(4) 潜在并发症　胆道出血、胆瘘、多器官功能障碍或衰竭。

三、护理措施

1. 常规护理

(1) 维持体液平衡　①监测相关指标：严密监测生命体征，特别是体温和血压的变化；准确记录 24 小时出入液量，必要时监测中心静脉压及每小时尿量，为补液提供可靠依据。②补液扩容：迅速建立静脉通路，使用晶体液和胶体液扩容，尽快恢复有效循环血量；必要时使用糖皮质激素和血管活性药物，改善组织器官的血流灌注及氧供。③纠正水、电解质紊乱及酸碱平衡失调：监测电解质、酸碱平衡情况，确定补液的种类和量，合理安排补液的顺序和速度。

(2) 维持正常体温　①降温：根据体温升高的程度，采用温水擦浴、冰敷等物理降温方法，必要时使用药物降温。②控制感染：联合应用足量有效的抗生素控制感染，使体温恢复正常。

(3) 维持有效气体交换　①呼吸功能监测：密切观察呼吸频率、节律和幅度；动态监测 PaO_2 和血氧饱和度，了解病人的呼吸功能状况，若病人出现呼吸急促、PaO_2 下降、血氧饱和度降低，提示呼吸功能受损。②改善缺氧状况：非休克病人采取半卧位，使腹肌放松，膈肌下降，利于改善呼吸状况；休克病人取仰卧中凹位。根据病人呼吸形态及血气分析结果选择给氧方式和确定氧气流量或浓度，可经鼻导管、面罩、呼吸机辅助等方法给氧，改善缺氧症状。

(4) 营养支持　禁食和胃肠减压期间，通过肠外营养途径补充能量、氨基酸、维生素、水及电解质，维持和改善营养状况。凝血功能障碍者，遵医嘱给予维生素 K 肌内注射。

(5) 完善术前检查及准备　积极完善术前相关检查，如心电图、B 超、血常规、凝血时间、肝肾功能等。准备术中用药，更换清洁病员服，按上腹部手术要求进行皮肤准备。待术前准备完善后，送入手术室。

2. 术后护理

（1）营养支持 术后禁食、胃肠减压期间通过肠外营养途径补充足够的热量、氨基酸、维生素、水、电解质等，维持病人良好的营养状态。胃管拔除后根据病人胃肠功能恢复情况，由无脂流质饮食逐渐过渡至低脂饮食。

（2）T管引流的护理 ①妥善固定：将T管妥善固定于腹壁，不可固定于床单，以防翻身、活动时牵拉造成管道脱出。②加强观察：观察并记录T管引流出胆汁的颜色、量和性状。正常成人每日分泌胆汁800～1200ml，呈黄绿色、清亮、无沉渣、有一定黏性。术后24小时内引流量约300～500ml，恢复饮食后可增至每日600～700ml，以后逐渐减少至每日200ml左右。如胆汁过多，提示胆道下端有梗阻的可能；如胆汁浑浊，应考虑结石残留或胆管炎症未被控制。③保持引流通畅：防止引流管扭曲、折叠、受压。引流液中有血凝块、絮状物、泥沙样结石时要经常挤捏，防止管道堵塞。必要时用生理盐水低压冲洗或用50ml注射器负压抽吸，用力要适宜，以防引起胆管出血。④预防感染：长期带管者，定期更换引流袋，更换时严格执行无菌操作。引流管口周围皮肤以无菌纱布覆盖，保持局部干燥，防止胆汁浸润皮肤引起炎症反应。平卧时引流管的远端不可高于腋中线，坐位、站立或行走时不可高于腹部手术切口，以防胆汁逆流引起感染。⑤拔管：若T管引流出的胆汁色泽正常，且引流量逐渐减少，可在术后10～14日，试行夹管1～2日；夹管期间注意观察病情，若无发热、腹痛、黄疸等症状，可经T管作胆道造影，造影后持续引流24小时以上，如胆道通畅无结石或其他病变，再次夹闭T管24～48小时，病人无不适可予拔管。拔管后，残留窦道用凡士林纱布填塞，1～2日内可自行闭合。若胆道造影发现有结石残留，则需保留T管6周以上，再作取石或其他处理。

（3）并发症的预防和护理 ①出血：可能发生在腹腔或胆管内。腹腔内出血，多发生于术后24～48小时内，可能与术中血管结扎线脱落、肝断面渗血及凝血功能障碍有关。胆管内出血，术后早期或后期均可发生，多为结石、炎症引起血管壁糜烂、溃疡或术中操作不慎引起。胆肠吻合口术后早期可发生吻合口出血，与胆管内出血的临床表现相似。护理措施：严密观察生命体征及腹部体征；腹腔引流管引流大量血性液体超过100ml/h、持续3小时以上并伴有心率增快、血压波动时，提示腹腔内出血；胆管内出血表现为 T 管引流出血性胆汁或鲜血，粪便呈柏油样，可伴有心率增快、血压下降等休克表现。及时报告医师，防止发生低血容量性休克。②胆瘘：由胆管损伤、胆总管下端梗阻、T 管脱出所致。病人若出现发热、腹胀和腹痛等腹膜炎表现，或腹腔引流液呈黄绿色胆汁样，常提示发生胆瘘。护理措施：引流胆汁，将漏出的胆汁充分引流至体外是治疗胆瘘最重要的原则；维持水、电解质平衡，长期大量胆瘘者应补液并维持水、电解质平衡；防止胆汁刺激和损伤皮肤，及时更换引流管周围被胆汁浸湿的敷料，给予氧化锌软膏涂敷局部皮肤。

3. 病情观察

（1）术前　观察神志、生命体征、腹部体征及皮肤黏膜情况，监测血常规、电解质、血气分析等结果的变化。若病人出现神志淡漠、黄疸加重、少尿或无尿、肝功能异常、PaO_2 降低、代谢性酸中毒及凝血酶原时间延长等，提示发生多器官功能障碍综合征（MODS），及时报告医师，协助处理。

（2）术后　观察生命体征、腹部体征及引流情况，评估有无出血及胆汁渗漏。对术前有黄疸的病人，观察和记录大便颜色并监测血清胆红素变化。

4. 健康指导

（1）饮食指导　注意饮食卫生，定期驱除肠道蛔虫。

（2）定期复查　非手术治疗病人定期复查，出现腹痛、黄疸、发热、厌油等症状时，及时就诊。

（3）带 T 管出院病人的指导　穿宽松柔软的衣服，以防管道受压；淋浴时，可用塑料薄膜覆盖引流管处，以防感染；避免提举重物或过度活动，以免牵拉 T 管导致管道脱出。出现引流异常或管道脱出时，及时就诊。

第六节　肝移植

一、疾病概述

【概念与特点】

将整个或部分正常肝脏原位或异位植入病人的腹腔内，发挥肝脏的正常生理功能，称为肝脏移植。

【适应证】

（1）终末期良性肝病 如肝炎后和酒精性肝硬化、急慢性肝衰竭、先天性肝纤维疾病等。

（2）先天性代谢障碍性疾病 如 α-抗胰蛋白酶缺乏症、肝豆状核变性、肝糖原累积综合征等。

（3）终末期胆道疾病 如先天性胆道闭锁、胆汁性肝硬化、肝内胆管闭锁等。

（4）肝脏良恶性肿瘤 良性肿瘤，如多发性肝腺瘤病、巨大肝血管瘤等；原发性肝恶性肿瘤，如符合肝移植标准的肝细胞癌、胆管细胞癌或同时合并肝硬化等。

【禁忌证】

（1）绝对禁忌证 HIV 阳性、肝胆管以外的恶性肿瘤、肝胆管以外的全身感染、严重的酒精中毒以及危及生命的器官（脑、心、肺、肾）功能衰竭。

（2）相对禁忌证 上腹部复杂手术史、门静脉血栓形成、晚期肝胆管恶性肿瘤、HBeAg 阳性、腹主动脉瘤及年龄大于 65 岁者。

二、主要护理问题

（1）焦虑、恐惧 与病人长期受慢性肝病的折磨、担心手术有关。

（2）有体液不足的危险 与摄入减少、腹水或大量放腹水、利尿等有关。

（3）营养失调，低于机体需要量 与慢性肝病消耗、禁食或摄入减少有关。

（4）低效型呼吸形态 与手术时间长、创伤大及气管插管有关。

（5）潜在并发症 出血、感染、急性排斥反应、胆道并发症等。

三、护理措施

1. 术前护理

（1）心理护理 肝移植病人在术前普遍存在复杂的心理反应，可归纳为迫切型、迟疑型和恐惧型。术前护理人员应与病人多进行交流，了解病人的心理状态，可向病人介绍肝移植手术和术后可能出现的并发症，让病人了解器官移植的相关知识，亦可介绍肝移植的成功病例，使病人以积极的心态接受手术。

（2）遵医嘱合理补液　包括输血浆、清蛋白，利尿，补充维生素 K_1、凝血酶原复合物等以纠正体液平衡失调、贫血、低蛋白血症、凝血异常等，维持血红蛋白 >90g/L，清蛋白 >30g/L。

（3）备血　肝移植手术因创伤大、病人本身凝血功能差、门静脉高压等致术中出血较多，术前常规配血4000ml 以上，血浆 3000 ~ 4000ml 以及一定数量的凝血因子、清蛋白、血小板等。

（4）肠道准备　术前2 ~ 3 日口服肠道清洁剂，如庆大霉素/链霉素 + 甲硝唑，术前清洁灌肠。

（5）皮肤准备　皮肤准备范围自锁骨水平至大腿上 1/3 前内侧及外阴部，两侧到腋后线。

（6）其他　如术前乙型病毒性肝炎病毒阳性者应用抗病毒药物；有消化道溃疡者尽早治疗；肝性脑病或严重黄疸的病人常需人工肝治疗以争取时间过渡到肝移植；腹水继发感染时积极抗感染治疗。

2. 术后常规监测与护理

（1）维持有效呼吸　①监测呼吸功能：绝大多数肝移植病人术后早期仍需要通过呼吸机辅助呼吸，以保证足够的氧合和术后平稳恢复。根据病情调整呼吸机的各项参数；保持呼吸道通畅，定时湿化，及时吸痰；动态监测动脉血气分析指标。②脱机指标：脱机和拔除气管插管指征同一般腹部大手术。拔管后注意观察呼吸情况，监测血氧饱和度及动脉血气分析等，并指导病人进行呼吸功能锻炼。

（2）维持体液平衡　①血流动力学监测：持续、动态监测病人心率、血压、血氧饱和度、肺毛细血管楔压等，术后早期15 ~ 30 分钟记录 1 次，稳定后改为每小时 1 次，以掌握病人血容量情况。②监测水、电解质及酸碱平衡：监测每小时尿量、引流量、补液量等并准确记录出入量，定时监测动脉血气分析及水、电解质等，以了解体液平衡情况。③合理静脉补液：维持静脉通路通畅，遵医嘱及时补充晶体液和胶体液，特别是肝移植术后血浆和清蛋白输注量大，更应根据监测情况合理安排各类液体的输注顺序和速度，以维持体液平衡。

（3）动脉测压管、漂浮导管和深静脉导管护理　与其他危重病人使用时的护理基本相同，但应注意肝移植后病人抵抗力差，特别强调导管创口护理。

（4）各种引流管的护理　①胃管：除进行一般胃管护理外，特别注意观察引流液内是否含有胆汁，以了解移植肝功能恢复情况（无 T 管者更重要）。若 1 小时内胃管引流出血性液体超过 100ml，提示有活动性出血的可能，应及时报告医师。②T 管：T 管的常规护理同一般胆道手术后。特别注意观察胆汁量：一般术后正常引出胆汁量为每日 300～500ml，最初每日为 100ml 左右，数日后增多，如出现胆汁过少可能因肝功能障碍引起；每日胆汁过多可能是由于胆总管下段不通畅所致。观察并记录胆汁的色泽、有无混浊、泥沙或絮状物等，正常胆汁色泽为深绿色或金黄色，较稠厚，清而无渣。③腹腔引流管：通常留置 3 根，分别放置在左肝上、右肝上、右肝下，应严密观察并准确记录引流液的色、质、量。若 1 小时内引流血性液体超过 100ml，提示有活动性出血；若引流出胆汁样液体提示有胆瘘，均应及时向医师报告。

（5）饮食指导和营养支持　待肛门排气后即可拔除胃管，先进食少量流质饮食，以后逐渐增加，如无不适可改为半流质饮食。肝移植术后机体消耗较大且抵抗力低，对肝功能恢复较好的病人给予高蛋白、高热量、丰富维生素、低脂、易消化的饮食，以保证营养，提高机体免疫力。

（6）其他　①肝功能监测：通过监测病人意识、凝血功能、胆汁和肝功能生化指标，了解移植肝的功能恢复。术后 T 管引出金黄色黏性胆汁、胃管引出含胆汁液、凝血功能好转、黄疸减退等均是移植肝功能良好的表现。②肾功能监测：肝移植术后易并发肾功能不全，应注意保护肾功能，慎用肾毒性药物。

3. 并发症的观察与护理

（1）出血

表现：腹腔内出血常见于术后即时至术后 72 小时内，表现为病人出现腹胀、心率增快、血压迅速下降、伤口处引流管瞬间有大量鲜血涌出，血常规示红细胞数量及血细胞比容明显下降。消化道出血常见于术后出血性胃炎、胆道出血、食管胃底静脉曲张破裂出血，表现为呕血和黑便，胃管常引流出较多的血性液体。

护理措施：①密切观察病人生命体征和中心静脉压等，如不稳定应缩短监测间隔时间；在病人尚未完全苏醒时，注意观察瞳孔大小、神志变化和四肢周围循环情况。②注意观察伤口有无渗血和各引流管引流情况（包括尿量），正确记录每小时出入量。③按时查血常规、凝血功能等。④如有异常情况，及时报告医师，继续严密监测病情，保持两路静脉通畅，遵医嘱应用止血药物，加快输血输液，尽可能维持血容量，做好随时手术止血准备等。

（2）感染　感染是肝移植术后最常见的致命性并发症，以肺部感染和败血症的病死率最高。加强观察可及时发现感染先兆。

（3）排斥反应　肝移植术后排斥反应发生率较低（10%～30%）且程度较轻。主要是急性排斥反应，常发生于术后 7～14 日。

表现：发热、食欲缺乏、精神萎靡、乏力、昏睡、腹胀、腹水、肝区胀痛并出现黄疸、胆汁减少、色变淡。

护理措施：①严密监测生命体征，尤其是体温、精神状态、有无肝区胀痛和腹胀等。②监测肝功能、凝血功能、血生化变化以及早发现排斥反应。③做好 T 管的观察和护理。④遵医嘱合理使用免疫抑制剂，定期监测血药浓度，注意药物的不良反应。⑤一旦明确为急性排斥发应，遵医嘱应用抗排斥反应药物，如大剂量甲泼尼龙冲击治疗（250～1000mg/d），连续 3 日，密切观察治疗效果。

（4）胆道并发症

表现：如有腹痛、腹胀、发热、白细胞计数升高和（或）腹腔引流管引出胆汁可能是胆瘘，如黄疸逐步加深为胆道梗阻，如腹痛、发热、寒战及肝功能异常等为胆道感染。

护理措施：注意观察有无上述异常表现，一旦发现，立即报告医师。

4. 健康指导

（1）心理指导　①指导病人正确认识疾病，告知移植术后如肾功能恢复正常，一般半年后可全部或部分恢复原来的工作（强体力劳动除外）。②合理安排作息时间，保持心情愉悦，适当进行户外活动，但不可劳累过度，注意保护移植肾，防止外来损伤。③告知家属服用激素的病人易激怒，平时应体贴、理解、关心病人。

（2）用药指导　加强依从性教育，指导病人正确、准时服用各种药物，并强调长期、按时服用免疫抑制剂的重要性，不能自行增减或替换药物；不宜服用对免疫抑制剂有拮抗或增强作用的药物和食品；指导病人学会观察排斥反应的表现和各种药物的不良反应。

（3）饮食指导　正常进食后应少量多餐，予以高糖、高蛋白、富含维生素、低脂、易消化及少渣饮食；酸性、高糖水果早期应禁食；避免生冷及刺激性食物、禁烟酒；进食前食物需经煮沸消毒或微波消毒；禁食增强免疫功能的滋补品，如人参或人参制品。

（4）自我保健　出院时应指导病人学会自我监测，每日定时测体重、体温、血压、尿量，特别注意尿量变化，控制体重，如有异常及时就诊；告知预防感染的重要性，平时注意保暖、预防感冒，移植后 3 ~ 6 个月外出需戴口罩以避免交叉感染；适当锻炼身体，增强机体抵抗力；注意个人卫生，加强口腔护理。

（5）定期门诊随访　一般病人术后 3 个月内每周门诊随访 1 次，术后 4 ~ 6 个月每 2 周门诊随访 1 次，6 个月至 1 年每月 1 次。以后根据病人的身体状况及医嘱安排随访时间，但每年至少要有 2 次门诊随访，如有不适及时就诊。带 T 管出院者，必须指导其保持 T 管周围皮肤及敷料清洁、干燥，按时换药，避免管道扭曲、受压或脱出，防止胆汁逆流感染，术后 3 ~ 6 个月拔管；定期检查肝肾功能、移植肝情况；术前为慢性乙型病毒性肝炎者，术后必须坚持抗病毒治疗。

第四章
内分泌系统重症

第一节　糖尿病酮症酸中毒

一、疾病概述

【概念与特点】

糖尿病酮症酸中毒（DKA）是由于胰岛素缺乏，胰岛素拮抗激素增加，引起糖和脂肪代谢紊乱，以高血糖、高酮血症和代谢性酸中毒为主要改变的临床综合征，是最常见的糖尿病急症。

【临床特点】

多数病人在发生意识障碍前有糖尿病加重的表现。早期表现为疲乏软弱、四肢无力、极度口渴、多饮多尿。当出现酸中毒时，则表现为食欲减退、恶心、呕吐，常伴有头痛、嗜睡、烦躁，呼吸深快有烂苹果味（丙酮味）。病情进一步发展出现严重失水、尿量减少、皮肤干燥、弹性差、眼球下陷、脉细速、血压下降。晚期各种反射迟钝，甚至消失，昏迷。也有少数病人出现腹痛等急腹症的表现。部分糖尿病病人以糖尿病酮症酸中毒为首发表现。

【辅助检查】

（1）血糖与尿糖检查　血糖增高，一般为 16.7～33.3mmol/L（300～600mg/dl），有时可达 55.5mmol/L（1000mg/dl）以上。如超过 33.3mmol/L，应考虑同时伴有高血糖性高渗性综合征（HHS）或有肾功能障碍，尿糖强阳性，当肾糖阈升高时，尿糖减少甚至阴性，可有蛋白尿和管型。

（2）血酮检查　血酮升高，>1.0mmol/L 为高血酮，>3.0mmol/L 提示可有酸中毒。

（3）尿酮检查　当肾功能正常时，尿酮呈强阳性。肾功能严重损伤时，酮尿减少甚至消失，因此诊断必须依靠血液检查。

（4）酸碱平衡失调　糖尿病酮症酸中毒时酸中毒严重程度判断：血 pH < 7.3 或血碳酸氢根 < 15mmol/L 时为轻度酸中毒，血 pH < 7.2 或血碳酸氢根 < 10mmol/L 时为中度酸中毒，血 pH < 7.1 或血碳酸氢根 < 5mmol/L 时为重度酸中毒。

（5）电解质紊乱　血钠一般 < 135mmol/L，少数正常，偶可升高达 145mmol/L，血氯降低，血钾初期可正常或偏低，少尿而脱水和酸中毒严重期可升高至 5mmol/L 以上，血镁、血磷亦可降低。

（6）血象　血白细胞计数增多，尤以中性粒细胞增高较显著。血红蛋白、血细胞比容增高，反映脱水和血液浓缩情况。

【治疗原则】

尽快补液以恢复血容量，纠正失水状态，降低血糖，纠正电解质紊乱及酸碱平衡失调，同时积极寻找和消除诱因，尽量防治并发症，降低病死率。

（1）补液　为重症糖尿病酮症酸中毒首要治疗措施，既有利于脱水的纠正，也有助于酮体的消除和血糖的下降。①补液总量：一般按病人体重（kg）的 10% 估算，成人糖尿病酮症酸中毒一般失水 4~6L。②补液种类：开始应以 0.9% 氯化钠溶液为主，起始输液时若血糖未严重升高或经治疗血糖下降至 13.9mmol/L 后，应输入 5% 葡萄糖或糖盐水、糖胰岛素溶液以消除酮体。③补液速度：遵守先快后慢的原则。前 4 小时输入总失水量的 1/3~1/2，在前 12 小时内输入量为 4000ml 左右，达输液总量的 2/3，其余部分在 24~28 小时内补足。

（2）胰岛素治疗　小剂量胰岛素疗法，输注胰岛素每小时 0.1U/kg，血中浓度可达 120μU/ml，该浓度可有效地降低血糖，也能对酮体生成产生最大的抑制效应，用药过程中要严密监测血糖和病人的生命体征，尤其是对合并感染或原有胰岛素抵抗的病人。

（3）纠正电解质紊乱及酸碱平衡失调　通常在经过输液和胰岛素治疗后，酮体水平下降，酸中毒可自行纠正，一般不必补碱。若需要补碱，也不宜过多过快，一般采用等渗碳酸氢钠溶液。

根据血钾和尿量情况补钾：治疗前血钾低于正常，每小时尿量 > 40ml，应立即补钾，临床上习惯在前 2 ~ 4 小时通过静脉输液每小时补钾约 13 ~ 20mmol/L；在酸中毒纠正后，血钾值仍有继续降低的可能，所以即使血钾正常，也应立即开始补钾；血钾正常，尿量每小时小于 30ml 时，暂缓补钾，待尿量增加后再开始补钾；若血钾高于正常，暂缓补钾。治疗过程中密切监测血钾值和尿量，以调整补钾的量及速度，病情恢复后仍应继续口服钾盐数日。

（4）针对感染、心力衰竭、心律失常等进行对症治疗　治疗中应注意以下几点：①治疗中胰岛素剂量使用较大，易造成血糖下降速度过快，导致血浆渗透压骤然降低，造成细胞水肿，不利于细胞功能恢复。②密切观察治疗中的病情变化，定时检测生命指标、血糖、渗透压、二氧化碳结合力的变化，并及时进行有效的处理。③昏迷期要加强临床护理，防治并发症并防止意外的发生。④根据病人的全身状况与血象，适时给予抗感染治疗。

二、主要护理问题

（1）有感染的危险　与血糖增高、脂代谢紊乱、营养不良、微循环障碍等因素有关。

（2）活动无耐力　与严重代谢紊乱、蛋白质分解增加有关。

（3）水、电解质紊乱及酸碱平衡失调　与病人食欲减退、恶心、呕吐有关。

（4）有发生昏迷的危险　与脑细胞脱水及缺氧有关。

（5）潜在并发症　脑水肿。

三、护理措施

1. 常规护理

（1）应绝对卧床休息　立即配合抢救治疗，通过补液改善循环血容量和组织灌注，纠正脱水状态是抢救糖尿病酮症酸中毒成功的关键，应迅速建立两条静脉通道，纠正水、电解质紊乱及酸碱平衡失调，纠正酮症症状。

（2）口腔护理　尤其是昏迷病人，要防治口腔炎症的发生，及时清除口、鼻腔分泌物，以免协助病人翻身时，分泌物逆流入气道或肺内，造成病人呛咳或促进坠积性肺炎。

（3）皮肤的护理　保持皮肤清洁，及时更换汗湿的衣服，保持床单位平整、干燥，定时翻身，避免拖拉动作，预防发生压疮。有效的皮肤护理能减少感染的机会，减轻病人的痛苦。

（4）饮食护理　糖尿病酮症酸中毒病人应鼓励其多喝水，每日所需的总热量应根据病人的标准体重和劳动强度来计算，按脂肪、蛋白质、碳水化合物的适当比例及病人的口味制订不同食谱，早餐1/5、中餐2/5，晚餐2/5的热量提供，若昏迷病人不能自主进食，可留置胃管，鼻饲流质饮食。

（5）心理护理　病人血糖波动受情绪的影响很大，所以保持病人心情愉快，有助于控制血糖。护理工作中要多安慰病人，鼓励其树立信心，经常对病人及家属进行教育，使病人尽量多掌握关于糖尿病的知识，从而避免并发症的发生，提高生活质量。

2. 专科护理

（1）遵医嘱补液　先用等渗盐水溶液迅速补液。当血糖下降接近15mmol/L时，输液可改为0.25%葡萄糖液及0.45%低张氯化钠溶液。

（2）及时、准确应用胰岛素　密切观察胰岛素的进入量，遵循每小时每千克体重0.1U的原则，临床上已普遍使用注射泵较精确地输入胰岛素。在配制的过程中必须用胰岛素注射器抽取，以确保剂量准确；并且应注意胰岛素的类型，用人胰岛素如优泌林或诺和灵时，只有短效常规型能够用于静脉注射，而中效、混合型只能用于皮下注射，这是在临床上容易被忽略的地方。

（3）防治并发症　①感染：感染是本病的诱因及并发症，应积极地寻找感染源，防治感染。密切观察病人的体温、白细胞计数、静脉穿刺部位和尿及痰的色、质、量等，如有感染应立即报告医生并遵医嘱给予抗生素。②心力衰竭：心律失常合并冠状动脉病变的病人，应注意预防因补液过多导致心力衰竭和肺水肿。③脑水肿：初期快速、大量的输液能导致水从细胞外转移到细胞内而形成脑水肿，故临床上通常用输液泵来精确输液的速率。护士应密切评估病人是否出现神经或知觉功能下降的症状，如意识状态改变、疼痛不敏感、抽搐等，应立即报告并协助医生进行抢救。

3. 病情观察

（1）临床观察　①严密观察体温、脉搏、呼吸、血压，注意呼出气有无酮臭味，低血钾病人应做心电图监测。②及时采集血标本、尿标本，送检尿糖、尿酮、血糖、血酮、血电解质及血气等。③准确记录 24 小时出入量。

（2）预见性观察　①严密观察瞳孔大小和对光反射，注意意识状态，若治疗后酸中毒纠正、血糖下降，但昏迷反而加重或清醒后再度陷入昏迷要警惕脑水肿的发生，应及时报告医生采取措施。②按医嘱及时补液，纠正脱水及电解质紊乱，输液不宜过多、过快，以免发生肺水肿。③做好基础护理，定时清洁口腔及皮肤，预防感染和压疮的发生。

4. 健康指导

（1）教会病人及其家属自测血糖、尿糖及注射胰岛素的方法，讲解胰岛素的使用注意事项及低血糖的救治措施。

（2）出院时，病人及其家属能复述糖尿病的一般知识，按时打针、进食，懂得保持清洁卫生、防止上呼吸道感染、控制饮食的重要性和方法。

（3）血糖偏高或偏低时，应及时就诊，不可随意加减胰岛素剂量，并要定期门诊随访。

（4）随身携带疾病卡，并带糖果，以备低血糖时迅速食入。

第二节　甲状腺危象

一、疾病概述

【概念与特点】

甲状腺危象也称甲亢危象，是甲状腺毒症急性加重的一个综合征，是甲状腺功能亢进病人最严重的并发症，多发生于较重甲状腺功能亢进或治疗不充分的病人，在感染、手术、创伤或突然停药后，出现以高热、大汗、心动过速、心律失常、严重吐泻、意识障碍等为特征的临床综合征。

【临床特点】

（1）典型的甲状腺危象　临床表现为高热、大汗、心动过速、频繁的呕吐及腹泻、谵妄甚至昏迷，最后多因休克、呼吸及循环衰竭以及电解质紊乱而死亡。①高热：体温急骤升高，高热常在39℃以上，且病人大汗淋漓，虚弱，疲乏，皮肤潮红，继而可汗闭，肤色苍白和脱水。高热是甲状腺危象的特征表现，是与重症甲状腺功能亢进症的重要鉴别点。②循环系统：病人出现心悸，窦性或异源性心动过速，常达160次/分以上，且脉压明显增大，血压升高；病人易出现各种心律失常，其中以期前收缩和心房颤动最为多见。另外，较常见的也有心脏增大甚至发生心力衰竭，不少老年人仅有心脏异常尤以心律失常为突出表现。若病人出现血压下降，心音减弱及心率慢，说明病人心血管处于严重失代偿状态，预示已发生心源性休克。一般来说，合并有心脏病的甲状腺功能亢进病人，容易发生甲状腺危象，当发生危象以后，促使心功能进一步恶化。③消化系统：食欲极差、恶心、频繁呕吐、腹痛、腹泻是本病的早期表现。病后体重锐减，肝可肿大，肝功能不正常，随着病情的进展，肝细胞功能衰竭，出现黄疸，黄疸出现则预示预后不良。④中枢神经系统：病人常出现精神障碍、烦躁焦虑，也可有震颤、极度烦躁不安、谵妄、嗜睡、最后陷入昏迷。⑤呼吸系统：潮气量减少，呼吸困难，甚至呼吸衰竭。⑥电解质紊乱：由于进食差，呕吐、腹泻及大量出汗，最终出现电解质紊乱，约半数病人有低钾血症，1/5的病人血钠减低。

（2）先兆危象　由于危象期病死率很高，常死于休克、心力衰竭，为及时抢救病人，临床提出危象前期或先兆危象的诊断。先兆危象是指：①体温在38～39℃；②心率在120～159次/分，也可有心律失常；③食欲减退，恶心，大便次数增多，多汗；④焦虑、烦躁不安，危象预感。

（3）不典型甲状腺危象　临床上有少数病人的临床症状和体征很不典型，突出的特点是表情淡漠、木僵、嗜睡、反射降低、低热、明显乏力、心率减慢、脉压小及恶病质，甲状腺常轻度肿大，最后陷入昏迷，甚至死亡。这种类型临床上称为"淡漠型"甲状腺危象，较为罕见。

【辅助检查】

（1）甲状腺功能检查　血清T_3、T_4、rT_3升高，FT_3和FT_4增高更明显些，但与无危象甲状腺功能亢进没有划分界限。在甲状腺危象病人中甲状腺激素测量结果可以不一致。当检测甲状腺激素水平显著高于正常时，对诊断和判断预后有一定意义。

（2）血常规检查　无特异改变。如血白细胞计数及中性粒细胞明显升高，提示存在感染。

（3）电解质检查　由于甲状腺危象病人处于明显高代谢状态，高热、呕吐甚至腹泻等因素使多数病人均可出现脱水及电解质紊乱，其中低钠血症最常见，也可有代谢性酸中毒及低血钾等。

（4）心电图检查　可显示各种快速心律失常。

【治疗原则】

（1）降低血液循环中甲状腺激素浓度　①使用抗甲状腺药物，如碘制剂、硫脲类药物，用以抑制甲状腺激素的合成和释放。②通过腹膜或血液透析法，或者通过血浆置换术等清除血液循环中过高的甲状腺激素。

（2）降低组织对甲状腺素儿茶酚胺的反应　使用 β 受体阻断药和利血平、胍乙啶等抗交感神经药物，阻断周围组织对儿茶酚胺的反应，以减轻周围组织对儿茶酚胺过敏的表现，从而达到控制甲状腺危象的目的。①糖皮质激素：尽早补充糖皮质激素，以改善机体反应性，提高应激能力。糖皮质激素还可抑制组织中 T_4 向 T_3 转化作用，与抗甲状腺药物有协同作用，可迅速减轻临床症状。一般选用地塞米松或甲泼尼龙等。②低温及人工冬眠：对甲状腺危象病人应尽快采取降温措施，在应用镇静药基础上行物理降温治疗。也可采用人工冬眠加物理降温，通过冬眠及物理降温，将体温控制在 34~36℃，持续数日或更长，直至病人病情稳定为止。③对症处理：纠正水、电解质紊乱和酸碱平衡失调，及时补充大量维生素和能量，纠正心功能不全、心律失常，如有感染应积极抗感染治疗。

二、主要护理问题

（1）体温过高　与感染有关。

（2）水、电解质紊乱及酸碱平衡失调　与进食差、频繁呕吐、腹泻及大量出汗有关。

（3）活动无耐力　与蛋白质分解增加、甲状腺功能亢进性心脏病、肌无力等有关。

（4）昏迷　与脑细胞脱水及缺氧有关。

（5）潜在并发症　肾衰竭、心力衰竭、心源性休克、肝衰竭、呼吸衰竭。

三、护理措施

1. 常规护理

（1）绝对卧床休息，保持安静舒适和相对恒温的环境，必要时给予吸氧，保持呼吸道通畅，及时清除呼吸道分泌物，防止吸入性肺炎发生。

（2）建立静脉通道，最好是中心静脉通道，进行 CVP 监测。

（3）留置导尿，记录 24 小时出入量，注意出入液量平衡，及时补液，纠正水、电解质紊乱和酸碱平衡失调。

（4）保持室内环境安静，避免精神刺激，安慰、鼓励病人，使其学会自我心理调节，必要时适当使用镇静药物。

（5）由于机体代谢率增高，应给予高碳水化合物、高蛋白、富含维生素饮食，提供足够的能量，满足高代谢需要，避免刺激性食物。鼓励病人多饮水，不少于 2000ml/d，昏迷或不能经口进食者予以鼻饲，切忌过饱饮食，以防心功能不全的发生。

（6）低温及人工冬眠 遵医嘱尽快采取降温措施，在应用镇静药基础上行物理降温治疗。也可采用人工冬眠加物理降温，将体温控制在 33～34℃。

（7）心理护理 甲状腺危象病人多有不同程度的恐惧、焦虑等不良心理，护士要以耐心细致的工作帮助病人消除恐惧、焦虑心理，树立战胜疾病的信心。

2. 专科护理

（1）对于狂躁型的病人，可给予镇静药，如地西泮、氯丙嗪等。切实做好病人的安全护理，必要时给予床档、约束带等保护措施，防止坠床、自伤等发生。

（2）观察药物疗效及不良反应，如药疹、白细胞计数减少等，定期复查血常规。①使用普萘洛尔后 8～48 小时心率可明显减慢，随后体温、心律失常、循环系统及精神状态可明显改善，应加强观察，宜在心电监护下用药，注意有无胸闷、气急情况出现，有心力衰竭、支气管哮喘、二度以上房室传导阻滞者禁用。②使用胍乙啶、利血平时应注意观察血压变化，避免出现低血压，并观察病人的烦躁、震颤等症状有无改善。③使用大剂量碘剂时，要注意有无胸闷、心悸、皮疹等碘过敏现象的发生。

3. 病情观察

（1）临床观察 ①密切观察体温变化，体温过高者应及时物理降温如头部置冰枕、酒精擦浴等。②心电、血压监护，注意血压、心率、心律变化，病情轻重一般与心率有关，若用药后心率仍未减慢，心悸胸闷加重，心律不齐，应及时通知医生。③观察病人神志、精神状态，有无出现嗜睡、抽搐、昏迷现象；恶心、呕吐、腹痛、腹泻症状有无减轻。④定时抽血检查血 T_3、T_4、血常规、血电解质等。

（2）预见性观察 ①感染为甲状腺危象常见的诱因，也是常见的并发症，特别是在使用糖皮质激素后，因此应加强观察和预防，做好呼吸道护理，定期肺部听诊，防止吸入性肺炎的发生。②观察24小时出入量，并做好记录，观察有无皮肤皱缩、眼眶凹陷、血压降低等脱水表现，及时补充水分，防止由于高热、出汗、呕吐和腹泻所致脱水而导致休克的发生。

4. 健康指导

（1）指导病人摄入适当的饮食，对于妊娠、哺乳、青春期发育者，多摄取含碘高的食物。避免摄入大量抑制甲状腺激素合成的物质。在地方性甲状腺疾病流行地区居住的居民增加碘的摄入可预防和治疗本病。妊娠妇女在妊娠前或妊娠初期补充足够的碘可预防地方性呆小病的发生。

（2）使用甲状腺抑制剂治疗病人应坚持长期用药，以免停药后复发，学会观察药物不良反应，一旦出现，及时与医师联系。出现压迫症状、突然疼痛及甲状腺腺体突然肿大等，应及时就诊。

第五章

泌尿系统重症

第一节　急性肾衰竭

一、疾病概述

【概念与特点】

急性肾衰竭（ARF）是一组临床综合征，以肾小球滤过率（GFR）骤然减少，含氮代谢产物尿素氮和肌酐积聚为特征。目前尚缺乏诊断急性肾衰竭的统一标准，一般认为在基础肾功能正常情况下，内生肌酐清除率下降达正常值50%。

【临床特点】

（1）少尿期　①高氮质血症：当受损肾单位的总和未达到80%以上时，可不出现高氮质血症。根据血清尿素氮递增的速度将肾衰竭分为轻、中、重三度。轻度每日递增<15mg，中度每日递增在15~30mg，重度每日递增>30mg。②高钾血症：血清钾>5.5mmol/L，称高钾血症。③酸中毒肾衰竭时，碳酸氢根经肾脏排出明显减少，滞留在血内增多。④低钠血症。⑤神经系统表现：嗜睡、头痛、烦躁及昏迷，可能与脑水肿有关。⑥消化系统症状：嗳气、恶心、呕吐、厌食等症状，部分病人出现急性胃黏膜损伤而引起消化道出血。⑦血液系统急性肾衰竭中晚期常伴有贫血。

（2）多尿期　每日尿量可达4000ml甚至更多，多尿期早期（3~7日以内），尽管尿量增多但肾小管功能并未迅速恢复，血尿素氮水平可继续上升。

（3）恢复期　尿量正常，尿毒症症候群消失，随意饮食下尿素氮、肌酐值在正常范围。

【辅助检查】

（1）尿液检查　尿比重 1.010~1.020，尿蛋白（+）~（++），可有红、白细胞及肾小管上皮细胞、细胞管型和颗粒管型，粗大的上皮细胞管型最有意义。

（2）血液检查　无大量失血或溶血者多无严重贫血，血红蛋白多不低于 80g/L。

（3）肾功能检查　CCr 较正常值下降 50% 以上，可降至 1~2ml/min，血肌酐和尿素氮迅速升高。尿中 N－乙酰－β－D 氨基葡萄糖苷酶、溶菌酶和 $β_2$－微球蛋白等常增高。

（4）生化检查　常有高血钾等电解质紊乱及二氧化碳结合力下降，血气分析示代谢性酸中毒。

（5）B 超　B 超示双肾正常大小或明显增大，肾皮质回声增强或肾锥体肿大。

（6）肾活检　肾活检对急性肾小管坏死（ATN）有确诊的意义。

【治疗原则】

急性肾衰竭治疗原则主要为病因治疗，控制发病，调节水、电解质和酸碱平衡，控制氮质血症，供给足够的营养，血液净化及对症支持治疗。

二、主要护理问题

（1）液体量过多　与急性肾衰竭时所致的肾小球滤过功能受损有关。

（2）有感染的危险　与机体抵抗力降低、侵入性操作有关。

（3）焦虑、恐惧　与疾病知识缺乏、担心预后有关。

（4）营养失调　与食欲下降、蛋白质摄入受限制和原发疾病的影响有关。

三、护理措施

1. 常规护理

（1）饮食护理　能进食者，鼓励经胃肠道进食，给予高热量、高纤维素、高生物效价蛋白质饮食。少尿、严重酸中毒和高钾血症病人避免进食含钾食物。

（2）保持病室清洁　将病人置于清洁、空气流通的病室，减少探视，做好消毒隔离，防止交叉感染。

（3）加强口腔和皮肤的护理　保持皮肤完整、清洁，预防压疮和感染，注意皮肤黏膜有无出血。

（4）卧床休息　应严格卧床休息，改善肾脏血流，减轻肾脏损害。

2. 专科护理

（1）透析病人的护理　透析前向病人说明透析的原因和过程，消除紧张情绪，做好透析准备；透析过程中，密切观察病人生命体征，注意病人有无热源反应、透析失衡综合征和出凝血异常等的发生；血液透析后，应注意透析部位敷料是否干燥，观察有无出血、渗血。

（2）水中毒　是急性肾衰竭的严重并发症，也是引起死亡的主要原因之一。如发现病人有血压增高、头痛、呕吐、抽搐、昏迷等脑水肿表现，或肺部听诊闻及肺底部啰音伴有呼吸困难、咳血性泡沫样痰等肺水肿表现时，应及时报告医生，并采取急救措施。

（3）高血钾　是急性肾衰竭常见的致死原因。应密切监测心电图变化，一旦出现嗜睡、肌张力低下、心律失常、恶心、呕吐等高血钾症状时，应立即建立静脉通路，备好急救药品，并根据医嘱准备透析药品。

3. 病情观察　严密观察和监测病人的生命体征、意识、心电图变化、实验室参数，以利于及时发现病情变化，指导治疗。每日测量体重，准确记录出入量，尤其是记录病人的尿量，通常尿量迅速增加到 2500ml/d 提示预后较好。根据出入量和体重调整输液量和输液速度，防止肺水肿发生。少尿期病人应限制每日液体入量，可制定每日定时入液量表。

4. 健康指导　做好疾病和用药知识的宣教，如避免使用对肾脏有毒性的药物；如有肾性疾病、全身性感染等，均应及时就医；指导病人了解药物的作用，不同类型的药物可能引起不同的不良反应，如有出现，应及时报告医护人员。

第二节 肾移植

一、疾病概述

【概念与特点】

肾移植是将同种异体肾植入病人的体内，代替已丧失功能的病肾，也称同种异体肾移植。慢性肾衰竭病人，经血液透析或腹膜透析治疗无感染，高血压被控制，电解质平衡，有手术指征者，经配型合格，可行同种异体肾移植术。

【适应证】

肾移植适用于经其他治疗无效，须靠透析治疗才能维持生命的终末期肾病病人，如各种慢性肾炎、肾盂肾炎、高血压性肾硬化、糖尿病性肾病、多囊肾等疾病所致的不可逆的慢性肾衰竭。病人年龄以 12~65 岁为宜，高龄病人，如心、肺等重要器官正常、血压平稳、精神状态良好，也可以考虑肾移植。

【禁忌证】

（1）恶性肿瘤或转移性恶性肿瘤。

（2）慢性呼吸功能衰竭。

（3）严重心脑血管疾病。

（4）泌尿系统严重的先天性畸形。

（5）精神病或精神状态不稳定者。

（6）肝功能明显异常者。

（7）活动性感染，如活动性肺结核和肺炎等。

（8）活动性消化道溃疡。

（9）淋巴毒试验或 PRA 强阳性者。

二、主要护理问题

（1）焦虑、恐惧　与担心手术效果及移植后治疗康复有关。

（2）营养失调，低于机体需要量　与食欲减退、胃肠道吸收不良及低蛋白饮食等有关。

（3）有体液平衡失调的危险　与术前透析过度或不足、摄入水分过多或不足、术后多尿期尿液过多等有关。

（4）潜在并发症　出血、感染、急性排斥反应、泌尿系统并发症等。

三、护理措施

1. 术前护理

（1）心理指导　肾移植病人在术前普遍存在复杂的心理反应，可归纳为3类：①迫切型：由于病人长期忍受疾病折磨，迫切希望早日手术，对手术期望值过高，而对手术可能出现的问题考虑较少。②迟疑型：担心手术安全性及效果、术后治疗及终身服药等问题，病人常表现出犹豫不决、萎靡不振、不安和失眠。③恐惧型：恐惧手术、担心手术失败及移植后性格、意志和思维与供体是否有相关性等。术前可向病人介绍肾移植手术和术后可能出现的并发症，让病人了解器官移植的相关知识，增强对移植手术的信心。亦可介绍肾移植成功病例，使病人以积极的心态接受手术。

（2）皮肤准备　保持皮肤清洁卫生，预防皮肤感染；皮肤准备范围为上起肋弓，下至大腿上1/3，两侧至腋后线；术前淋浴或手术日前晚用消毒液擦身。

（3）营养支持　根据病人的营养状况指导并鼓励病人进食低钠、优质蛋白、高碳水化合物、高维生素饮食，必要时遵医嘱通过肠内、外途径补充营养，以改善病人的营养状况和纠正低蛋白血症，提高手术耐受性。

（4）病室准备　①病室设施：光线及照明充足，通风良好。室内配备空调、中心供氧及负压吸引、空气层流设备或其他空气消毒设施。有条件的医院可配置闭路电视监视系统及必要的生活电器等。②物品准备：被套、枕套、大单、中单、病人衣裤和腹带，准备灭菌物品及体温计、血压计、听诊器、吸引器、输液泵、微量泵和监护仪、精密度尿袋、体外引流袋、量杯、便器和磅秤等。在隔离病房的外间准备隔离衣、帽、鞋等，以备医护人员进入隔离病房时更换。③专用药柜：根据移植器官的种类准备相关的药品，如止血药、抗生素、免疫抑制剂、维生素、降压药、利尿药、清蛋白及急救药等。④术前1日和手术当日用0.5%过氧乙酸或其他消毒液擦拭病室内的一切物品和门窗等，并用乳酸熏蒸或其他方法进行空气消毒。有条件的医院术后病人安置在有空气层流设备的洁净病室。医护人员或病人家属进入移植隔离病房前应洗手，穿戴隔离衣、帽、口罩和鞋等。

2. 术后常规监测与护理

（1）生命体征　开始时每小时测量1次，待平稳后逐渐减少测量次数。术后如体温>38℃注意是否发生排斥反应或感染。

（2）监测尿量与维持体液平衡　详细记录出入量，尤其要严密监测每小时尿量，并根据尿量及时调整补液速度与量，保持出入量平衡。①监测尿量：尿量是反映移植肾功能状况及体液平衡的重要指标，术后早期维持在200～500ml/h为宜。尿毒症病人由于术前存在不同程度的水、钠潴留和术后早期移植肾功能不全，多数病人肾移植术后早期（一般是3～4日内）出现多尿，尿量可达1000ml/h以上，每日尿量可达5000～10 000ml，称为多尿期。保持导尿管引流通畅并防止扭曲受压，特别应严密监测并记录每小时尿液的量、色和补液的种类与量，以了解移植肾的功能。②合理补液：原则上不在手术侧下肢和动静脉造瘘肢体建立静脉通道，且术后早期应建立2条静脉通道。应遵循"量出为入"的原则，多出多入，少出少入。根据尿量和中心静脉压及时调整补液速度与量，及时补充水、电解质，后1小时的补液量与速度依照前1小时排出的尿量而定。一般当尿量<200ml/h、200～500ml/h、500～1000ml/h和>1000ml/h时，补液量分别为等于尿量、尿量的4/5、2/3和1/2。当尿量<100ml/h，及时向医师报告，主要原因有术前血透过度、术中失血等造成血容量不足、移植肾发生急性肾小管坏死或急性排斥反应等，当血容量不足时需加速扩容。24小时出入量差额一般不能超过1500～2000ml。除治疗用药外，以糖和盐交替或0.45%氯化钠溶液补给；当尿量>300ml/h，应加强盐的补充，盐与糖的比例为2：1。术后早期一般不补钾，如出现低钙血症应适当补钙。

（3）伤口及引流液的观察与护理　①观察伤口有无红、肿、热、痛及分泌物，视伤口渗出情况及时换药。②观察并记录髂窝引流管引出液的色、质、量。若引出血性液体＞100ml/h，提示有活动性出血的可能；若引流出尿液样液体且引流量超过100ml，提示尿漏的可能；若引流出乳糜样液则提示淋巴漏，均应及时向医师报告。③注意移植肾局部有无压痛，加强对移植肾质地的检查。

（4）饮食指导和营养支持　术后第2日如胃肠道功能恢复，即可给予少量饮食，以后逐渐加量，并严格记录饮食和饮水量。

3. 免疫抑制剂的应用与监测　免疫抑制剂的应用与监测是器官移植术后非常重要而特别的内容，也是移植护理有别于其他护理的主要方面。

（1）免疫抑制剂的应用　常用的肾移植三联免疫抑制治疗方案为：常规剂量环孢素A＋霉酚酸酯/西罗莫司/硫唑嘌呤＋激素；他克莫司＋霉酚酸酯/西罗莫司/硫唑嘌呤＋激素。

（2）术前使用抗体诱导者，继续按疗程使用抗淋巴细胞球蛋白（ALG）等。

（3）免疫抑制浓度监测　按医嘱定期测定病人血药浓度，以防因血药浓度过低或过高而引起排斥反应或药物中毒。

4. 并发症的观察与护理

（1）出血　肾移植病人术后可发生移植肾的血管出血和创面出血。

表现：常见于术后72小时内，表现为心率增快、血压迅速下降及中心静脉压降低，出现血尿，伤口引流管瞬间有大量鲜血涌出或者伤口敷料有较多渗血。有时因血凝块堵塞引流管，仅有少量甚至没有血性液体排出，表现为局部包裹性肿块。血常规示红细胞数量及血细胞比容明显下降。

护理措施：密切观察病人的神志、生命体征变化；注意观察外周循环情况、伤口和各引流管引流情况，注意保持引流管通畅；正确记录每小时出入量，特别是尿液量及颜色的变化；按时送检和查询血常规等检验结果。

防止血管吻合口破裂：①采取适当体位：术后平卧24小时，要求移植肾侧下肢髋膝关节水平屈曲15°～25°，禁忌突然改变体位。②指导活动：术后第2日指导病人进行床上活动，术后第3日可根据病情协助其下床活动，活动量以逐渐增大为原则。③保持大便通畅以避免腹压增高。一旦发现出血征象，应及时报告医师，配合处理。

（2）感染　是器官移植后最常见的致命并发症。肾移植术后以并发肺部感染和败血症的病死率较高。

表现：常见感染部位有切口、肺部、尿道、口腔和皮肤等。若病人体温逐渐升高，无尿量减少，但是有血肌酐上升等改变，常提示感染的存在。

护理措施：应以预防为主，遵医嘱合理预防性使用抗菌药物，做好保护性隔离，密切观察病情变化，及时发现感染先兆。①严格病房管理和无菌操作，做好病室消毒隔离工作，确保病室符合器官移植病房的感染控制规范要求；病人使用的衣被等物品须灭菌后使用。②做好各项基础护理，包括口腔、会阴部、皮肤、创口、留置导尿管和引流管护理，及时更换渗湿敷料。鼓励病人床上活动，按时翻身叩背，预防肺部感染。③预防交叉感染：医护人员进入病室前应洗手并穿戴隔离衣帽、口罩和鞋。术后早期，病人不宜外出，若必须外出检查或治疗时，应注意保暖，并戴好口罩、帽子。④定期查血、尿、大便、痰、咽拭子、引流液的培养及药敏，以便早期发现感染病灶。一旦出现疑似感染的症状，遵医嘱应用敏感抗菌药物或抗病毒药物，及时有效控制感染。

（3）急性排斥反应

表现：体温突然升高且持续高热，伴有血压升高、尿量减少、血清肌酐上升、移植肾区闷胀感、压痛及情绪改变等。

护理措施：①做好病人的心理护理，解释发生移植肾排斥的原因、药物治疗的效果，消除其紧张、恐惧的心理，以配合治疗与护理。②密切观察病人的生命体征、尿量、肾功能及移植肾区局部情况。③加强消毒隔离工作和基础护理。④遵医嘱正确、及时执行抗排斥的冲击治疗：如甲泼尼龙等，及时观察用药效果。甲泼尼龙冲击治疗期间应注意观察病人腹部及大便色泽等情况，警惕应激性消化道溃疡的发生。⑤排斥逆转的判断：抗排斥治疗后如体温下降至正常，尿量增多，体重稳定，移植肾肿胀消退、质变软、无压痛，全身症状缓解或消失，血肌酐、尿素氮下降，往往提示排斥逆转。

（4）泌尿系统并发症　肾移植术后早期应观察有无尿瘘、移植肾输尿管梗阻、肾动脉血栓形成或栓塞和移植肾自发性破裂等并发症发生。通过观察有无伤口引流管尿液引出、尿量突然减少或无尿、血尿、移植肾区胀痛和压痛、移植肾质地改变、血尿素氮和肌酐增高等来判断有无并发症发生。如有上述情况，及时报告医师，协助进行 B 超检查，并做好再次手术的术前准备。

5. 健康指导

（1）心理指导　①指导病人正确认识疾病，告知移植术后如肾功能恢复正常，一般半年后可全部或部分恢复原来的工作（强体力劳动除外）。②合理安排作息时间，保持心情愉悦，适当进行户外活动，但不可劳累过度，注意保护移植肾，防止外来损伤。③告知家属服用激素的病人易激怒，平时应体贴、理解、关心病人。

（2）用药指导　加强依从性教育，指导病人正确、准时服用各种药物，并强调长期、按时服用免疫抑制剂的重要性，不能自行增减或替换药物；不宜服用对免疫抑制剂有拮抗或增强作用的药物和食物；指导病人学会观察排斥反应的表现和各种药物的不良反应。

（3）饮食指导　正常进食后应少量多餐，予以高糖、高蛋白、富含维生素、低脂、易消化及少渣饮食；酸性、高糖水果早期应禁食；避免生冷及刺激性食物、禁烟酒；进食前食物需经煮沸消毒或微波消毒。禁止服用增强免疫功能的滋补品，如人参或人参制品。

（4）自我保健　出院时应指导病人学会自我监测，每日定时测体重、体温、血压、尿量，特别注意尿量变化，控制体重，如有异常及时就诊；告知预防感染的重要性，平时注意保暖、预防感冒，移植后 3～6 个月外出需戴口罩以避免交叉感染；适当锻炼身体，增强机体抵抗力；注意个人卫生，加强口腔护理。

（5）定期门诊随访　一般病人术后 3 个月内每周门诊随访 1 次，术后 4～6 个月每 2 周门诊随访 1 次，6 个月至 1 年每月 1 次。以后根据病人的身体状况及医嘱安排随访时间，但每年至少要有 2 次门诊随访，如有不适及时就诊。

第六章

神经系统重症

第一节　脑梗死

一、疾病概述

【概念与特点】

脑梗死（CI）是指各种原因引起的脑部血液供应障碍，使局部脑组织发生不可逆性损害，导致脑组织缺血、缺氧性坏死。引起脑梗死的主要机制是供应脑部血液的颅内或颅外动脉发生闭塞性病变而未能得到及时、充分的侧支循环供血所致。

【临床特点】

多数病人起病较缓，常在安静休息时或睡眠中发病。部分病人在发作前有头晕、头痛、肢体无力等前驱症状，约 1/3 的病人发病前曾有短暂性脑缺血发作（TIA）史。神经系统局灶性表现多在数小时或 1～2 日内达到高峰，一般无意识障碍或意识障碍相对较轻、出现较晚。

【辅助检查】

（1）CT 检查　是目前最方便、快捷、常用的影像学检查手段。主要的缺点是对于脑干、小脑部位的病灶以及较小梗死灶其分辨率差。大部分病人发病 24 小时后 CT 逐渐显示低密度梗死灶，发病后 2～15 日显示均匀片状或楔形的明显低密度灶。在大面积脑梗死中显示有脑水肿和占位效应，出血性梗死时病灶呈混杂密度。梗死吸收期为发病后 2～3 周，病灶水肿消失，出现吞噬细胞浸润与周围正常脑组织等密度，在 CT 上难以分辨，称之为

"模糊效应"。

（2）MRI 检查　早期缺血性梗死，脑干、小脑梗死以及静脉窦血栓形成等均可显示，梗死灶 T_1 呈低信号、T_2 呈高信号，出血性梗死时 T_1 相有高信号混杂。MRI 弥散加权成像早期能够显示缺血病变（发病 2 小时内），是早期治疗的重要信息来源。急性脑梗死 MRI 检查：T_1WI 低信号，T_2WI 高信号，FLAIR 呈高信号，DWI 信号很高（明亮），水肿明显，轻至中度占位效应。

（3）DSA、CTA 和 MRA 检查　是发现血管狭窄、闭塞及其他血管病变的重要检查手段，如动脉炎、脑底异常血管网病、动脉瘤和动静脉畸形等，能够为脑梗死的血管内治疗提供依据。金标准是 DSA。CTA 与 DSA 比较，在颈动脉狭窄病变中，前者具有良好的分辨能力。MRA 的基本方法多，包括时间飞越法（TOF）、相位对比法（PCA）、血管内注射对比剂的三维对比剂增强磁共振成像（3DCEMRA），后者能显示主动脉弓至颅内动脉整个血管数，能很好地了解颅内外动脉的病变情况以及侧支循环建立情况。在进行血管评估的时候，MRI 可以显示脑梗死病灶，对脑梗死的分型及临床上指导治疗有很大的帮助。

（4）经颅多普勒检查　目前能够用于评估颅内外血管狭窄、闭塞、痉挛或血管侧支循环建立情况，用于溶栓治疗监测。由于存在血管周围软组织或颅骨干扰以及受操作人员技术水平影响的缺点，目前仍不能完全替代 DSA，多被用于高危病人筛查和定期血管病变监测。

（5）超声心动图检查　用于发现心脏附壁血栓、心房黏液瘤和二尖瓣脱垂，利于脑梗死不同类型间鉴别诊断。

【治疗原则】

（1）一般治疗　①卧床休息，头部抬高 10°。②保持呼吸道通畅，预防感染，合理使用抗生素。③注意营养均衡，有意识障碍的病人应留置胃管，以肠内营养为主，注意维持水、电解质平衡，注意预防消化道出血，可适当选用 H_2 受体拮抗剂或质子泵抑制剂。如出现明显的呼吸困难、窒息应考虑行气管插管和机械通气。④脱水降颅内压。根据病情选用：甘露醇、人血白蛋白、呋塞米、甘油果糖等。在脱水药物的使用中，需注意：老年病人大量使用甘露醇时易出现心、肾衰竭，须记录出入量，观察心律及心率变化；甘油果糖在滴注过快时可能导致溶血；呋塞米易出现水、电解质紊乱，特别是低血钾，临床应重视监测相应指标。⑤维持血压稍高于发病前水平，一般不使用降血压药物，以免减少脑血流灌注量，加重梗死。若发病后 24～48 小时血压超过 220/120mmHg 或平均动脉压超过 130mmHg 时，可考虑加用降压药，首选 ACEI 类降压药；或舒张压超过 140mmHg，可用硝普钠 0.5～10μg/（kg·min），维持血压在 170～180/95～100mmHg 水平。

（2）抗凝治疗　常用低分子肝素：4000～5000U，每日 2 次，腹壁皮下注射，连用 7～10 天。华法林：6～12mg/d，口服，3～5 天后改为 2～6mg/d 维持，逐步调整 INR，使其控制在 2.0～3.0。

（3）不进行溶栓治疗的病人在 48 小时内应开始使用阿司匹林。

（4）溶栓治疗　溶栓治疗前应常规做凝血功能检查。①静脉溶栓：静脉溶栓应严格掌握适应证，提倡超早期溶栓，即发病 3～6 小时内。部分因基底动脉血栓导致的死亡率非常高，而溶栓可能是唯一的抢救办法，因而溶栓治疗的时间窗和适应证可适当放宽。②动脉溶栓：既往运用的血管内介入治疗的方法主要有动脉介入接触性溶栓术，近年也提出不少新方法，其中具有代表性的技术为 Penumbra 取栓系统机械取栓、低频经颅多普勒颅外超声辅助及 EKOS 血管内超声辅助的动脉介入溶栓术、介入溶栓或取栓辅助血管成形术等。

（5）降纤治疗　通过降解血中纤维蛋白原、增强纤溶系统活性以抑制血栓形成，常用药物有：巴曲酶、降纤酶、安克洛酶等。

（6）血管扩张剂及脑活化剂　急性期不宜使用，因急性期脑缺血区血管呈麻痹及过度灌流状态，会导致脑内盗血而加重脑水肿，宜在脑梗死亚急性期（2～4 周）使用。

（7）外科治疗。

（8）神经干细胞移植　神经干细胞（NSCs）是一种具有分裂潜能和自我更新能力的母细胞，可产生各种类型的神经细胞，在脑梗死后神经功能修复方面有着广阔的应用前景。

二、主要护理问题

（1）躯体活动障碍　与脑血栓形成导致肢体瘫痪有关。

（2）自理缺陷　与瘫痪有关。

（3）语言沟通障碍　与失语有关。

（4）焦虑　与肢体瘫痪、沟通困难、康复效果欠佳、缺乏支持等有关。

（5）有发生失用综合征的危险　与肢体瘫痪、长期卧床及未能及时执行肢体康复锻炼等有关。

（6）知识缺乏　缺乏有关脑血栓形成的预防保健知识。

三、护理措施

1. 常规护理

（1）休息与体位　急性期绝对卧床休息，避免搬动，一般取平卧位，头部禁用冷敷，以防止脑血流量减少。

（2）合理饮食　鼓励无吞咽困难的病人自行进食，少量多餐；给予低盐、低糖、低脂、低胆固醇、富含维生素、足量纤维素的无刺激性食物，多食芹菜、豆类、鱼、香蕉、食醋等；有面肌麻痹者，应将食物送至口腔健侧的舌后部；有吞咽困难及呛咳者，加强吞咽功能训练，做好进食护理，防止误吸发生；昏迷病人应鼻饲流质饮食，保证每日的摄入量。

（3）心理护理　关心、尊重病人，向病人耐心解释不能说话或吐字不清的原因，避免挫伤其自尊心，鼓励病人大声说话，对病人取得的进步应及时给予肯定和表扬，鼓励家属、朋友多与病人交流，耐心倾听其每一个问题。

2. 专科护理

（1）遵医嘱应用溶栓药　在发病6小时内采用溶栓治疗，迅速溶解血栓，使缺血区血液再灌注，挽救缺血半暗带，防止脑细胞进一步发生不可逆性损伤。常用溶栓药物有尿激酶、阿替普酶。严格掌握溶栓治疗的适应证、禁忌证、药物剂量、监测出血时间、凝血时间、凝血酶原时间，观察有无继发性皮肤黏膜及内脏出血征象。

（2）遵医嘱应用抗凝血药　目的在于防止血栓扩展和溶栓后再闭塞。常用药物有肝素、低分子肝素及华法林等。

（3）生活照顾　根据病人自理能力缺陷的程度，向病人提供生活照顾和帮助。指导、协助病人做好生活护理，如洗漱、进食、如厕、坐轮椅等；保持床单整洁、干燥；协助卧床病人定时翻身、拍背、按摩关节和骨隆突部位，预防压疮；指导病人保持口腔清洁，早晚间用温水全身擦洗，促进患肢血液循环；指导病人学会使用便器，保持大小便通畅和会阴部清洁；将日常用品和呼叫器置于病人伸手可及处，便于病人使用。

3. 病情观察　定时监测并记录生命体征、意识状态、瞳孔变化，观察有无头痛、呕吐等，及时发现脑缺血加重、颅内压增高的征象，一旦发现异常及时报告医生，并积极配合处理。

4. 健康指导　指导病人和家属了解脑血栓形成的基本病因、主要危险因素和危害，告知本病的早期症状和就诊时机，教会病人本病的康复知识与自我护理方法；应鼓励病人树立信心，在肢体和语言康复过程中循序渐进、持之以恒，克服急于求成的心理。

第二节　脑出血

一、疾病概述

【概念与特点】

脑出血（ICH）指原发性非外伤性脑实质内出血，占全部脑卒中的20%～30%，年发病率为（60～80）/10万人口，急性期病死率约为30%～40%。基底核区的血液供应来自豆纹动脉，该动脉自大脑中动脉垂直分支而出，故基底核区为脑出血的好发部位。在脑出血中大脑半球出血占80%，脑干和小脑出血占20%。

【临床特点】

（1）基底核区出血　包括壳核出血、丘脑出血和尾状核头出血。壳核、丘脑出血均可累及内囊，典型表现为"三偏征"，即病灶对侧偏瘫、偏身感觉障碍和同向性偏盲，可有意识障碍，累及优势半球时可有失语。其中壳核出血常引起较严重的运动障碍、持续的同向性偏盲；丘脑出血则产生较明显的感觉障碍、短暂的同向性偏盲，可伴有偏身自发性疼痛和感觉过度；尾状核头出血较少见，表现为头痛及轻度脑膜刺激征，两眼向病灶侧凝视、麻痹。

（2）脑叶出血　以顶叶出血最多见。脑叶出血部位不同，临床表现也不同，如顶叶出血，出现偏身感觉障碍和空间构象障碍；额叶出血，出现偏瘫、Broca 失语等；颞叶出血，出现 Wernicke 失语、精神症状；枕叶出血，出现对侧偏盲等。

（3）脑桥出血　出血量大时病人多迅速陷入昏迷，双侧瞳孔缩小呈针尖样固定于正中位，出现四肢瘫痪，呕吐咖啡样胃内容物。中枢性高热、中枢性呼吸障碍等，多在 48 小时内死亡。小量出血表现交叉性瘫痪或共济失调性轻偏瘫。

（4）小脑出血　起病突然，数分钟内出现枕部头痛、眩晕、呕吐、病侧肢体共济失调等，无肢体瘫痪。病初多无意识障碍，但大量出血时则很快陷入昏迷，出现不规则呼吸，因枕骨大孔疝而死亡。

（5）原发性脑室出血　由脑室内脉络丛动脉或室管膜下动脉破裂出血所致。小量脑室出血表现酷似蛛网膜下隙出血，可完全恢复，预后良好。大量脑室出血时，病人迅速出现深昏迷，四肢弛缓性偏瘫、去大脑强直状态、频繁呕吐、针尖样瞳孔等，多迅速死亡。

【辅助检查】

（1）头部 CT 检查　是临床疑诊脑出血的首选检查，可早期发现脑出血部位、范围和出血量。

（2）MRI 检查　可发现 CT 不能确定的脑干或小脑的少量出血。

（3）DSA 检查　可检出脑动脉瘤、脑动静脉畸形、血管炎等，有助于病因诊断。

【治疗原则】

脑出血急性期的治疗原则是防止再出血，控制脑水肿，维持生命功能和防治并发症。治疗目的是挽救病人生命，减少神经功能残疾程度和降低复发率。治疗措施包括减轻脑水肿、降低颅内压、调整血压，必要时手术治疗，促进神经功能恢复。恢复期加强肢体、语言及生活自理能力等的功能锻炼。

二、主要护理问题

（1）急性意识障碍　与脑出血所致脑水肿、颅内压增高有关。

（2）躯体活动障碍　与肢体瘫痪有关。

（3）自理缺陷　与肢体瘫痪、意识障碍有关。

（4）语言沟通障碍　与脑出血累及舌咽、迷走神经及大脑优势半球语言中枢有关。

（5）有皮肤完整性受损的危险　与意识障碍、肢体瘫痪、长期卧床皮肤受压、营养不良及皮肤感觉减退有关。

（6）有感染的危险　与昏迷、机体抵抗力下降、呼吸道分泌物排出不畅、尿潴留和留置导尿管等有关。

（7）有发生失用综合征的危险　与昏迷、肢体瘫痪而不能活动有关。

（8）潜在并发症　脑疝、上消化道出血。

（9）知识缺乏　缺乏有关脑出血的预防、保健知识。

三、护理措施

1. 常规护理

（1）休息　急性期安静休息，一般应卧床2～4周，避免搬动，尤其是在发病24～48小时；必须搬动时，保持病人身体长轴在一条直线上，以免牵动头部；病人取侧卧位，头部抬高15°～30°，以利颅内静脉血回流，减轻脑水肿。病室保持安静，光线柔和，限制亲友探视。各项护理操作轻柔，集中进行，防止病人受刺激而加重出血。嘱病人排便时避免屏气用力，以免颅内压增高或诱发再次出血，便秘者可遵医嘱应用缓泻剂，禁止灌肠。

（2）皮肤的护理及功能锻炼　协助病人每2～3小时翻身1次，最长不超过4小时。翻身时避免拖、拉、推等动作；将病人安置妥当后，可在身体空隙处垫软枕或海绵垫，必要时使用防压疮气垫。发病后保持瘫痪肢体于功能位；病后10～14日病情稳定后，即可对瘫痪肢体关节进行按摩和被动运动，进行康复治疗。

（3）饮食护理　给予高蛋白、富含维生素的清淡饮食，根据病情及时添加富含纤维素的蔬菜、水果；伴意识障碍、消化道出血的病人禁食24～48小时，昏迷或有吞咽困难者在发病第2～3日应鼻饲。清醒病人摄食时，以坐位或头高侧卧位为宜，进食要慢；面颊肌麻痹时，应将食物送至口腔健侧近舌根处，容易吞咽。

（4）预防感染　向病人及家属解释发生坠积性肺炎、尿路感染的危险因素及预防措施。保持病室清洁和空气流通，定时消毒，限制探视，以防交叉感染；定时吸痰、翻身拍背，做好口腔护理，随时清除呼吸道分泌物；对意识清醒的病人，鼓励其深呼吸及咳嗽，有效排痰；留置导尿过程中严格无菌操作，每日消毒尿道口1～2次；观察病人体温，呼吸的变化，若有发热、咳嗽、咳黄脓痰应考虑感染，及时处理。

2. 专科护理

（1）应用降低颅内压药物　颅内压增高主要是因为早期血肿的占位效应和血肿周围脑组织的水肿。脑出血后3～5日，脑水肿达到高峰。药物治疗可以减轻脑水肿，降低颅内压，防止脑疝形成。常用药物有20%甘露醇、呋塞米和白蛋白等。

（2）应用降压药　经降颅内压治疗后，收缩压≥200mmHg或舒张压≥110mmHg时，应降血压治疗，可适当给予作用温和的降压药物如硫酸镁等，避免使用利血平等强降压药物。用降压药时密切观察血压变化，防止血压降低得过快、过低，根据血压变化及时调整用药的速度和剂量。急性期后，血压仍持续过高时可系统地应用降压药。

3. 病情观察　密切观察并记录生命体征、意识状况及有无剧烈头痛、呕吐、烦躁不安等症状。

（1）体温　发病后迅速出现持续高热，提示脑出血累及下丘脑体温调节中枢，应给予物理降温；体温逐渐升高，多系合并感染；体温下降或不升，提示病情严重。

（2）呼吸　呼吸由深而慢变为浅而快，且不规则，或呈叹息样改变或潮式呼吸，提示呼吸中枢严重受损；呼吸突然停止，提示痰液阻塞或脑疝。

（3）血压和脉搏　血压、脉搏出现大幅度波动或血压急剧下降，提示延髓血管舒缩中枢受累，是危重征象。

（4）意识状态　意识障碍进行性加重，提示有进行性出血。

4. 健康指导　向病人及家属介绍有关疾病的基本知识，告知积极治疗原发病对防止再次出血的重要性；避免精神紧张、情绪激动、用力排便及过度劳累等诱发因素；应教会病人家属测量血压的方法，每日定时监测血压，发现血压异常波动及时就诊。

第三节　蛛网膜下隙出血

一、疾病概述

【概念与特点】

颅内血管破裂后，血液流入蛛网膜下隙统称为蛛网膜下隙出血（SAH），可分为自发性和损伤性，自发性又可分为原发性、继发性。原发性蛛网膜下隙出血指由于脑底部或脑表面血管破裂，血液流入蛛网膜下隙。继发性蛛网膜下隙出血因脑实质出血，血液穿破脑组织或软脑膜进入蛛网膜下隙。

【临床特点】

本病见于青壮年，以颅内动脉瘤最多见，其次为脑血管畸形、高血压。起病急骤，大多数病人首发症状为头痛，表现为剧烈头痛、呕吐、意识障碍，脑膜刺激征阳性，腰穿呈血性脑脊液，压力高。一般预后较好，少数人可发生昏迷而死亡。

【辅助检查】

（1）CT 检查　遇有怀疑为蛛网膜下隙出血的病人应首先进行 CT 平扫，基底池内的血液可呈现特征性高密度。CT 平扫准确率与出血量、出血距检查的时间和扫描的质量有关。时间愈短，阳性率愈高。

（2）脑脊液检查 是蛛网膜下隙出血最敏感的检查方法。

（3）MRI检查 一般认为对急性期病人（出血后1周内）T_1WI上的脑沟、脑池、脑裂呈等信号，不易观察，不如CT的高密度影像显示清晰，但对亚急性期病人（出血1周后），红细胞内正铁血红蛋白逐渐形成，在T_1WI和T_2WI上蛛网膜下隙，尤其近病变处呈高信号，而此时CT的高密度影像已基本消失，最终红细胞逐渐溶解，游离的正铁血红蛋白随脑脊液不断循环代谢，MRI所示的异常信号逐渐恢复正常。

（4）CT血管造影（CTA） CTA是近年来出现的另一种无创性脑血管显影方法。病人静脉注射非离子型造影剂后在螺旋CT上快速扫描和成像，数据采集可在1分钟内完成，CT获得信号经计算机处理，三维立体显现脑血管图像，并可在监视器上从不同角度观察AVM和动脉瘤等病变的形态、大小和供血动脉的关系。

（5）磁共振血管成像（MRA）检查 目前DSA仍是诊断蛛网膜下隙出血病因的可靠依据，但因其创伤性和并发症，使其对病例的选择受到限制。MRA显示颅内动脉瘤或畸形血管虽不如DSA清晰、准确，但MRA以其无创性、适应证广泛等优点逐渐受到重视，可取代部分脑动脉瘤术前的DSA检查。

（6）数字减影血管造影（DSA） CT、MRI及脑脊液检查可诊断蛛网膜下隙出血，但追查出血原因，需进行脑血管造影检查。脑血管造影可确定动脉瘤或血管畸形的大小、部位、形状以及是否多发等。蛛网膜下隙出血病例经血管造影90%以上可确定其解剖原因。

【治疗原则】

1. 急性期治疗

（1）一般治疗 ①卧床休息。无论何种原因引起的蛛网膜下隙出血一般卧床4~6周，避免各种刺激，保持情绪稳定。②防治腹压增高。保持大便通畅，防治便秘；剧烈咳嗽者可常规应用止咳药物。③如病人有烦躁不安、精神兴奋等症状，必要时给予镇静药物治疗，但应注意呼吸情况。有癫痫发作者可给予抗癫痫药物。④除严密观察病人体温、脉搏、呼吸、血压外，应特别注意观察病人意识、瞳孔、头痛及恶心、呕吐、肢体抽搐等情况的变化，对可能危及生命的并发症有预测。气道、呼吸和循环应得到支持，必要时可吸氧、气管内插管或给予辅助通气，建立静脉通路，确保紧急用药。

（2）抗纤溶治疗　抗纤溶治疗主要应用止血剂－抗纤维蛋白酶制剂，可以阻止血凝块被溶解，可防止或减少再出血。常用的止血药物有：6－氨基己酸、氨甲环酸、酚磺乙胺（止血敏）等。

（3）控制脑水肿，降低颅内压　常用脱水剂有：甘露醇、甘油、利尿剂、糖皮质激素等。

（4）调控血压　如果病人血压过高，可把血压维持在病人原基础血压水平的2/3，维持3～5日。应选用适当的降压药，动脉血压增高的清醒病人给予口服药，非口服药物的优点是迅速显效，多数用硫酸镁、硝酸甘油，不宜应用神经节阻滞剂，以防血压降低过快、过低，防止脑供血不足的发生。当病人出现血压忽高忽低、脉搏时速时缓、体温不稳定时，主张及时调整药物剂量和种类。如果应用降压药物后，血压不能下降，病人伴有严重头痛、烦躁时，可给予脱水降颅内压治疗，如果是颅内压增高所致，应用上述药物后，血压会反射性降低。

（5）电解质和液体的处理　最近的证据表明限制液体是危险的，因其可导致血容量减少、血黏度增高和血液浓缩。这些改变可能在有血管痉挛倾向的人增加缺血的危险。多数病人至少应补液到维持血中胶体和晶体容量。通常每日补液量至少2L，包括饮食和静脉补液。

2. 脑血管痉挛（CVS）的治疗　目前脑血管痉挛已成为影响蛛网膜下隙出血预后的关键因素，尽管多年来人们一直在研究脑血管痉挛的治疗，但迄今尚无特效方法。因此，脑血管痉挛关键在于预防，一旦发生，很难逆转其进程，只能减少其神经并发症。维持有效循环量、应用钙拮抗剂以及早期手术清除脑池内积血，是预防脑血管痉挛的有效措施。

3. 脑积水的治疗

（1）脑室外引流　对因出血引起的急性脑积水，脑池或脑室内积血或脑室铸型，应紧急行脑室引流术，除可降低颅内压外，对防治脑血管痉挛也有较大帮助。但脑室外引流为动脉瘤再出血的危险因素之一，其原因为颅内压降低，动脉瘤壁透壁压增大以及系统动脉压的增加所致。

（2）脑室内引流　①蛛网膜下隙出血病初数日内脑室有轻、中度扩大并伴轻度意识障碍及头痛加重者，为避免持久性脑内分流，应先保守治疗，给予糖皮质激素和小剂量甘露醇，必要时经腰椎穿刺适量放出脑脊液以降低颅内压，早期脑积水多能自行消退，若无效且症状继续恶化，可行持久性脑室–腹腔分流术。②蛛网膜下隙出血数周以后形成的脑积水，多为正常颅内压脑积水，如无明显的症状，则没有必要行分流术；如嗜睡、痴呆、行走困难及尿失禁等症状没有改善，也应行脑室–腹腔分流术。

4. 病因治疗　是蛛网膜下隙出血的主要治疗手段，若为动脉瘤或脑动静脉畸形，要根据病变的部位和大小，选择不同的时机和方法加以妥善处理。

二、主要护理问题

（1）疼痛　与脑膜刺激征、颅内压增高有关。

（2）潜在并发症——脑疝　与颅内压增高有关。

（3）有受伤的危险　与意识改变引起躁动不安有关。

（4）营养失调，低于机体需要量　与呕吐、食欲减退有关。

（5）便秘　与长期卧床、肠蠕动减慢有关。

（6）生活自理能力缺陷　与绝对卧床有关。

三、护理措施

1. 常规护理

（1）为避免出血加重或再出血，忌行走或头部剧烈运动，应卧床2～4周。有躁动现象者，加床档，必要时使用约束带或给予镇静药。

（2）基础护理　保持床铺平整、干燥、清洁，去除对皮肤刺激的有害因素，每2小时翻身1次，并按摩发红部位的皮肤，在骨隆凸处放棉垫或铺气垫床，避免使用易损伤皮肤的便器，防止压疮发生。意识障碍者做好口腔护理，有义齿应取下，防止窒息。

（3）饮食　给予低盐、低脂的食物。急性脑出血重症病人发病48小时内一般禁食，以静脉输液来维持营养、补充足量的热能。每日液体量为1500～2000ml，48小时后不能进食者给予鼻饲，以混合奶或匀浆为主。鼻饲过程中注意温度和量，有消化道出血者应禁食，待无咖啡色物质排出后再进食。

（4）心理护理　对意识清楚、意识好转的病人讲解疾病的转归、治疗，消除其紧张心理，使情绪稳定利于病人康复。

2. 专科护理

（1）头痛的护理　剧烈头痛不能忍受者应使用止痛剂，并给予镇静剂使病人安静休息，绝对卧床4~6周，利于病情好转，操作尽量集中进行。

（2）血压增高的护理　避免一切能引起血压增高的因素，如有便秘，及早给予缓泻剂。保持情绪平稳，按时服用降压药物。早期使用钙拮抗剂（尼莫地平），使用中注意观察药物的滴速，宜缓慢。

3. 病情观察

（1）生命体征的观察　严密观察、记录意识状态、瞳孔大小、对光反射情况及生命体征变化。意识、瞳孔是判断病情变化的重要指标，尤其对并发脑水肿的病人，应每小时观察1次，注意其定向力是否正确，瞳孔是否等大，以便及时发现脑疝。当病人出现意识障碍加重，不易唤醒，两侧瞳孔不等大，应考虑到脑疝发生，及时通知医生进行抢救。保持血压稳定，应用血管活性药物避免血压忽高忽低，尽量减少搬动，治疗和护理相对集中，减少对病人的干扰。

（2）症状的观察　严密观察头痛的性质、强度、持续时间，保持病室安静，减少探视。遵医嘱给予镇痛药，并观察用药后的效果，如发现剧烈头痛、频繁呕吐并呈喷射状、脑膜刺激征明显及时通知医生给予相应处理。及时发现并控制抽搐发生，遵医嘱给予抗癫痫药物。躁动或谵妄时，立即寻找原因，并给予适当处理，如加用床档，给予约束带约束，或遵医嘱给药。

（3）药物观察　由于尼莫地平具有较强的扩血管作用，可造成血压下降，一些病人可出现头痛症状，另外，尼莫地平为酒精溶剂，部分病人可有头晕、心慌等反应，甚至难以耐受。因此在输液时向病人解释清楚上述不良反应，以避免造成病人不必要的紧张。输液过程中注意慢滴，如有条件应使用输液泵控制输液速度，并密切注意病人的反应及血压变化。

4. 健康指导

（1）环境　创造安静、避光、通风好的病室环境，利于病人休息，限制陪、探视人员。

（2）饮食　给予易消化、富含纤维素、低盐、低脂的食物。多饮水，适当使用缓泻剂，避免大便不畅。

（3）日常活动　避免剧烈活动，合理安排休息时间。

第四节　脑膜炎

一、疾病概述

【概念与特点】

脑膜炎是脑膜或脑脊膜（头骨与大脑之间的一层膜）被感染引起的疾病。通常伴有细菌或病毒感染身体任何一部分的并发症，比如耳部、鼻窦或上呼吸道感染。

【临床特点】

（1）结核性脑膜炎　早期表现为精神状态改变，如烦躁好哭、精神呆滞；还可有低热、食欲减退、呕吐、睡眠不安、消瘦等表现。如果病情严重，头痛呈持续性并加重，呕吐加重并可变为喷射性，逐渐出现嗜睡，还可出现抽搐，病情进一步加重则出现昏迷，频繁抽搐、四肢肌肉松弛、瘫痪，还可出现呼吸不规则、死亡。

（2）化脓性脑膜炎　化脓性脑膜炎是由各种化脓性细菌引起的脑膜炎症。以发热、头痛、呕吐、烦躁等症状为主要表现。神经系统检查和脑脊液检查异常。一般为身体其他部位感染引起败血症，细菌进入大脑所致。部分由于中耳炎、头部外伤后感染，细菌直接进入脑膜所致。

【辅助检查】

（1）实验室检查　①血象：急性期周围血象白细胞计数明显增高，以中性粒细胞为主可出现不成熟细胞。②脑脊液：压力增高，外观混浊、脓性，白细胞计数在$(1 \sim 10) \times 10^9$/L，少数病例更高，以中性粒细胞为主，可占白细胞计数的90%以上，有时脓细胞聚集呈块状物，此时涂片及致病菌培养多呈阳性；偶有首次腰穿正常，数小时后复查变为脓性；蛋白升高，可达1.0g/L以上；糖含量降低，可低于0.5mmol/L以下；氯化物含量亦降低。③细菌抗原测定：常用的方法有聚合酶链反应、对流免疫电泳法、乳胶凝集试验、酶联免疫吸附试验、放射免疫法等。④其他选择性的检查包括：血常规、血电解质、血糖、尿素氮、尿常规。

（2）X线胸片检查　化脓性脑膜炎病人X线胸片特别重要，可发现肺炎病灶或脓肿。颅脑和鼻窦平片可发现颅骨骨髓炎、鼻窦炎、乳突炎，但以上病变的CT检查更清楚。

（3）CT、MRI检查　病变早期CT或颅脑MRI检查可正常。有神经系统并发症时可见脑室扩大、脑沟变窄、脑肿胀、脑移位等异常表现。并可发现室管膜炎、硬膜下积液及局限性脑脓肿。增强MRI扫描对诊断脑膜炎比增强CT扫描敏感增强。MRI扫描时能显示脑膜渗出和皮质反应。采取合适的技术条件，能显示静脉闭塞和相应部位的梗死。

【治疗原则】

（1）细菌性脑膜炎的治疗主要是根据脑脊液涂片和培养找到细菌，根据药物敏感试验选择有效的抗生素，及时治疗，争取减少后遗症的发生。还要对症处理高热，控制高热惊厥，减低颅内压，减轻脑水肿，使用激素减少颅内炎症粘连。

（2）抗生素对病毒性脑膜炎不起作用，应该加用抗病毒的药物。

（3）预防结核性脑膜炎　最基本方法是防止感染结核菌，对小儿要做好预防接种，出生后即接种卡介苗，每隔3～4年复种，并避免接触有结核病病人。当病人出现反复低热、咳嗽不易治愈时，应到医院拍X线胸片，如确定为肺结核应彻底治疗，以防向脑部扩散。如果出现长期低热，精神状态发生改变，持续头痛、呕吐应到医院检查脑脊液，如果确诊为结核性脑膜炎，要彻底、正规地治疗，减少后遗症的发生。

二、主要护理问题

（1）体温过高　与感染有关。

（2）头痛　与颅内压增高有关。

（3）有皮肤完整性受损的危险　与疾病导致的瘀点、瘀斑易破损有关。

（4）组织灌注量不足　与疾病所致休克有关。

（5）生活自理缺陷　与疾病所致意识障碍有关。

（6）低效型呼吸形态　与疾病导致呼吸衰竭有关。

（7）营养失调，低于机体需要量　与摄入不足、消耗过多有关。

三、护理措施

1. 常规护理

（1）高热的护理　保持病室安静、空气新鲜。绝对卧床休息。每4小时测体温1次。并观察热型及伴随症状，鼓励病人多饮水，必要时静脉补液，出汗后及时更衣，注意保暖。体温超过38.5℃时，及时给予物理降温或药物降温，以减少大脑氧的消耗，并记录降温效果。

（2）饮食的护理　保证足够热量摄入，按病人热量需要制定饮食计划，给予高热量、清淡、易消化的流质或半流质饮食，少量多餐，以减轻胃胀，预防呕吐的发生，注意食物的调配，增加病人食欲。频繁呕吐不能进食者，应注意观察呕吐情况并静脉输液，维持水、电解质平衡。监测病人每日热量摄入量，及时给予适当调整。

（3）日常生活的护理　协助病人洗漱、进食、大小便及个人卫生等生活护理；做好口腔护理，呕吐后帮助病人漱口，保持口腔清洁，及时清除呕吐物，减少不良刺激；做好皮肤的护理，及时清除大小便，保持臀部干燥，预防压疮的发生；注意病人安全，躁动不安或惊厥时防坠床及舌咬伤。

（4）心理护理　对病人及家属给予安慰、关心和爱护，使其接受疾病的事实，鼓励战胜疾病的信心。根据病人及家属的接受程度，介绍病情、治疗护理的目的与方法，使其主动配合。及时解除病人不适，取得病人及家属的信任。

2. 专科护理

（1）做好抢救药品及器械的准备　如氧气、吸引器、人工呼吸机、脱水剂、呼吸兴奋药、硬脑膜下穿刺包及侧脑室引流包等。

（2）药物治疗的护理　了解各种用药的使用要求及不良反应。如静脉用药的配伍禁忌；青霉素稀释后应在 1 小时内输完；高浓度的青霉素须避免渗出血管外，以防组织坏死；注意观察氯霉素的骨髓抑制作用，定期做血象检查；静脉输液速度不宜太快，以免加重脑水肿；保护好血管，保证静脉输液通畅；记录 24 小时的出入量。

3. 病情观察

（1）监测生命体征　若病人出现意识障碍、瞳孔改变、躁动不安、频繁呕吐、四肢肌张力增高等先兆，提示有脑水肿、颅内压增高的可能。若呼吸节律不规则、瞳孔忽大忽小或两侧不等大、对光反射迟钝、血压升高，应注意脑疝及呼吸衰竭的存在。应经常巡视、密切观察、详细记录，以便及早发现，给予急救处理。

（2）做好并发症的观察　如病人在治疗中发热不退或退而复升、呕吐不止、频繁抽搐，应考虑有并发症的存在，可作头颅 CT 扫描检查等，以期早确诊，及时处理。

4. 健康指导

（1）注意加强体育锻炼，合理摄入营养，以增强体质，防止呼吸道感染。

（2）新生儿及儿童按要求积极实施计划免疫接种。

（3）早期综合治疗，减轻并发症和后遗症。

（4）留有后遗症的病人，应对瘫痪肢体进行理疗、被动活动等功能锻炼，防止肌肉挛缩。对失语和智力低下者，应进行语言训练和适当教育。

（5）为病人讲解如何保护自己和预防外伤的措施。

（6）告诫病人如有头痛、呕吐等情况应及时来院就诊。

第五节 癫痫持续状态

一、疾病概述

【概念与特点】

癫痫持续状态（SE）或称癫痫状态，传统定义认为癫痫持续状态指"癫痫连续发作之间意识尚未完全恢复又频繁再发，或癫痫发作持续30分钟以上未自行停止。"目前观点认为，如果病人出现全面强直阵挛性发作（GTCS）持续5分钟以上即有可能发生神经元损伤，对于全面强直阵挛性发作的病人若发作持续时间超过5分钟就该考虑癫痫持续状态的诊断，并须用抗癫痫药物紧急处理。癫痫持续状态是内科常见急症，若不及时治疗可因高热、循环衰竭、电解质紊乱或神经元兴奋毒性损伤导致永久性脑损害，致残率和病死率均很高。任何类型的癫痫均可出现癫痫持续状态，其中全面强直阵挛发作最常见，危害性也最大。

【临床特点】

1. 全面性发作持续状态

（1）全面性强直阵挛发作持续状态 是最常见、最严重的持续状态类型。是以反复发生强直－阵挛性抽搐为特征，2次发作间歇病人意识不恢复，处于昏迷状态。病人同时伴有心动过速、呼吸加快、血压改变、发热、酸中毒、腺体分泌增多（可致呼吸道梗死）等全身改变。

（2）强直性发作持续状态 主要见于 Lennox－Gastaut 综合征患儿，表现为不同程度意识障碍（昏迷较少），间有强直性发作或其他类型发作，如肌阵挛、非典型失神、失张力发作等。脑电图出现持续性较慢的棘慢或尖慢波放电。

（3）阵挛性发作持续状态 阵挛性发作持续状态时间较长时可出现意识模糊甚至昏迷。

（4）肌阵挛发作持续状态 特发性肌阵挛发作病人很少出现癫痫持续状态，严重器质性脑病晚期如亚急性硬化性全脑炎、家族性进行性肌阵挛癫痫较常见。

（5）失神发作持续状态　主要表现为意识水平降低，甚至只表现反应性低下，学习成绩下降。脑电图可见持续性棘慢波放电，频率较慢（<3Hz）。

2. 部分性发作持续状态

（1）单纯部分性发作持续状态　临床表现以反复的局部颜面或躯体持续抽搐为特征，或以持续的躯体局部感觉异常为特点，发作时意识清楚，脑电图可见相应脑区局限性放电。

（2）边缘叶性癫痫持续状态　常表现为意识障碍和精神症状，又称精神运动性癫痫状态，常见于颞叶癫痫。

（3）偏侧抽搐状态伴偏侧轻瘫　多发生于幼儿，表现为一侧抽搐，伴发作后一过性或永久性同侧肢体瘫痪。

【辅助检查】

（1）脑电图检查　是诊断癫痫最重要的辅助检查方法。脑电图对发作性症状的诊断有很大价值，有助于明确癫痫的诊断及分型和确定特殊综合征。

（2）神经影像学检查　包括 CT 和 MRI，可确定脑结构异常或病变，对癫痫及癫痫综合征诊断和分类颇有帮助，有时可做出病因诊断，如颅内肿瘤、灰质异位等。

【治疗原则】

癫痫持续状态的治疗目的为保持稳定的生命体征和进行心肺功能支持，终止呈持续状态的癫痫发作，减少癫痫发作对脑部神经元的损害，寻找并尽可能根除病因及诱因，处理并发症。

（1）控制发作　是治疗的关键，否则危及生命。①首选地西泮静脉注射，适用于成人或儿童各型持续状态。地西泮偶尔可抑制呼吸，则停止注射，必要时使用呼吸兴奋药对症处理。②异戊巴比妥钠：静脉注射至控制发作为止。③10% 水合氯醛：根据成人及儿童用量加等量植物油，保留灌肠。④苯妥英钠：溶于生理盐水静脉注射，速度适宜。

（2）其他治疗　①保持呼吸道通畅，给予鼻导管或面罩吸氧，必要时行气管切开；进行心电、血压、呼吸、血氧饱和度监护，定时做血气、血生化分析。②治疗诱发因素。③牙关紧闭者放置牙垫，防止舌咬伤。④给予 20% 甘露醇快速静脉滴注，也可用地塞米松 10~20mg 静脉注射，防治脑水肿。

⑤控制感染或预防性应用抗生素，防治并发症。⑥高热者给予物理降温，纠正代谢紊乱，维持水、电解质平衡，给予营养支持。

二、主要护理问题

（1）有窒息的危险　与癫痫发作时意识障碍、喉头痉挛及气道分泌物增多有关。

（2）有受伤的危险　与癫痫发作时肌肉抽搐和意识障碍有关。

（3）长期性低自尊　与抽搐、跌伤、尿失禁等有碍自身形象有关。

（4）潜在并发症　脑水肿、酸中毒及水、电解质紊乱。

三、护理措施

1. 常规护理

（1）休息与活动　保证充足睡眠、避免过度劳累。病情允许者，适当参加体力和脑力活动，劳逸结合，做力所能及的事，保持愉悦心情。若有发作先兆应立即卧床休息。

（2）环境　保持环境安静，温湿度适宜，避免强光、惊吓等刺激。

（3）饮食护理　给予清淡、富营养、易消化饮食，避免暴饮暴食、辛辣刺激性食物，戒烟酒，保持良好饮食习惯。

（4）心理护理　帮助病人正确对待疾病，理解病人，耐心倾听，鼓励病人说出自己的内心感受，指导病人做好自我调节，维持良好的心理状态；鼓励病人积极参与各种社交活动，承担力所能及的社会工作；鼓励家属关爱、理解和帮助病人，减轻病人的精神负担，给予病人全身心照顾。

2. 专科护理

（1）防止受伤　出现发作先兆时，立即平卧，或发作时陪伴者迅速抱住病人缓慢就地平放，避免摔伤；取下眼镜和义齿，将手边的柔软物垫在病人头下；将牙垫或厚纱布垫在上下臼齿之间。以防咬伤舌、口唇及颊部，但不可强行塞入。抽搐发作时，适度扶住病人手脚，以防自伤及趾伤，切不可用力按压肢体，以免造成骨折、肌肉撕裂及关节脱位。大小便失禁时，及时处理。少数病人抽搐停止、意识恢复过程中有兴奋躁动，应专人守护，放置保护性床档，必要时使用约束带。

（2）保持呼吸道通畅　使病人取平卧、头偏向一侧或侧卧位，使呼吸道分泌物由口角流出；解开衣领、衣扣和裤带，以免过紧影响呼吸；防止舌后坠阻塞呼吸道，必要时使用舌钳；吸氧，预防缺氧所致脑水肿，尤其是癫痫持续状态者；准备吸引器、气管切开包等，及时清除口鼻腔分泌物；不可强行喂食，防止窒息。

3. 病情观察　严密观察生命体征、神志及瞳孔变化；观察发作类型，发作过程中有无心率加快、血压升高、呼吸减慢或暂停、瞳孔散大、牙关紧闭及大小便失禁等表现；观察并记录发作频繁、持续时间及意识恢复时间，在意识恢复过程中，有无自动症、头痛、疲乏及行为异常等表现。

4. 健康指导

（1）向病人及家属宣传有关预防癫痫诱发因素方面的基本知识。需注意避免引起突然发作的因素，如突发精神刺激、强音、强光刺激、受凉、上呼吸道感染、淋雨、过度换气、过量饮水、过度劳累、饥饿或过饱等。

（2）家庭成员要关心、爱护病人并与病人进行心灵上的沟通，增强病人克服困难、战胜疾病的动力和勇气，鼓励病人坚持治疗，在医师指导下坚持长期服药，勿自行停药或换药。家庭的情感支持会鼓励病人执行更多的自理行为或改变应激的应对方式。

（3）嘱病人勿从事高空作业及潜水、驾驶或有危险的机械操作工作等，保持乐观情绪，生活、工作应有规律；如发现病情变化，应随时复诊。

（4）嘱病人随身携带疾病卡（注明姓名、诊断、地址、联系电话等）以便疾病发作时取得联系，便于抢救。

（5）癫痫病人夏季不宜大量饮冷开水及冷饮料，以防止血液中的药物浓度下降，降低治疗效果，诱发癫痫发作。

（6）做好心理健康指导，告知病人癫痫是神经科的一种常见病、多发病。

第六节 重症肌无力

一、疾病概述

【概念与特点】

重症肌无力（MG）是一种神经－肌肉传递障碍的获得性自身免疫性疾病，主要表现为受累骨骼肌极易疲劳，经休息和服用抗胆碱酯酶药物后可部分恢复。

【临床特点】

本病全身骨骼肌均可受累，但以脑神经支配的肌肉及脊神经支配的肌肉受累更为多见。不管何组年龄和何群骨骼肌受累，共同的临床特点为：①受累骨骼肌极易疲劳，经休息或服用抗胆碱酯酶药物以后肌无力症状减轻或暂时好转。②肌无力症状易波动，常朝轻夕重，妊娠、上呼吸道感染、精神刺激等均可使症状加重。③受累骨骼肌无力的范围不能按神经分布解释。除肌无力外，一般不伴神经系统受累的症状和体征。

本病起病隐袭，最常见的首发症状为眼外肌不同程度的无力，包括上睑下垂、眼球活动受限而出现复视，但瞳孔括约肌不受累。眼外肌力弱由单眼开始，以后累及双眼，或双眼同时发病，但两侧受累程度常不对称。除眼肌外，其他骨骼肌也可受累。早期病人仅为进食时间延长、讲话时间久后极易疲劳，后期病人则有伸舌、上提不能，乃至咽反射消失等。此时，若不及时诊治必将危及生命。少数急性起病，同时累及眼外肌、延髓肌、四肢甚至呼吸肌无力者，称为进展型重症肌无力。

【辅助检查】

（1）疲劳试验　受累肌肉在较短时间内重复收缩，如果出现无力或瘫痪，休息后又恢复正常者为阳性。

（2）抗胆碱酯酶药物试验　①依酚氯铵试验：静脉注射依酚氯铵 5～10mg，症状迅速缓解者为阳性，一般仅维持 10 分钟左右又恢复原状。②新斯的明试验：肌内注射甲硫酸新斯的明 0.5～1mg，20 分钟症状明显减轻者则为阳性，可持续 2 小时左右。

（3）重复电刺激　在停用新斯的明 24 小时以后，低频重复电刺激尺神经、面神经或腋窝神经，记录远端诱发电位及衰减程度，如递减轻者则为阳性，可持续 2 小时左右。

（4）AChR 抗体测定　常用放射免疫法和酶联免疫吸附试验进行测定，80% 以上的病例 AChR 抗体滴度增高。同一病人的 AChR 抗体滴度越高，肌无力越明显，但不能用 AChR 抗体滴度比较不同病人的病情程度。

【治疗原则】

（1）药物治疗　①抗胆碱酯酶药物：通过抑制胆碱酯酶的活性，使释放至突触间隙的 ACh 存活时间延长而发挥效应。常用药物有溴吡斯的明片剂、安贝氯铵片剂，同时可辅用氯化钾、麻黄碱，有加强抗胆碱酯酶药物疗效的作用。②糖皮质激素：通过抑制 AChR 抗体的生成发挥作用。③免疫抑制药：首选硫唑嘌呤。

（2）血浆置换法　应用正常人血浆或血浆代用品置换重症肌无力病人的血浆，以去除病人血液中的 AChR 抗体，其效果仅维持 1 周左右，需重复进行。

（3）淋巴细胞置换法　定期应用正常人血淋巴细胞替代病人血中产生 AChR 抗体的淋巴细胞，疗效短暂。

（4）手术和放射治疗　对年轻女性、病程短、进展快的病人可行胸腺摘除术，对年龄较大、不宜手术者可行胸腺放射治疗。

（5）重症肌无力危象的处理　应尽快改善呼吸功能，有呼吸困难者应及时行人工呼吸；勤吸痰，保持呼吸道通畅，预防肺不张和肺部感染。根据肌无力危象、胆碱能危象等不同类型进行对症处理。

二、主要护理问题

（1）有误吸的危险　与面部、咽部、喉部肌肉及呼吸肌无力有关。

（2）气体交换受损　与继发于肌无力或胆碱能危象引起的呼吸衰竭有关。

（3）语言沟通障碍　与肌无力或气管插管有关。

（4）营养失调，低于机体需要量　与肌无力、无法吞咽及药物所致食欲欠佳有关。

（5）感知改变　与眼外肌无力引起睑下垂、斜视、复视有关。

（6）吞咽困难　与肌无力有关。

（7）自理缺陷　与肌无力、运动障碍有关。

（8）知识缺乏　不熟悉疾病过程及治疗。

（9）潜在并发症　呼吸衰竭。

三、护理措施

1. 常规护理

（1）心理护理　病人常因眼睑下垂、表情呆板或语言低沉、说话带鼻音、呐吃等而疏于与外界交流，护士应主动关心体贴病人，多与其交谈，帮助其适应周围环境及住院生活，消除其自卑心理，鼓励其进行正常的人际交往。因本病呈进行性加重趋势，需长期治疗，如果症状加重可能长期卧床不起，要尽力安慰病人，使其保持情绪稳定，树立战胜疾病的信心。

（2）饮食护理　应进食低盐、高蛋白及富含钾、钙的饮食，以补充营养，减少糖皮质激素治疗的不良反应。咀嚼无力或吞咽困难者，以软食、半流质饮食、糊状物或流质饮食如肉汤、牛奶等为宜。并在药物生效后小口缓慢进食，反呛明显不缓解时给予鼻饲流质饮食，以免发生窒息和误吸。

（3）口腔护理　病人咀嚼、吞咽困难，伸舌不能，咽反射消失，口腔内常留有食物残渣，加之口腔分泌物过多，易引起口腔感染，必须保持口腔清洁，口腔护理，每日2次。

（4）皮肤的护理　因病人长期卧床，易形成压疮，应做好皮肤的护理，每日用50%红花酒精按摩皮肤受压部位，严防压疮的发生。

2. 专科护理

（1）肌无力危象的护理　①病人突然出现呼吸困难、躁动不安、心率加快、发绀，应立即吸氧，清理呼吸道分泌物。嘱病人保持安静，以减少氧的消耗，必要时气管切开，使用人工呼吸机。②使用人工呼吸机，有专人护理，并密切观察病人意识、血压及心率变化，定期做血气分析。③做好气管切开的护理，每日换药时注意观察伤口，气管内定期滴药，及时清理呼吸道分泌物，保持呼吸道通畅，保证良好的肺内气体交换。

（2）危象解除后的护理　危象解除后，应遵医嘱继续服用抗乙酰胆碱酯酶类药物，以巩固和增强疗效，防止肌无力危象的再次发生。

（3）加强对病人的巡视　对不能发音或构音障碍及易在夜晚入睡后发生危象的病人，要加强巡视，认真听取病人的主诉，如有异常立即报告医师，及时处理。

（4）加强病人的饮食护理　病人往往有咀嚼、吞咽困难，应遵医嘱按时服用抗胆碱酯酶类药物，当药效出现和肌无力改善时，应立即协助病人进食，为保证安全，进食时病人身边应有护理人员或家属，以免发生呛咳、窒息或呼吸骤停等。以半流质饮食或软食为宜，进食要慢，对不能进食者，应给予鼻饲混合奶，要保证病人营养，增强机体的免疫力。

（5）预防危象的发生　此类危象常在疲劳、服药不当、精神创伤、呼吸道感染等情况下发生。因此，一般生活护理和正确使用抗胆碱酯酶药物十分重要，护理人员必须遵医嘱按时给病人服药，嘱病人适当地活动，预防感冒，避免诱发因素，防止危象的发生。

3. 病情观察　病人常出现呼吸困难，应细心观察注意有无口唇、指甲发绀及鼻翼扇动，如有呼吸困难应及时吸氧或做人工呼吸。对口腔、呼吸道分泌物过多，黏稠不易咳出者，严重影响通气量时，应及时进行气管切开，并严密观察呼吸频率、深浅、缺氧情况，及时调节潮气量。经常检查病人的氧分压、氧饱和度和血液 pH 值等，以了解呼吸功能有无改善。

4. 健康指导　做好病人家属的宣教，向病人家属介绍有关重症肌无力的一般知识，多与家属交流，鼓励他们多安慰病人，关心病人，理解家属的心情，多做解释工作，减轻其焦虑心理。告诉病人及家属除药物治疗外，还可以采用以下治疗方法。①胸腺摘除：对胸腺增生者效果好。年轻女性病人，病程短，进展快的病例效果更佳。②放射治疗：如因年龄较大或其他原因不适于作胸腺摘除者可行深部钴 60（^{60}Co）放射治疗。③血浆交换：按体重的 5% 计算血容量，每次交换病人血浆 1000~2000ml，连续 5~6 次为 1 个疗程。血浆交换治疗可使多数严重病人症状缓解，缓解时间为数周至数月，缺点是医疗费用太高，不能推广。

第七节 脊髓损伤

一、疾病概述

【概念与特点】

脊柱包括颈椎、胸椎、腰椎和骶椎组织，具有支持躯体、保护脊髓和内脏以及负重、运动、吸收震荡和平衡肢体的功能。脊柱、脊髓伤是一种严重创伤，其发生率占全身各部位骨折的 5% ~7%。脊髓损伤是脊柱骨折和脱位的严重并发症，导致脊髓损伤平面以下躯干和下肢或四肢瘫痪及由瘫痪而引起的一系列并发症。

【临床特点】

不同节段平面的脊髓损伤，其临床表现各不相同。

（1）颈髓损伤 上颈髓损伤病人可出现截瘫，颈 4 以上的颈髓损伤可出现膈肌和腹肌全部瘫痪，病人表现为呼吸极度困难，出现发绀；下颈髓损伤病人可出现自肩部以下的四肢瘫痪，胸式呼吸消失，腹式呼吸变浅，大小便功能丧失，交感神经紊乱，失去出汗和血管收缩功能。病人可出现中枢性高热，体温可达40℃以上，亦有病人表现为持续低温。较低位的颈髓损伤，上肢可保留部分感觉和运动功能。

（2）胸髓损伤 可表现为截瘫。若为胸1、胸2损伤，可出现上肢感觉、运动障碍。胸髓损伤平面以下可出现感觉、运动及大小便功能丧失，浅反射不能引出，膝腱反射亢进，巴宾斯基征阳性。

（3）腰髓、脊髓圆锥损伤 可表现为会阴部皮肤感觉缺失，括约肌功能丧失致大小便不能控制和性功能障碍，双下肢的感觉和运动可能正常。

（4）马尾神经损伤 可表现为损伤平面以下弛缓性瘫痪，有感觉及运动功能障碍，膀胱和直肠功能消失。

【辅助检查】

（1）X线检查 检查脊柱损伤的水平和脱位情况，较大骨折位置及子弹或弹片在椎管内的滞留位置及有无骨折，并根据脊椎骨受损位置评估脊椎受损的程度。

（2）CT 检查　可显示骨折部位，有无椎管内血肿。

（3）MRI 检查　可清楚显示脊髓损伤的程度、性质、范围，出血的部位及外伤性脊髓空洞。

【治疗原则】

（1）闭合性脊髓损伤的治疗原则　早治疗、综合治疗、复位、固定、解除压迫，防止并发症和进行康复训练。

（2）非手术治疗　颅骨牵引、颈胸支架、手法整复、姿势复位。

（3）药物治疗　大剂量的甲泼尼龙、20% 甘露醇，防止脊髓水肿及继发性损伤。

（4）手术治疗　切开复位和固定、椎板切除、脊髓前后减压术。

（5）脊髓火器伤、脊髓刀器伤的治疗原则　先处理合并伤，积极抗休克，早期大剂量应用抗生素，破伤风抗毒素（TAT）预防破伤风感染，及早实施清创术，必要时行椎板切除术。

二、主要护理问题

（1）恐惧、绝望　与疾病相关知识缺乏、疾病预后不良、担心社会角色发生变化有关。

（2）低效型呼吸形态　与颈脊髓损伤及活动受限有关。

（3）体温异常　与体温调节中枢受损有关。

（4）有脊髓损伤加重的危险　与脊柱骨折压迫脊髓有关。

（5）排便、排尿异常　与支配排便的神经损伤或神经反射抑制、长期卧床及膀胱功能障碍有关。

（6）有发生失用综合征的危险　与病程长、对术后恢复无信心有关。

（7）潜在并发症——窒息　与颈深部血肿压迫、喉头痉挛和痰液堵塞以及手术伤害有关。

（8）潜在并发症——压疮　与颈脊髓损伤后瘫痪、长期卧床且大多要求颈部制动平卧位休息有关。

（9）潜在并发症——肺部感染　与卧床时间长或手术时对气管的牵拉有关。

三、护理措施

1. 生命体征监测　密切监测体温、脉搏、呼吸、血压，颈椎及胸椎骨折合并胸腔积液的病人要注意呼吸、血氧饱和度的变化。床旁备吸痰装置及气管切开包，若病人出现血氧饱和度进行性下降，应及时检查原因并做好抢救准备。

2. 饮食与体位指导　加强营养，指导病人食用高蛋白、高糖、富含胶原及粗纤维的食物，多吃新鲜水果和蔬菜，多饮水；卧硬板床，侧卧垫气枕，且尽量卧气垫床，每2～3小时翻身1次，避免局部长时间受压，防止压疮。

3. 体温异常的处理　高位截瘫病人可出现高热（40℃以上）或低温（35℃以下），主要是由于自主神经系统功能紊乱后对周围环境温度的变化丧失了调节和适应的能力。截瘫病人的高热宜采用物理降温法，在降低室温的前提下采取减少盖被、温水擦浴、酒精擦浴、冰袋冷敷等措施；如出现低体温，可提高室温，加盖棉被或使用热水袋，但水温应＜50℃；且热水袋勿与病人皮肤直接接触，防止烫伤。

4. 并发症的预防及护理　由于脊柱损伤后病人卧床时间较长，易出现压疮、肺部感染、泌尿系感染、腹胀及便秘、关节僵硬和挛缩畸形等并发症。因此，需采取有效措施，预防并发症的发生。

（1）压疮的预防措施　①避免局部组织长期受压：建立床头翻身记录卡，每2小时翻身1次；在易受压处垫软枕，必要时用气垫床；使用石膏、夹板、牵引的病人衬垫应松软合适，经常观察局部皮肤和肢端皮肤的改变，以免肢端坏死。②避免潮湿、排泄物刺激及摩擦：保持床单位清洁、干燥；保持病人皮肤清洁，并及时更换衣裤；协助病人翻身时动作要轻，避免拖、拉、推等粗暴做法，以防擦伤皮肤；半坐卧位时，注意防止病人身体向下滑动；使用便盆不可硬拉、硬塞，必要时可在便盆上加棉布垫以减少摩擦。③促进局部血液循环：定时用含不饱和脂肪酸的药物，如赛肤润、红花油按摩受压部位。方法为：用大、小鱼际按摩受压部位，力量由轻到重再到轻，每个部位按摩5～10分钟，每2～3小时按摩1次。血运差的受压部位可每日用红外线照射20～30分钟，增加局部血运和增加皮肤的免疫力。④加强营养：应注意全身营养状况，根据病情给予高蛋白、高热量、富含维生素的饮食，鼓励多进食，不能自理者应按时喂水、喂食；以增强抵抗力和组织修复能力。⑤鼓励病人多活动：在不影响康复的情况下，鼓励病人积极活动。

根据压疮的分期采取相应的护理措施。①淤血红润期：防止局部继续受压，避免摩擦潮湿等刺激，保持局部干燥，增加翻身次数，可使用赛肤润按摩局部皮肤。②炎性浸润期：除继续加强上述措施外，对未破的小水疱应减少摩擦，防止感染，让其自行吸收；大水疱者用无菌注射器抽出水疱内液体（不剪表面）后，表面涂 2% 碘酊或用红外线照射 15 分钟，保持创面干燥。③浅表溃疡期：清洁疮面，促进愈合，可外敷去腐生肌的自黏性贴片。④坏死溃疡期：清洁创面，除腐生新，引流通畅，促其愈合，根据伤口情况给予相应处理。

（2）肺部感染的预防及护理　①有效咳嗽及咳痰：鼓励病人有效咳嗽及咳痰，指导深吸气，在呼气约 2/3 时咳嗽，反复进行，以解除呼吸道阻塞，使不张的肺重新膨胀；每 2 小时翻身按摩叩背 1 次；痰液黏稠不易咳出时行雾化吸入，每日 2~3 次，以稀释痰液，利于引流。②深呼吸训练：吹气球和吹气泡，吹气泡训练方法是：用一空输液瓶，内盛半瓶清水，嘱病人用塑料吸管向瓶内水中吹气泡，以增大肺活量，减少呼吸道阻力和无效腔。

（3）防止尿路感染　①及时倾倒尿液：长期留置导尿管者，每 3~4 小时放尿 1 次，输液病人可根据尿量每 2~3 小时放尿 1 次。②膀胱冲洗：鼓励病人多喝水，每日饮水 2500ml 以上；夏天多吃西瓜，以增加尿量，达到自然冲洗尿道的目的。如有感染，每日用 0.9% 氯化钠注射液冲洗膀胱 1 次，每次冲洗要达到冲出的液体清亮、无沉渣为止。③定期更换尿管：每半个月更换尿管 1 次，在拔管前要尽量将尿排尽，拔除导尿管后应让尿道休息数小时；训练病人的排尿功能，教会病人自己做膀胱区按摩。充盈性膀胱排尿时，适当压迫膀胱，使尿液尽量排尽，减少残余尿量，但不能用力过大，以防膀胱破裂。如反射性排尿形成，残余尿量（排尽后立即导尿的尿量）在 100ml 以下，可不再插尿管，压迫膀胱后仍无尿液流出者，需予留置导尿管。

（4）腹胀与便秘的护理　脊柱骨折合并截瘫病人，伤后由于腹后壁血肿刺激以及过伸位等原因，常有腹胀，对腹胀严重者用胃肠减压器或肛管排气。便秘时可采用以下措施：适当适量使用导泻药物；使用开塞露或缓泻剂；上述方法无效可给予灌肠；戴手套用手指挖出粪便，但应防止损伤直肠黏膜或导致痔疮出血。

（5）关节僵硬和挛缩畸形的护理　每日2次做肌肉按摩和关节活动，以防肌肉萎缩和发生关节固定畸形；足部用软枕支垫使踝关节保持90°位置，以防足下垂畸形。

5. 健康指导

（1）用药指导　遵医嘱按时按量口服止痛药、营养神经药物。

（2）活动指导　脊柱支具佩戴3个月，或遵医嘱佩戴3~6个月，卧位时不需佩戴，术后坐位或下床时需佩戴。伤口拆线72小时后可洗澡，洗澡时刻不配戴支具，但注意避免弯曲、扭动脊柱。

（3）随诊指导　术后2个月内返院复查，如出现脊柱局部疼痛，四肢感觉、活动有所下降等不适时随诊。

第七章
产科重症

第一节　产后出血

一、疾病概述

【概念与特点】

胎儿娩出后 24 小时内出血量超过 500ml 者，称为产后出血。产后出血是产科常见而又严重的并发症，居我国目前孕产妇死亡原因的首位，胎儿娩出后 24 小时至产后 42 日内的出血称为晚期产后出血，发生率为 0.1%。迅速大量的失血可发生失血性休克，若得不到及时救治可危及生命，休克时间过长，可引起脑垂体缺血坏死，继发严重的垂体功能减退——希恩综合征。因此，应特别重视产后出血的护理以加强其防治工作。

【临床特点】

本病常见的临床表现是阴道流血过多、失血性休克和继发性感染。因出血原因不同，临床表现各有差异。

（1）子宫收缩乏力　出血特点是间歇性阴道流血，血色暗红，有凝血块，宫缩差时出血量增多，宫缩增强时出血量减少。若短时间内出血量增多，产妇可出现失血性休克，表现为面色苍白、头晕、心悸、出冷汗、脉搏细弱及血压下降。腹部检查：子宫轮廓不清，摸不到子宫底，系子宫收缩乏力性出血。

（2）胎盘因素　胎盘剥离不全及剥离后胎盘滞留宫腔，常表现为胎盘娩出前阴道流血量多伴有子宫收缩乏力；胎盘嵌顿时在子宫下段可发生狭窄环。胎盘部分粘连或部分植入时易发生剥离不全，滞留的胎盘影响子宫收缩；胎盘未粘连或植入部分发生剥离而出血不止。

（3）软产道裂伤　出血发生在胎儿娩出后，持续不断，血色鲜红且自凝。

若裂伤损及小动脉，出血较多，此时宫缩良好，宫颈裂伤多在两侧，也可能呈花瓣样；若裂伤较重，出血量大，阴道裂伤多发生在阴道侧壁、后壁和会阴部，多呈不规则裂伤，由于血运丰富，可引起严重出血。按会阴裂伤的程度可分为3度：Ⅰ度指会阴皮肤及阴道入口黏膜撕裂，未达肌层，一般出血不多；Ⅱ度指裂伤已达到会阴体肌层，累及阴道后壁黏膜，甚至从阴道后壁两侧沟向上撕裂，裂伤可不规则，出血较多；Ⅲ度指肛门外括约肌已断裂，甚至阴道直肠隔及部分直肠前壁有裂伤，出血量不一定很多。

（4）凝血功能障碍　在孕前或妊娠期已有出血倾向，如牙龈出血。当胎盘剥离或产道有裂伤时，由于凝血能力障碍表现为全身不同部位的出血。

（5）晚期产后出血　表现为红色恶露持续时间延长，反复出血或突然大量出血，体格检查示：子宫复旧不全、子宫大而软、宫口松弛。

【辅助检查】

（1）测血压、脉搏、中心静脉压和体温　测量前三项主要了解循环血量减少的程度，观察体温变化以识别感染征象。

（2）实验室检查　查血型、血常规、血小板计数、出凝血时间、凝血酶原时间、纤维蛋白质测定和3P试验以及纤溶酶确诊试验等。

【治疗原则】

迅速止血、维持正常的循环血量及预防感染。

（1）静脉输液、输血，以纠正失血性休克。

（2）针对出血原因的不同，提供相应的止血措施以期达到迅速有效地止血。

（3）适当给予预防性的广谱抗生素，以预防感染的发生。

二、主要护理问题

（1）组织灌流改变　与产后出血有关。

（2）有感染的危险　与产后出血造成抵抗力降低有关。

（3）焦虑　与担心自身健康及婴儿喂养有关。

（4）自我照顾能力缺陷　与产后失血性贫血及体质极度虚弱有关。

三、护理措施

1. 常规护理

（1）使产妇保持安静，充分休息及足够睡眠，避免过多移动。

（2）进高蛋白质、富含维生素和无刺激性食物，以增强机体抵抗力。

（3）密切观察产妇的一般状态、生命体征、子宫收缩情况、阴道流血量、尿量等。

（4）失血多、休克者应平卧位，吸氧，保暖，保持静脉通路，做好输液、输血准备。

2. 协助医生执行止血措施

（1）子宫收缩乏力性出血　应立即按摩子宫，同时使用缩宫素和麦角新碱，以维持子宫处于良好收缩状态。腹壁按摩子宫底的方法是：一手置于宫底部，拇指在前壁，其余四指在后壁，均匀有节奏的按摩宫底，挤出积血和血块。腹壁－阴道双手按摩子宫法是：一手握拳置于阴道前穹，顶住子宫前壁，另一只手自腹壁按压子宫后壁使宫体前屈，双手相对紧压子宫并做按摩。若经上述方法止血效果不理想，及时配合医师做好填塞宫腔、结扎盆腔血管、髂内动脉栓塞术以及切除子宫的准备工作。

（2）胎盘因素所致出血　若胎盘已剥离未排出，膀胱过度膨胀应行导尿术后排空膀胱，用手按摩子宫使子宫收缩，另一只手轻轻牵拉脐带协助胎盘娩出。胎盘剥离不全、滞留、粘连时应人工徒手剥离胎盘，若残留胎盘胎膜组织徒手取出困难时，可用大号刮匙清除。胎盘嵌顿在子宫狭窄环以上者，可在全身麻醉下，待子宫狭窄环松解后用手取出。若疑为胎盘植入，则需要做好剖腹切开子宫探查的术前准备。

（3）软产道裂伤出血　及时准确地修补、缝合裂伤进行有效止血。

（4）凝血功能障碍出血　若发现出血不凝，或会阴伤口出血不止等，立即通知医生，同时抽血做凝血酶原、纤维蛋白原、3P 试验等。除配合医生积极止血外，还应及时遵医嘱补充血容量，输入新鲜血液改善微循环、纠正休克，并做好紧急抢救准备。

3. 预防感染　保持床单的清洁干燥，严格会阴护理，注意观察会阴伤口情况，恶露的颜色、气味及量的变化，遵医嘱给予广谱抗生素预防感染。

4. 心理支持　出血后产妇会面临体力差、活动无耐力、生活自理差等诸多困难，并对出血引起的并发症产生恐惧，因此应为产妇及家属详细解释说明各种治疗护理措施，并鼓励他们参与制定产妇的护理计划，以减轻其恐惧、焦虑心理。尽量给产妇及家属提供机会，鼓励其说出内心的感受。

5. 健康指导

（1）饮食指导　多食绿色蔬菜及高蛋白、富含维生素和高热量的饮食。

（2）提倡母乳喂养，让婴儿多吸吮乳头，以促进子宫收缩。

（3）注意阴道出血情况，如有异常应随时就诊。

（4）加强个人卫生，注意会阴部的卫生，防止感染。

第二节　妊娠期高血压疾病

一、疾病概述

【概念与特点】

妊娠期高血压疾病是妊娠期特有的疾病。该病严重影响母婴健康，是孕产妇和围生儿患病率及死亡率的主要原因。

【临床特点】

1. 妊娠期高血压　①BP≥140/90mmHg（妊娠 20 周以后首次出现）；②无蛋白尿；③血压于产后 12 周恢复正常；④只能在产后最后确诊；⑤可有其他先兆子痫表现，如上腹不适或血小板减少。

2. 子痫前期

（1）轻度　①BP≥140/90mmHg，妊娠 20 周以后出现；②尿蛋白≥2.0g/24h 或定性（＋）。

（2）重度　①BP≥140/90mmHg；②尿蛋白≥2.0g/24h 或定性（＋＋）以上；③血肌酐＞106μmol/L 或较前升高；④血小板计数＜100×10⁹/L 或出现微血管溶血性贫血（乳酸脱氢酶升高）；⑤肝酶升高；⑥头痛或其他脑部或视觉症状；⑦持续性上腹不适。

3. 子痫　先兆子痫孕妇抽搐而不能用其他原因解释。

4. 子痫前期合并原发性高血压　①高血压孕妇妊娠 20 周以前无蛋白尿，

20 周以后出现尿蛋白≥300mg/24h；②高血压孕妇妊娠 20 周以前血压高、蛋白尿，但突然尿蛋白增加或血压增高 30/15mmHg 或血小板计数 < 100 × 10^9/L。

5. 原发性高血压　BP≥140/90mmHg，妊娠前或妊娠 20 周以前或妊娠 20 周后首次诊断为高血压，并持续到产后 12 周。

【辅助检查】

除全身及产科检查外，还需要进行如下检查。

（1）眼底检查　视网膜小动脉可以反映主要器官的小动脉情况，对于评估病情、决定处理有着重要的指导意义。眼底的主要改变为视网膜小动脉痉挛，动静脉管径之比由正常时的 2∶3 变为 1∶2 甚至 1∶4，严重时可出现视网膜水肿、视网膜脱离或有棉絮状渗出物及出血，病人可能出现视物模糊或突然失明。

（2）血液检查　测定血细胞比容、血红蛋白、血浆黏度等，可帮助了解血液浓缩情况，重症病人应做有关凝血功能的检查，如测定血小板计数、凝血酶原时间、纤维蛋白原等，以了解有无凝血功能障碍。

（3）肝肾功能测定　测定丙氨酸氨基转移酶、血尿素氮、肌酐及尿酸等，以协助判断肝、肾功能。另外，通过测定血电解质及二氧化碳结合力等，可及时了解有无电解质紊乱及酸中毒。

（4）胎心监护测定　了解胎儿有无宫内缺氧及妊娠期高血压疾病对胎儿的损伤情况。

（5）其他　如超声心动图、心电图、羊膜镜检查、胎盘功能及胎儿成熟度检查等。

【治疗原则】

妊娠期高血压疾病的治疗目的和原则是争取母体可以完全恢复健康，胎儿出生后能够存活，以对母儿影响最小的方式终止妊娠。妊娠期高血压病人可在家或留院观察，密切监测母儿安危；子痫前期病人应住院治疗，治疗原则为休息、解痉、镇静、降压、合理扩容，必要时行利尿治疗，密切监测母儿安危，适时终止妊娠。一旦发生子痫，应控制抽搐、纠正缺氧和酸中毒、控制血压，抽搐控制后终止妊娠。

二、主要护理问题

（1）焦虑　与母体及胎儿健康受威胁有关。

（2）知识缺乏　缺乏妊娠期高血压疾病处理的相关知识（如饮食、卧床休息、治疗等）。

（3）有孕妇受伤的危险　与子痫发作时病人意识丧失、抽搐等有关。

（4）有胎儿受损的危险　与子宫胎盘缺血有关。

（5）组织灌流改变　与子痫及其合并症（痉挛、肺水肿、弥散性血管内凝血等）有关。

三、护理措施

1. 常规护理

（1）休息　首先应强调休息的重要性，卧床期间以左侧卧位为宜，在必要时也可换成右侧卧位，但要避免平卧位。使孕妇了解左侧卧位可以减轻右旋的子宫对腹主动脉和下腔静脉的压迫，使静脉回流增加，从而改善全身血液循环、子宫胎盘及肾脏的血液循环。

（2）饮食　与孕妇一起设计适宜的食谱，保证足够的蛋白质、水分、纤维素和适量盐的摄入，并补充铁和钙剂。除非全身水肿，否则不限制盐的摄入，因长期低盐饮食可引起低钠血症，易发生产后血液循环障碍。强调妊娠期补钙，每日补钙元素 2g 效果最好。

2. 专科护理

（1）硫酸镁的用药护理　①肌内注射：通常于用药 2 小时后血药浓度达高峰，且体内浓度下降缓慢，作用时间长，但易导致组织疼痛，注射时应使用长针头行深部臀肌内注射，也可加利多卡因于硫酸镁溶液中，以缓解疼痛刺激，必要时可行局部按摩或湿敷，促进肌肉组织对药物的吸收。②静脉给药：可行静脉滴注或推注，静脉用药后，可使血中浓度迅速达到有效水平，用药后的 1 小时血浓度可达高峰，停药后浓度下降较快，并可避免肌内注射引起的不适。根据不同情况选择相应的给药途径，也可采取两种给药途径，取长补短，以维持体内有效浓度。

（2）为子痫前期病人提供有效的照顾，护理重点在于保持病情稳定、预防子痫的发生，为分娩做好准备。

3. 病情观察

（1）生命体征的观察 应严密监测并记录病人血压、脉搏、呼吸、神志的变化，如血压居高不降或持续上升，应防止子痫的发生。如发现面色苍白、心慌气促、咳粉红色泡沫痰，应警惕发生心力衰竭。

（2）自觉症状的观察 随时询问病人有无头痛、头晕、眼花、呕吐、恶心等症状。如出现上述自觉症状，说明病情在发展，血压可能在上升，应防止发展为子痫前期或子痫。

（3）水肿的观察 坐位或卧位时抬高下肢，勿穿过紧的裤子和袜子，衣着宽松，避免盘腿而坐，以利于增加静脉回流，减轻水肿。每日空腹测体重 1 次，及时发现隐性水肿，记录 24 小时出入量，及时检查尿蛋白。

（4）药物疗效及不良反应的观察 使用解痉降压药物后，应观察疗效，如血压是否有下降，是否平稳；使用利尿药后尿量是否增加，水肿是否好转；使用硫酸镁过量会使呼吸及心肌收缩功能受到抑制，危及生命，故对使用硫酸镁的病人应定时检查膝反射、呼吸、尿量，如出现膝反射消失、呼吸 < 16 次/分、尿量 < 600ml/24h 或 < 25ml/h 等中毒现象，应立即停药，并静脉推注 10% 葡萄糖酸钙 10ml 急救。

4. 健康指导

（1）饮食 病人应进高蛋白饮食，补充从尿中丢失的蛋白质，如瘦肉、鱼、动物内脏等，勿食腌制食品、方便食品及速冻食品，多食富含维生素、铁、钙的食物，水肿严重者，应低盐饮食，盐的摄入量不超过 3g/d，减轻水、钠潴留。

（2）胎儿监护 教会病人自测胎动每日 3 次，每次 1 小时，发现胎动过多或过少及时报告。观察有无阴道出血、腹痛、早产、胎盘早剥等，防止胎儿缺氧和新生儿窒息。

（3）定时产前检查 妊娠 28 周后，每月检查 1 次；32 周后，每半个月检查 1 次；36 周后，每周检查 1 次。定期做 B 超检查，监测胎盘功能及胎儿宫内发育情况，定期检测蛋白尿、血压、水肿的变化。

（4）产褥期每周测量 1 次血压和进行 1 次肾功能检查，以了解身体康复的情况。剖宫产术后严格避孕 1～2 年。

第三节　子　痫

一、疾病概述

【概念与特点】

子痫是在先兆子痫基础上发生抽搐，或伴有昏迷。子痫可以发生在产前、产时、产后等不同时间，不典型的子痫还可发生于妊娠 20 周以前。

【临床特点】

（1）先兆子痫　病人在高血压及蛋白尿等基础上，出现头痛、眼花、恶心、胃区疼痛及呕吐等症状，提示颅内压增高、病情进一步发展，预示即将发生抽搐，称为先兆子痫。

（2）子痫　在先兆子痫基础上发生抽搐，或伴有昏迷，称为子痫。子痫多发生于妊娠晚期或临产前，称产前子痫；少数发生于分娩过程中，称产时子痫；个别发生于产后 24 小时内，称产后子痫。子痫典型发作表现为眼球固定、瞳孔散大，瞬间头转向一侧，牙关紧闭，继而口角与面部肌肉颤动，数秒钟后全身肌肉强直，双手握拳，双臂屈曲，迅速发生强烈抽动，抽搐时呼吸暂停，面色青紫。持续 1 分钟左右，抽搐强度减弱，全身肌肉松弛，随即深长吸气，发生鼾声后恢复呼吸。发作抽搐前和抽搐期间，病人神志丧失。轻者抽搐后短期即可苏醒，抽搐频繁持续时间较长者，往往陷入深昏迷状态。在抽搐过程中易发生各种创伤，如唇舌咬伤、摔伤甚至骨折，昏迷中呕吐可造成窒息或吸入性肺炎。

【辅助检查】

除全身及产科检查外，还需进行如下检查。

（1）眼底检查　视网膜小动脉可以反映主要器官的小动脉情况，对于评估病情、决定处理有着重要的指导意义。眼底的主要改变为视网膜小动脉痉挛，动静脉管径之比由正常时的 2：3 变为 1：2 甚至 1：4，严重时可出现视网膜水肿、视网膜脱离或有棉絮状渗出物及出血，病人可能出现视物模糊或突然失明。

（2）血液检查　测定血细胞比容、血红蛋白、血浆黏度等，可帮助了解血液浓缩情况，重症病人应做有关凝血功能的检查，如测定血小板计数、凝血酶原时间、纤维蛋白原等，以了解有无凝血功能障碍。

（3）肝肾功能测定　测定丙氨酸氨基转移酶、血尿素氮、肌酐及尿酸等，以协助判断肝、肾功能。另外，通过测定血电解质及二氧化碳结合力等，可及时了解有无电解质紊乱及酸中毒。

（4）胎心监护测定　了解胎儿有无宫内缺氧及妊娠期高血压疾病对胎儿的损伤情况。

（5）尿液检查　尿比重≥1.020说明尿液浓缩，尿蛋白（＋）的蛋白含量为300mg/24h，当尿蛋白（＋＋＋＋）时尿蛋白含量为5g/24h，重度子痫前期病人应每日检查1次尿蛋白。

（6）其他　如超声心动图、心电图、羊膜镜检查、胎盘功能及胎儿成熟度检查等。

【治疗原则】

子痫的治疗原则为控制抽搐、控制血压、防止受伤、严密监护、终止妊娠。

（1）药物治疗　以解痉、镇静、降压、利尿为主，辅以其他支持疗法。①解痉药物：以硫酸镁为首选药，因其对宫缩和胎儿均无不良影响。②镇静药物：适用于对硫酸镁有禁忌或疗效不明显时，但临近分娩时应慎用，以免药物通过胎盘对胎儿产生抑制作用，如冬眠合剂、地西泮等。③降压药物：适用于血压过高，特别是舒张压高的病人，如卡托普利、硝普钠、硝苯地平等。④利尿药物：如甘露醇、呋塞米，仅限于有全身水肿、肺水肿、脑水肿、血容量过高或有心力衰竭者。用药过程中应严密监测药物所致的不良反应，发现异常及时与医生联系，并予以纠正。⑤扩容药物：当血液浓缩、血容量下降、脏器灌流量不足时使用，应与解痉药同时使用，应严密观察脉搏、血压、呼吸及尿量，防止肺水肿和心力衰竭的发生。常用的扩容剂有人血白蛋白、血浆、全血、平衡液和低分子右旋糖酐等。

（2）紧急处理　①发生抽搐时，保持呼吸道通畅，避免呕吐物及异物误吸，使病人头偏向一侧，取出义齿，插入开口器和牙垫，防止咬破舌头。如有呕吐物，应用吸痰管及时吸净以避免吸入性肺炎。②鼻塞给氧，纠正酸中毒，避免胎死宫内。③静脉用镇静药。

（3）产科处理　妊娠期高血压疾病是孕妇所特有的疾病，适时结束妊娠对母儿均有利。其指征有：先兆子痫孕妇积极治疗 24～48 小时无明显好转者；先兆子痫孕妇，胎龄已超过 36 周，经治疗好转者；先兆子痫孕妇，胎龄不足 36 周，胎盘功能检查提示胎盘功能减退，而胎儿成熟度检查提示胎儿已成熟者；子痫控制后 6～12 小时的孕妇。通常在病人发生子痫的同时，伴破膜或临产，分娩则不可避免，即使不临产，待孕妇的抽搐和血压得到控制后，也应考虑结束分娩。分娩的方式应根据母儿的具体情况来决定，若情况允许可经阴道分娩；若人工破水或引产失败，则采取剖宫产术来挽救母子生命。护士应做好接生前和母儿抢救的准备。

二、主要护理问题

（1）焦虑　与母体及胎儿健康受威胁有关。

（2）知识缺乏　缺乏子痫的相关知识（如饮食、卧床休息、治疗等）。

（3）有孕妇受伤的危险　与子痫发作时病人意识丧失、抽搐等有关。

（4）有胎儿受损的危险　与子宫胎盘缺血有关。

（5）组织灌流改变　与子痫及其合并症（痉挛、肺水肿、弥散性血管内凝血等）有关。

三、护理措施

1. 常规护理

（1）做好心理护理，聆听病人主诉，消除病人焦虑情绪。

（2）保持病情稳定，预防子痫的发生，为分娩做准备。①将病人安置于单人暗室，保持室内空气流通，避免一切外来的刺激，保持绝对安静；医护活动应相对集中，动作轻柔，避免因外部刺激而诱发抽搐。②准备抢救物品及药品。

2. 专科护理

（1）子痫的护理　①让病人取头低位，左侧卧位，以防止黏液吸入呼吸道或舌头阻塞呼吸道，必要时用吸引器吸出喉头黏液和呕吐物，以免发生窒息。②立即吸氧，若有义齿应取出，用舌钳固定舌头防止舌咬伤和舌后坠的发生。③拉起床档，并放置一些枕头于病人与床档之间，以免病人从床上跌落受伤。④在病人昏迷或未完全清醒时，禁止给予一切饮食和口服药，防止误入呼吸道而致吸入性肺炎。⑤遵医嘱采用药物控制抽搐，首选药物为硫酸镁，必要时加用镇静药、降压药等，注意在抽搐时切忌选用硫酸镁注射，因为注射时的疼痛刺激极可能诱发抽搐。⑥密切观察尿量，可留置尿管，同时记录出入量，并按医嘱及时做尿常规、血液检查、心电图和眼底检查等，应密切监测生命体征变化，注意观察瞳孔变化、肺部啰音、四肢运动情况、腱反射、有无宫缩出现及胎儿情况，及早发现脑出血、肺水肿和肾功能不全或衰竭的征兆，并判断是否已临产。

（2）分娩期的护理　①分娩方式：阴道分娩时应尽量缩短第二产程，进行胎心监护，产程中应用镇静药，防止抽搐再发生。②做好新生儿复苏准备，分娩时应请儿科医生到场，协助抢救婴儿。准备各项婴儿复苏等抢救措施。③预防产后出血：这类产妇常合并有慢性弥散性血管内凝血情况、血小板偏低、长期应用解痉药物、血压高都是导致易出血的因素。加之血容量低，易发生低血容量性休克。因此当胎儿娩出后应常规给予缩宫素。④每 2 ~ 4 小时记录生命体征，备好各种抢救器械及药品，子痫抽搐后留置导尿管，记录 24 小时出入量。

（3）产褥期的护理　产褥期仍需继续监测血压，产后 48 小时内应至少每 4 小时测量一次血压。重症病人产后应继续应用硫酸镁治疗 1 ~ 2 日，产后 24 小时至 5 日内仍有发生子痫的可能，即使产前未发生抽搐，产后 48 小时亦有发生的可能，故不可放松治疗及护理措施。使用大量硫酸镁的孕妇，产后易发生子宫收缩乏力。妊娠期高血压疾病病人血容量减少，即使少量出血，也使其病情严重，故应密切观察子宫复旧及恶露情况，预防产后出血的发生。

3. 病情观察　

密切注意病人血压、脉搏、呼吸、体温及尿量，记录出入量；及时进行必要的血、尿化验和特殊检查，及早发现脑出血、肺水肿、急性肾衰竭等并发症。

4. 健康指导　指导病人摄取足够的水和富含纤维的食物，可有效防止因卧床休息，活动减少而造成的便秘，摄入足够的蛋白质则可补充尿蛋白的损失，除非全身水肿，否则不宜限制盐的摄入。督促病人坚持计数胎动，以判断胎儿宫内的情况，告诉病人及家属此病的危害性，以引起他们的重视。

第八章
急性中毒

第一节　一氧化碳中毒

一、疾病概述

【概念与特点】

一氧化碳俗称煤气，为无色、无臭、无味、无刺激性的气体，是含碳物质燃烧不全的产物。一氧化碳中毒最常见的原因是生活用煤气外漏或用煤炉取暖时空气不流通，其他如炼钢，化学工业及采矿等生产过程中操作不慎或发生意外事故等均可引起煤气中毒。

【临床特点】

表现为头晕、头痛、无力、恶心、呕吐、心悸、站立不稳。中度中毒病人出现意识模糊或谵妄、浅昏迷，重者抽搐、大小便失禁、昏迷，呈去大脑皮质状态（可睁眼，但无意识，不语、不动），血压下降、呼吸困难等，口唇及两颊呈樱桃红色。

【辅助检查】

（1）血液碳氧血红蛋白　是诊断一氧化碳中毒的特异性指标，离开中毒现场 8 小时内取血检测。

（2）脑电图检查　可见弥漫性不规则性慢波、双额低幅慢波及平坦波。

（3）头部 CT 检查　可发现大脑皮质下白质，包括半卵圆形中心与脑室周围白质密度减低或苍白球对称型密度减低。

【治疗原则】

（1）纠正缺氧　　轻、中度中毒的病人可用面罩或鼻导管高流量吸氧，8～10L/min；严重中毒病人给予高压氧治疗，可加速碳氧血红蛋白解离，促进一氧化碳排出。高压氧舱治疗能增加血液中溶解氧，提高动脉血氧分压，使毛细血管内的氧容易向细胞内弥散，可迅速纠正组织缺氧。呼吸停止时，应及早进行人工呼吸或用呼吸机维持呼吸。危重病人可考虑血浆置换。

（2）防治脑水肿　　严重中毒后，脑水肿可在24～48小时发展到高峰。脱水疗法很重要，目前最常用的是20%甘露醇快速静脉滴注，待2～3日后颅内压增高现象好转，可减量。呋塞米、糖皮质激素（如地塞米松）有助于缓解脑水肿。如有频繁抽搐，目前首选药是地西泮，10～20mg静脉滴注。

（3）治疗感染和控制高热　　应作咽拭子、血、尿培养，选择广谱抗生素。高热能影响脑功能，可采用物理降温方法，如头部用冰帽，体表用冰袋。若降温过程中出现寒战或体温下降困难，可用冬眠药物。

（4）促进脑细胞代谢　　应用能量合剂，常用药物有三磷腺苷、辅酶A、细胞色素C和大量维生素C等。

（5）防治并发症和后发症　　昏迷期间护理工作非常重要，保持呼吸道通畅，必要时行气管切开，定时翻身以防发生压疮和肺炎。注意营养，必要时鼻饲。急性一氧化碳中毒病人从昏迷中苏醒后，应尽可能休息观察2周，以防神经系统和心脏后发症的发生。

二、主要护理问题

（1）舒适的改变　　与一氧化碳中毒致脑缺氧有关。

（2）感知改变　　与一氧化碳中毒累及神经有关。

（3）知识缺乏　　缺乏对一氧化碳中毒相关知识的认知。

三、护理措施

1. 常规护理

（1）病人入院后应处于通风环境，注意保持呼吸道通畅，高浓度给氧（大于 8L/min）或面罩给氧（浓度为 50%），抢救苏醒后应卧床休息，有条件首选高压氧治疗。

（2）准确记录出入量，注意液体的选择和滴速，建立静脉通路。可选用静脉套管针，防止液体外渗，以利各种抢救药及时起效。特殊药物如用微量泵输液，要使药物准确输入，并注意水、电解质平衡。

2. 专科护理

（1）对躁动、抽搐者，应做好防护，加床档防止坠伤，定时翻身，做好皮肤的护理，防止压疮形成。有保留导尿者在翻身时，尿袋及引流管位置应低于耻骨联合，保持引流通畅，防止尿液反流及引流管受压。

（2）昏迷期间应做好口腔护理，用生理盐水擦拭口唇，保持湿润，防止口腔溃疡。头偏向一侧，预防窒息，保持呼吸道通畅，清除阻塞物，备好吸引器及气管插管用物，随时吸出呕吐物及分泌物。备好生理盐水及吸痰管，每吸引 1 次，及时更换新吸痰管。

（3）病人清醒后仍要休息 2 周，可加强肢体锻炼。

3. 病情观察　密切观察生命体征的变化，15～30 分钟记录 1 次，发现异常及时与医生沟通，采取措施。观察病人的面色和症状、体征改善情况。抽血查碳氧血红蛋白宜尽早进行。注意神经系统表现及皮肤、肢体受压部位的损害情况，如急性痴呆性木僵、癫痫、失语、肢体瘫痪、惊厥、皮肤水疱等，观察有无三磷腺苷过敏等药物反应。

4. 健康指导　加强预防一氧化碳中毒的宣传，居室需通风良好，家庭用火炉要用烟囱，有煤炉生火或使用液化气时门窗不能紧闭，严防煤气管泄露。

第二节　有机磷中毒

一、疾病概述

【概念与特点】

有机磷中毒主要是有机磷农药通过抑制体内胆碱酯酶活性，失去分解乙酰胆碱能力，引起体内生理效应部位乙酰胆碱大量蓄积，使胆碱能神经持续过度兴奋，导致先兴奋后衰竭的一系列毒蕈碱样、烟碱样和中枢神经系统等中毒症状和体征。

【临床特点】

（1）急性中毒症状　头痛、头晕、易激动、乏力、出汗、肌肉抽动、中枢性高热、昏迷。

（2）慢性中毒症状　食欲不振、上腹痛、头痛、头晕、乏力、失眠等。

【辅助检查】

（1）全血胆碱酯酶活力测定　此测定是诊断有机磷中毒的特异性试验指标，也是判断中毒程度的重要指标。胆碱酯酶活性降至正常人70%以下有意义。

（2）尿有机磷代谢产物测定　如对硫磷和甲基对硫磷在体内氧化分解生成对硝基酚，由尿排出，美曲磷脂中毒时尿中出现三氯乙醇，此类分解产物的测定有助于中毒的诊断。

（3）血、胃内容物和大便排泄物中有机磷检测。

【治疗原则】

（1）迅速清除毒物　迅速脱离中毒现场，脱去污染衣服，肥皂水彻底清洗污染的头发、皮肤、指甲，眼部迅速用清水冲洗；口服中毒者采用催吐、洗胃、导泻等。

（2）特效解毒剂的应用　①胆碱酯酶复活剂：能有效地恢复胆碱酯酶活性，常用有碘解磷定、氯解磷定。胆碱酯酶复活剂对老化的胆碱酯酶无复活作用，故应早期应用。②抗胆碱药：阿托品能迅速解除毒蕈碱样症状，同时能通过血－脑屏障进入脑内消除部分中枢症状，可对抗有机磷引起的呼吸抑制，对骨骼肌的兴奋症状无效，也不能使失活的胆碱酯酶复活，使用原则为早期、足量、反复给药及快速阿托品化，避免阿托品中毒。

（3）对症治疗　有机磷中毒可发生多种严重并发症，如肺水肿、呼吸机麻痹、呼吸衰竭、脑水肿、中毒性心肌炎等。故对症治疗应以维持正常心肺功能为重点，保持呼吸道通畅，氧疗及应用人工呼吸机，危重病人必要时应用血液净化治疗。中毒症状消失后，仍应观察3～7日。

二、主要护理问题

（1）体液不足　与恶心、呕吐、腹泻、流涎、多汗有关。

（2）低效型呼吸形态　与出现肺水肿有关。

（3）有外伤的危险　与头晕、乏力、烦躁不安有关。

（4）焦虑、恐惧　与中毒后出现胸部压迫感、全身紧束感、有机磷中毒知识的缺乏有关。

（5）潜在并发症　呼吸衰竭。

三、护理措施

1. 常规护理

（1）卧床休息、保暖　清醒者取半卧位，昏迷者取平卧位，头偏向一侧。

（2）维持有效的通气功能　及时有效的吸痰，保持呼吸道通畅，使用机械辅助呼吸，备好气管插管及气管切开用物，给予高流量吸氧 4～5L/min。

（3）饮食护理　①轻度中毒者应禁食 12～24 小时。②中度中毒者应禁食 24～36 小时。③重度中毒者应禁食 24～72 小时。④皮肤吸收中毒者不需要禁食。⑤症状缓解后应从流质饮食开始，逐渐过渡到半流质饮食和软食。

（4）心理护理　加强心理护理，减轻恐惧心理，护理人员应针对服药原因给予安慰，不歧视病人，为病人保密，并在生活观及价值观等方面进行正确引导。

2. 专科护理

（1）应用阿托品的护理　静脉注射时，速度不宜太快；阿托品抑制汗腺分泌，在夏天应注意防止中暑；大量使用低浓度阿托品输液时，可能发生溶血性黄疸。①导致"阿托品化"和阿托品中毒的剂量十分接近，应严密观察病情变化，正确判断。②阿托品反应低下：在阿托品应用过程中，病人意识障碍无好转或反而加重，颜面无潮红而其他阿托品化指征具备者，称阿托品反应低下。原因可能为脑水肿、酸中毒或循环血量不足，使阿托品效力降低，治疗应及时纠正酸中毒，治疗脑水肿。③阿托品中毒：正常成人阿托品致死量为 80～100mg。当出现早期中毒征象时，应立即减量或停药，应用利尿药促进排泄或肌内注射毛果芸香碱 5mg，必要时可重复，亦可用间羟胺 10mg 拮抗。烦躁不安者可肌内注射地西泮 10mg。中毒时可引起心室颤动，故应充分吸氧以维持正常的血氧饱和度。④阿托品依赖：在抢救过程中，7～10 日后再次出现仅有 M 样症状而无 N 样症状，使用小剂量阿托品即可缓解，大剂量阿托品也能耐受，称阿托品依赖。治疗以小剂量使用阿托品、缓慢撤药和延长给药时间为主。

（2）应用胆碱酯酶复能剂的护理　早期用药，洗胃时即可应用，首次应足量给药。轻度中毒单用，中度以上中毒必须联合应用阿托品，但应减少阿托品剂量。若用量过大、注射太快或未稀释，可抑制胆碱酯酶导致呼吸抑制，应稀释后缓慢静脉推注或静脉滴注。复能剂在碱性溶液中易水解成有剧毒的氰化物，故禁与碱性药物配伍使用。碘解磷定药液刺激性强，漏于皮下时可引起剧痛及麻木感，故应确定针头在血管内方可注射给药，不可肌内注射。

3. 病情观察

（1）观察生命体征、尿量和意识，发现以下情况应及时配合抢救工作：①急性肺水肿：胸闷、严重呼吸困难、咳粉红色泡沫痰、双肺湿啰音等。②呼吸衰竭：呼吸节律、频率和深浅度改变。③急性脑水肿：意识障碍、头痛、剧烈呕吐、抽搐等。④中间综合征先兆症状：病人清醒后又出现胸闷、心慌、器官、乏力等症状。此时应行全血胆碱酯酶化验、动脉血氧分压监测、记出入量等。⑤"反跳"的先兆症状：胸闷、流涎、出汗、言语不清、吞咽困难等。

（2）应用阿托品的观察　严密观察瞳孔、意识、皮肤、体温及心率变化，注意"阿托品化"与阿托品中毒的区别（表 8-1）。

表 8-1　阿托品化与阿托品中毒的区别

症状表现	阿托品化	阿托品中毒
神经系统	意识清楚或模糊	谵妄、幻觉、双手抓空、昏迷
皮肤	干燥、颜面潮红	干燥、紫红
瞳孔	明显扩大且不再缩小	瞳孔明显散大（常超过 5mm）
体温	正常或轻度升高	明显升高（＞39℃）
心率	心率增快≤120 次/分	心动过速，甚至有心室颤动发生

（3）应用胆碱酯酶复能剂的观察　注意观察药物的不良反应，如短暂的眩晕、视物模糊、复视或血压升高等。碘解磷定剂量过大可出现口苦、咽痛和恶心，注射速度过快可出现暂时性呼吸抑制；双复磷用量过大可引起室性期前收缩、心室颤动或传导阻滞。

4. 健康指导

（1）普及预防有机磷中毒的有关知识，喷洒农药时要穿质厚的长袖上衣、长裤，扎紧袖口等，如衣服被污染要及时更换并清洗皮肤，凡接触农药的器物均需用清水反复冲洗，盛过农药的容器绝不能再盛食物，接触农药过程中出现头晕、胸闷、流涎、恶心、呕吐等有机磷中毒先兆时应及时就医。

（2）病人出院后仍需在家休息 2 ~ 3 周，按时服药，不可单独外出，防止迟发性神经损害。

（3）自杀中毒者出院时做好心理护理，争取家人及朋友的帮助支持。

第三节　百草枯中毒

一、疾病概述

【概念与特点】

百草枯又名克芜踪，为白色晶体，易溶于水，无挥发性，在碱性介质中不稳定，是一种速效触杀型除草剂，接触土壤后迅速失活。急性中毒主要是由于口服或吸入高浓度百草枯而引起的以肺水肿、肺出血、肺纤维化及肝、肾损害为主要表现的全身中毒疾病，严重者可死于呼吸窘迫综合征及肝、肾衰竭。百草枯毒性较强，又无特效解毒药，病死率高，国外为 64%，国内有报道高达 95%。

【临床特点】

（1）局部表现　①皮肤污染：可致接触性皮炎，甚至发生灼伤性损害，表现为红斑、水疱、溃疡和坏死等。②眼部污染：2 ~ 3 日后出现刺激症状、失明、流泪、眼痛、结膜充血和角膜灼伤等。1 周后炎症加重，可见睑结膜脱落、角膜水肿。③指甲污染：指甲可出现褪色、断裂甚至脱落。④呼吸道吸入者：出现鼻出血和鼻咽刺激症状（喷嚏、咽痛、充血等）及刺激性咳嗽、胸痛。⑤口服中毒者：口、咽、食管及胃黏膜溃烂、穿孔、溃疡。

（2）全身症状 ①早期：头痛、呕吐、腹痛、腹泻及便血。口误服者24小时内迅速出现肺水肿和肺出血。②中期：肝、肺、心脏及肾功能受损，会发生坏死伴发热。消化系统：出现呕血、黄疸、肝功能异常等肝损害表现，甚至出现重型肝炎；泌尿系统：可见尿频、尿急、尿痛等膀胱刺激症状，少尿甚至发生急性肾衰竭；循环系统：重症可有中毒性心肌损害、血压下降、心电图 ST 段和 T 波改变，或伴有心律失常，甚至心包出血等；血液系统：有发生贫血和血小板减少的报道，个别有高铁血红蛋白血症，甚至有发生急性血管内溶血者；呼吸系统：1～2 日内未致死者可出现急性呼吸窘迫综合征（ARDS）。③晚期：出现间质性肺水肿、呼吸衰竭甚至死亡。非大量吸收者通常于1～2 周内出现肺部症状，肺损害而导致肺不张、肺浸润、胸膜渗出和肺功能明显受损。肺纤维化开始于中毒后的第5～9 日，2～3 周达高峰，造成早期顽固的低氧血症及晚期合并高碳酸血症。

【辅助检查】

（1）实验室检查 外周血白细胞计数明显升高，血尿中可检出百草枯，肺泡/肺动脉 PaO_2 差增大，重度低氧血症。

（2）肺部 X 线检查 中毒早期（3 日至 1 周），主要为肺纹理增多，肺间质炎性变，可见点、片状阴影，肺部透明亮度减低或呈毛玻璃状；中期（1～2 周）中毒出现肺实质或大片实变，同时出血部分肺纤维化；后期（2 周后）中毒出现肺纤维化及肺不张。

【治疗原则】

本品尚无特效解毒药，原则上仍以阻止吸收，加速排泄，对已受损器官进行对症治疗，尽可能恢复功能为主。

二、主要护理问题

（1）低效型呼吸形态 与肺水肿、肺出血有关。

（2）疼痛 与头痛、尿痛等有关。

（3）潜在并发症 急性呼吸窘迫综合征。

三、护理措施

1. 心理护理 关心体贴病人，耐心倾听病人主诉。应保护服毒自杀病人隐私，加强正确引导，防止再次发生自杀。

2. 强化护理 应实施 24 小时监护，做好口腔卫生，及时吸痰、防止肺部感染。

3. 病情观察 观察血压、呼吸，掌握液体出入量，并进行心电监护。

4. 健康指导

（1）严格执行农药管理的有关规定，实行生产许可和销售专营制度，避免农药扩散和随意购买。

（2）开展安全使用农药教育，提高防毒能力。

（3）改进生产工艺和喷洒装备，防止跑、冒、滴、漏。

（4）遵守安全操作规程，如站在上风向退行喷洒，穿长衣长裤，戴防护眼镜，使用塑料薄膜围裙，一旦皮肤受到污染应及时清洗。

（5）严格管理，避免药品流失，个人不存药。在药液中加入警告色、恶臭剂或催吐剂等以防误吸。

第四节　镇静催眠药中毒

一、疾病概述

【概念与特点】

镇静催眠药是中枢神经系统抑制药，具有镇静、催眠作用，小剂量时可使人处于安静或嗜睡状态，大剂量可麻醉全身，包括延髓中枢，长期滥用可引起耐药性和依赖性而导致慢性中毒，因自杀或误服大剂量镇静、催眠药引起的中毒称为急性镇静催眠药中毒。

【临床特点】

（1）苯二氮䓬类 此类药物对中枢神经系统的抑制作用较轻，常表现为昏睡或轻度昏迷、疲劳无力、言语不清、共济失调。部分病人体温和血压下降。偶见一时性精神错乱、斑丘疹伴剥脱性皮炎和关节肿胀。老年人易出现窒息、发绀、幻视甚至昏迷、角膜反射减弱。如若出现长时间严重的呼吸抑制、深昏迷状态，应怀疑病人同时服用了酒精类制剂或其他中枢抑制剂。

（2）巴比妥类　一次服用超过催眠剂量的 2~5 倍即可引起急性中毒，其表现与服用药物的剂量有关，中毒症状随服药量增加而加重。①轻度中毒：呈嗜睡状态，可唤醒，醒后反应迟钝、言语含糊不清，有定向力及判断力障碍，各种反射存在，生命体征正常。②中度中毒：呈昏睡或浅昏迷状态，强烈刺激可唤醒。但醒后不能作答，旋即入睡，咽反射、瞳孔对光及角膜反射存在，血压正常，呼吸浅慢。③重度中毒：呈深昏迷状态，不能唤醒。各种反射消失，四肢肌张力由强变弱、全身迟缓、血压下降，呼吸浅慢或呈现潮式呼吸、呼吸停止，脉搏细数，严重者发生休克。

（3）吩噻嗪类　①中枢抑制表现：昏迷一般不深、呼吸浅慢，偶有抽搐，锥体外系体征如喉痉挛、肌张力增强、震颤、牙关紧闭等。②心血管系统表现：直立性低血压、休克、心律失常等。③抗胆碱症状：口干、高热、瞳孔散大、尿潴留、肠蠕动减少等。④肝毒性：黄疸、中毒性肝炎，尤见氯丙嗪中毒。

（4）其他　①水合氯醛中毒：以胃肠道表现为主，如恶心、呕吐、消化道出血等，对心脏毒性表现为心律失常。②格鲁米特中毒：表现为周期性波动的意识障碍及口干、瞳孔散大等抗胆碱能症状。③甲喹酮中毒：可由明显呼吸抑制，出现锥体束征，如肌张力增强、腱反射亢进、抽搐等。④甲丙氨酯中毒：常有血压下降。

【辅助检查】

（1）血液、尿液、胃液中药物浓度测定　对诊断有参考意义。

（2）血液生化检查　包括血糖、尿素氮、肌酐、电解质等。

（3）动脉血气分析。

【治疗原则】

（1）迅速清除毒物　①洗胃：如神志清醒病人，应立即催吐。口服中毒者早期用 1∶5000 高锰酸钾溶液或清水或淡盐水洗胃，服药量大者，超过 6 小时仍需洗胃。②药用炭和泻剂的应用：首次药用炭剂量为 50~100g，用 2 倍的水制成混悬液口服或胃管内注入。应用药用炭同时给予硫酸钠 250mg/kg 导泻，而不用硫酸镁。③补液排毒：如病人肾功能良好，成人一般每日输液量3000～4000ml，其中5%～10%葡萄糖注射液及生理盐水注射液各半。低血压者，在此基础上加用多巴胺静脉滴注。④碱化尿液、利尿：用5%的碳酸氢钠碱化尿液，用呋塞米利尿，只对长效巴比妥类有效，对吩噻嗪类中毒无效。⑤血液透析、血液灌流：对苯巴比妥类有效，为重病人可考虑应用，对苯二氮䓬类无效。

（2）应用特效解毒剂　氟马西尼是苯二氮䓬类拮抗剂，能通过竞争性抑制苯二氮䓬类受体而阻断苯二氮䓬类药物的中枢神经系统作用。纳洛酮为阿片受体拮抗剂，可用于巴比妥类药物中毒，效果明显。

（3）对症治疗　肝功能损害出现黄疸者，予以保肝和皮质激素治疗；帕金森综合征可用盐酸苯海索、氢溴酸东莨菪碱等；肌肉痉挛及肌张力障碍者可用苯海拉明；发生胃肠道、视网膜出血者，应用维生素 K_1 10mg 静脉注入或输血小板、新鲜冰冻血浆以控制出血。急性巴比妥类药物中毒主要并发症和致死原因是呼吸和循环衰竭，重点在于维持有效的气体交换和血容量。必要时气管插管、正压辅助呼吸，及时纠正低氧血症和酸中毒。

二、主要护理问题

（1）体温过高　与吩噻嗪类药物中毒有关。

（2）知识缺乏　病人缺乏镇静催眠药中毒的知识。

（3）低效型呼吸形态　与呼吸抑制有关。

（4）有外伤的危险　与意识障碍有关。

（5）潜在并发症　心律失常。

三、护理措施

1. 常规护理

（1）现场急救　保持呼吸道通畅，仰卧时头偏向一侧，及时吸出痰液，以防气道阻塞；持续氧气吸入，防止脑组织缺氧促进脑水肿，加重意识障碍；快速建立静脉通路。

（2）饮食护理 应给予高热量、高蛋白易消化的流质饮食。昏迷时间超过 3~5 日，应予鼻饲补充营养及水分。

（3）预防并发症 指导病人有效咳嗽，经常变换体位，昏迷病人应定时翻身、拍背、吸痰，遵医嘱应用抗生素预防肺炎；防止肢体压迫，及时清洁皮肤以预防皮肤大疱；输液速度不可过快以防肺水肿。

2. 心理护理 多与病人沟通，了解中毒的原因，保守病人的秘密，加以疏导、教育。对服药自杀者，不宜让其单独留在病房内，应加强看护，防止再度自杀，加强心理疏导和心理支持工作。

3. 病情观察

（1）定时测量生命体征，观察意识状态、瞳孔大小、对光反射、角膜反射，若瞳孔散大、血压下降、呼吸变浅或不规则，常提示病情恶化，应及时向医生报告，采取紧急处理措施。

（2）观察药物的作用及病人的反应。

（3）监测脏器的功能变化，尽早防治脏器衰竭。

（4）准确记录病情变化、出入量，防止水、电解质紊乱及酸碱平衡失调。

（5）密切观察病人血气变化，及时发现呼吸抑制、呼吸衰竭的发生，并给予积极处理。

4. 健康指导

（1）改善睡眠质量 失眠者自身因素常为过度紧张或强脑力劳动，或精神受到应激原刺激使病人处于焦虑、抑郁、恐惧之中，以上均可使大脑功能紊乱，午睡时间过长，或夜尿过多也可致失眠，环境因素多为外界吵闹、噪声等使病人难以入睡。避免方法：脑力过度疲劳或处于应激状态者，晚上要做些轻松的工作，可睡前淋浴或用热水泡脚，睡前可喝热牛奶一杯，禁止饮用有兴奋作用的饮料。另外，白天坚持锻炼，每周 3~4 次，每次半小时，运动种类可步行、慢跑、做操等，对减轻应激反应，促进睡眠有一定的帮助，保持睡眠的规律性是重要的，按时上床，早睡早起有利健康。夜尿多者应在晚上限制液体入量。午睡半小时左右较合适。环境噪声干扰入睡者，可关闭门窗，采取听轻松音乐或录音故事，放松全身肌肉，做深呼吸慢慢可以入睡，偶尔服用安眠药是可以的，但不能长期服用，失眠者应采取心理及物理疗法为主。

（2）加强药物管理　药房、医护人员对安眠药的保管、处方、使用管理要严格，家庭中有情绪不稳定或精神不正常者，家属对该类药物一定要妥善保管，以免发生意外。

第五节　急性酒精中毒

一、疾病概述

【概念与特点】

急性酒精中毒是机体一次性摄入大量酒精（酒类饮料）引起的中枢神经系统由兴奋转为抑制的状态，严重者出现呼吸抑制及休克。大量酒精首先作用于大脑皮质，其后皮质下中枢和小脑也受累，表现为先兴奋后抑制，最后，抑制延脑血管运动和呼吸中枢。

【临床特点】

（1）早期　面红或苍白、脉速、多言、精神激动、自控力丧失、恶心、呕吐，继而嗜睡。

（2）共济失调期　走路步态蹒跚，动作拙笨，言语含糊不清，常神志错乱，语无伦次。

（3）嗜睡期　昏睡不醒，肤色苍白、冷漠，瞳孔散大，呼吸慢带鼾声，可有轻度发绀和心跳慢，脉弱呈休克状态，严重者昏迷，伴抽搐和大小便失禁，最终可发生呼吸麻痹致死。短时间内大量摄入酒精可直接进入抑制期，可发生低血糖，出现脑水肿、高热、惊厥等，严重者出现呼吸麻痹、循环衰竭而死亡。其血液、尿液、呕吐物中均含有酒精。

【辅助检查】

（1）呼气和血清酒精浓度测定　急性酒精中毒时血清与呼气中的酒精浓度相当，可测定呼出的气体、呕吐物、血、尿中酒精的浓度来评估血清酒精含量。

（2）动脉血气分析　可出现轻度代谢性酸中毒表现。

（3）血清生化学检查　可见低血钾、低血镁、低血钙、低血糖等。

（4）其他检查 心电图检查可见心律失常、心肌损害等表现。

【治疗原则】

（1）对一般酒醉者应卧床休息，适当保暖，以防受凉。

（2）大量饮酒者可先引吐后洗胃，以减少酒精的进一步吸收。

（3）盐酸纳洛酮可解除 β - 内啡肽对中枢神经系统的抑制作用，促进苏醒，生效快，疗效高，常用量 0.4~1.2mg，静脉注射、肌内注射、皮下注射均可，15 分钟后重复使用 0.4~0.8mg，直至清醒为止。

（4）10% 葡萄糖液 500~1000ml 加入维生素 C、氯化钾、利尿剂等静脉滴注，以促进酒精加速分解。

（5）防治脑水肿 酌情使用脱水剂、利尿剂、糖皮质激素等。

（6）对症治疗 昏迷者可选用咖啡因、洛贝林、贝美格（美解眠）等，保持呼吸道通畅，给予氧气吸入。

二、主要护理问题

（1）清理呼吸道无效 与反复呕吐有关。
（2）低效型呼吸形态 与高浓度酒精抑制延髓中枢有关。
（3）代谢异常 与酒精在肝内代谢生成大量氧化物有关。
（4）舒适的改变 与恶心、呕吐、被动体位有关。
（5）思维过程紊乱 与酒精中毒早期大脑皮质处于兴奋状态有关。
（6）有受伤的危险 与酒精作用于小脑引起共济失调有关。

三、护理措施

1. 常规护理

（1）及时清除毒物 根据医嘱洗胃、催吐、透析等方法尽快清除体内酒精。洗胃、催吐过程中要防止病人误吸。

（2）呼吸监测 对使用呼吸机辅助呼吸的病人应注意监测血气分析。每 2 小时作血气分析 1 次，根据血气分析结果，调节呼吸机的参数，以避免体内的酸碱平衡失调。

（3）观察纳洛酮反应　纳洛酮为特异性阿片受体拮抗药，主要解除 $β_2$ - 内啡肽的中枢神经系统抑制作用，消除酒精中毒时产生的自由基，使其迅速恢复清醒状态，但个别病人用药后可有头晕、收缩压升高等症状，故应注意观察。

（4）注意保暖　洗胃后病人容易感到寒冷，甚至寒战，应给予保暖并补充能量。重度中毒病人常有大小便失禁，应及时更换尿湿的衣裤，必要时留置导尿，烦躁不安者可用床档保护或用绷带约束四肢，防止坠床。

2. 心理护理　观察病人的情绪变化，了解病人的心理状态。根据不同的心理状态，给予相应的护理。

3. 病情观察　密切观察生命体征及神志的变化，防止误吸导致吸入性肺炎或窒息，心电监测有无心律失常和心肌损害的发生，纳洛酮的使用可导致心律失常，要重点监护血压、脉搏、心率、心律的变化，及时发现休克征兆，监测血糖，警惕低血糖的发生。严格记录出入量，维持水、电解质及酸碱平衡。

4. 健康指导

（1）加强卫生宣教，强调长期过量饮酒的危害。

（2）对工业用酒精、医用酒精要加强管理，避免误饮或滥用。

第六节　毒蕈中毒

一、疾病概述

【概念与特点】

毒蕈为有毒的野生蘑菇，形状与食用菌相似，常被误食导致中毒。

【临床特点】

（1）胃肠炎型　潜伏期 10 分钟至 6 小时，表现为剧烈恶心、呕吐、腹泻、腹痛等，经治疗后可迅速恢复。

（2）神经型　潜伏期 1～6 小时，除胃肠炎症状外尚有副交感神经兴奋的表现，如流涎、流泪、多汗、瞳孔缩小、脉搏缓慢等，严重者可出现肺水肿、呼吸抑制、谵妄、昏迷甚至死亡。早期应用阿托品类药物治疗效果较好。

（3）溶血型　除胃肠炎外能引起溶血性贫血、黄疸、血红蛋白尿等，积极治疗后可恢复。

（4）精神异常型　除胃肠炎症状外以精神异常为主，多有幻觉，部分有迫害妄想，类似精神分裂症，也可出现头晕、精神错乱、神志不清、昏睡等，经治疗可恢复，病死率低。

（5）肝坏死型　此型中毒病情凶险，变化较多，一般食后 15～30 小时突然出现吐泻等胃肠炎表现，常在 1 日内自愈，进入"假愈期"。然后 1～2 日内出现肝损害，可累及肝、脑、肾、心脏等，可有肝大、黄疸、出血、烦躁不安或淡漠、嗜睡，甚至惊厥、昏迷，常因神经中枢抑制或肝性脑病而死亡。

【辅助检查】

（1）胃肠炎型应进行大便检查、血常规检查。

（2）脏器损害型会导致肾、脑、心等实质性脏器损害，需进行肝功能检查、肾功能检查，可见肝功能受损、肾衰竭、肾肌酐清除率下降。当肾肌酐清除率 <25ml/min 时，血肌酐会明显升高，并伴有代谢性酸中毒。

（3）剩余食物或胃内容物的毒蕈类物质的检查。

【治疗原则】

（1）清除毒物　立即用 1∶（10000～15000）高锰酸钾或 0.5% 鞣酸反复洗胃，再灌入特效解毒剂或活性炭，以清除和沉淀毒物，最后灌入硫酸镁导泻，也可甘草绿豆汤口服或灌肠帮助解毒。

（2）应用阿托品等抗胆碱药　适用于含毒蕈碱的中毒，对中毒性心肌炎所致的房室传导阻滞和中毒性脑炎所致的呼吸衰竭具有治疗作用，可用 0.5～1mg 皮下注射，每 0.5～6 小时 1 次，必要时加大剂量，并改静脉注射。如表现为类阿托品样中毒作用的临床征象，则不宜用阿托品。

（3）应用巯基解毒药　对肝损害型毒蕈中毒有一定疗效，常用二巯丙磺钠、二巯丁二钠或 L-半胱氨酸，成人用 5% 二巯丙磺钠 5ml 肌内注射或用葡萄糖盐水 20ml 稀释后静脉滴注，每日 2 次，连用 5～7 日。

（4）糖皮质激素适用于严重毒蕈中毒，病人发生溶血反应、中毒性心肌炎、中毒性脑病、肝损害和出血倾向时，一般以短程大量用药为好。

（5）输血。

（6）支持治疗。

（7）透析治疗。

二、主要护理问题

（1）舒适的改变　与中毒症状有关。

（2）恐惧、焦虑　与缺乏疾病相关知识、认识到疾病预后不良有关。

（3）潜在并发症　肝性脑病。

三、护理措施

1. 常规护理

（1）立即用1∶（10000～15000）高锰酸钾或0.5%鞣酸反复洗胃，再灌注特效解毒剂或活性炭，以清除和沉淀毒物，最后灌入硫酸镁导泻，也可甘草绿豆汤口服或灌肠帮助解毒。详细做好各项记录，加强基础护理，防止并发症。

（2）二巯丁二钠可有口臭、头痛、恶心、乏力、胸闷等不适，应缓慢注射并现配现用，肾功能不良者应慎用。

（3）昏迷病人勤翻身拍背，做好生活护理，清洁皮肤，预防坠积性肺炎及压疮的发生。

（4）出现精神症状的病人做好安全防护，防止坠床、自伤和他伤。

2. 病情观察

（1）密切观察各种中毒症状，采取相应的措施，观察药物反应。

（2）清除毒物洗胃时要保持呼吸道通畅，防止窒息。

3. 健康指导　应通过科学普及教育，使群众能识别毒蕈而避免采食，一般而言，凡色彩鲜艳，有疣、斑、沟裂、生泡流浆，有蕈环、蕈托及奇形怪状的野蕈皆不能食用，但需知有部分毒蕈包括剧毒的毒伞，白毒伞等皆与可食蕈极为相似，故如无充分把握，仍以不随便采食野蕈为宜。当发生毒蕈中毒病例时，对同食而未发病者亦应加以观察，并作相应的排毒，解毒处理，以防其发病，或减轻病情。

第七节　亚硝酸盐中毒

一、疾病概述

【概念与特点】

亚硝酸盐中毒又称肠源性发绀，是指进食了亚硝酸盐含量较高的腌制品、肉制品及变质的蔬菜或误食了工业用亚硝酸盐而导致的以组织缺氧为主要表现的急性中毒。

【临床特点】

亚硝酸盐中毒往往急性发病，摄入 0.2～0.5g 亚硝酸盐即可引起中毒，摄入 1～2g 即可致死。因误食亚硝酸盐中毒时，潜伏期一般为 10～15 分钟；因大量摄入存储过久的青菜引发中毒时，潜伏期为 1～3 小时，长者可达 20 小时。

（1）特征　由组织缺氧导致的青紫现象，如口唇、指甲、舌尖青紫，重症眼结膜、面部及全身皮肤出现青紫。

（2）其他表现　①轻度中毒：头晕、头痛、耳鸣、乏力、心跳加速、嗜睡或烦躁、恶心、呕吐、腹痛、腹泻、四肢麻木、呼吸困难等。②重度中毒：除以上症状外，可伴神志不清、抽搐、昏迷、心律失常、大小便失禁、休克甚至发生循环衰竭及肺水肿，常因呼吸衰竭而死亡。

【辅助检查】

（1）毒物检测　送检剩余食物，检测亚硝酸盐的含量。

（2）血中高铁血红蛋白含量测定呈阳性。动脉血气分析出现低氧血症。

（3）其他检查　必要时行 X 线胸片、心电图检查。

【治疗原则】

（1）迅速排出毒物　采取催吐、洗胃、使用药用炭及导泻等方法清除毒素。进食时间短且神志清楚者，可用筷子或其他物品轻轻刺激咽喉部催吐，或饮用大量温水诱发反射性呕吐，再用生理盐水或 1∶5000 高锰酸钾溶液反复洗胃，直至洗出液澄清无味为止。洗胃后由胃管注入 20% 甘露醇 250～500ml

溶液导泻，加速毒物的排泄，减少肠道内毒素吸收。

（2）吸氧 呼吸麻痹是亚硝酸盐中毒死亡的主要原因之一。因此保持呼吸道通畅，纠正缺氧是抢救成功与否的关键。置病人于通风良好的环境中，适当保暖，及时清除口腔、呼吸道分泌物，给予高流量吸氧，有条件者可采用高压氧舱治疗。

（3）使用特效解毒药 亚甲蓝（美蓝）是亚硝酸盐中毒的特效解毒药，能使高铁血红蛋白还原成血红蛋白，促进氧的释放，纠正组织缺氧。小剂量1%亚甲蓝1~2mg/kg加入10%葡萄糖250ml静脉缓慢滴注，1~2小时后未见好转或症状再次出现可重复使用直至发绀消失。禁忌快速大剂量（10mg/kg）应用亚甲蓝，因大剂量应用可使血红蛋白被氧化为高铁血红蛋白。亚甲蓝注射过快，可出现恶心、呕吐及腹痛等不良反应，所以亚甲蓝在应用时一定要注意不要过量，重症病人按上述剂量用药12小时后发绀不退重复1次，每日总剂量不超过260mg。高渗葡萄糖可提高血浆渗透压，增加解毒功能并短暂利尿。维生素C也具有还原功能，可与亚甲蓝合用增强效果。

（4）输新鲜血或红细胞置换治疗 中毒严重者可输入新鲜血300~500ml或行血液净化疗法，必要时可考虑行换血疗法。

（5）对症治疗，防治并发症 维护重要脏器功能，积极控制休克、抽搐、呼吸衰竭等并发症，如使用呼吸兴奋药、纠正心律失常药物等。

（6）维持生命体征平稳。

二、主要护理问题

（1）体液不足 与恶心、呕吐、腹泻等有关。

（2）有受伤的危险 与头晕、乏力、意识障碍有关。

（3）急性意识障碍 与窒息引起脑缺氧有关。

（4）低效型呼吸形态 与呼吸不规则、组织缺氧有关。

三、护理措施

1. 常规护理

（1）清除毒物　症状轻，神志清楚且能合作者，口服外用生理盐水300～500ml 及饮温矿泉水后，刺激咽后壁或舌根发生呕吐，通过反复催吐洗胃，至呕吐物澄清无味为止。症状较重者进行电动洗胃，洗胃应尽早进行，一般在服毒后 6 小时内洗胃有效，应尽快通过洗胃迅速排出胃内毒物，洗胃过程中保持呼吸道通畅。此外，口服具有清热、解毒、通便作用的大黄，每次 10g，每日 3 次，以清除进入肠道内的毒物，促使毒物排出。

（2）监测生命体征　根据病人病情及收集到的资料做好评估，迅速建立有效的静脉通道，各种抢救措施同时、快速、有序进行，争取抢救时间，提高抢救成功率。

（3）保持呼吸道通畅，预防窒息　病人平卧位，头偏向一侧，有利于分泌物及时排出，并及时清除口、鼻腔内分泌物，预防呕吐物、呼吸道分泌物过多导致吸入性窒息。呼吸麻痹是亚硝酸盐中毒死亡的主要原因之一，保持呼吸道通畅，纠正缺氧，对于预防呼吸麻痹有积极作用。

（4）氧疗　对轻、中、重度食物中毒的病人，均给予高流量氧气吸入，5～8L/min 可提高血氧饱和度，改善组织细胞的缺氧症状。必要时面罩吸氧，密切观察氧疗效果。

（5）营养支持　病情平稳后，可给予能量合剂、维生素 C 等支持疗法，鼓励病人多饮水，有利于毒物排出。

2. 心理护理　亚硝酸盐中毒时，病人及家属普遍存在紧张、恐惧情绪，护理人员应及时并适时地向病人及家属讲述毒物的性质、常见症状以及主要治疗方法，取得病人信任。根据病情向病人及家属交代注意事项，安慰、稳定病人及家属情绪，给病人以鼓励和关心。

3. 病情观察

（1）给予心电监测及血氧饱和度的监测，注意观察病人意识情况，做好护理动态记录。

（2）严密观察有无休克征象，如血压下降、呼吸急促、尿量减少等。

（3）准确记录出入量，防止水、电解质紊乱。

（4）严密观察用药后皮肤、黏膜、口唇、指（趾）甲颜色变化。

4. 健康指导

（1）加强亚硝酸盐监督和卫生管理，增强食品生产经营单位的责任感。我国现行的卫生管理办法中，要求尽可能不用或少用 N – 亚硝酸基化合物，必要时严格控制使用范围和使用剂量。使用亚硝酸盐的食品生产经营单位要建立严格的卫生管理制度，对亚硝酸盐必须做到专人管理、专人使用、专用容器存放，容器要有清楚易识别的标识，严格遵守有关毒物的防护和管理制度，切实做好食物生产过程中的分门别类。

（2）广泛开展食品卫生宣传教育　护理人员应向病人及家属开展健康宣传教育，使其了解有关中毒的预防和急救知识。同时政府部门应该在全社会范围内对使用人员及广大群众开展食品卫生法规及有关卫生知识的宣传教育活动。

第九章
环境及理化因素损伤

第一节　电击伤

一、疾病概述

【概念与特点】

电击伤俗称触电，是物理因素引起的一种损伤性疾病。一定量的电流通过人体后引起组织损伤和功能障碍，重者可致呼吸、心搏骤停而死亡，高电压还可引起电热灼伤。闪电（雷击）伤属于电击伤的一种。

【临床特点】

（1）局部表现　接触性灼伤，呈炭化和被挖除状。低电压电流所致者创面小，呈焦黄色，边缘规则整齐，与周围正常组织界线清楚。高压或雷击者则创面大、创口深，创口深处可见深层组织的解剖结构，有的可焦化或炭化，甚至可损伤血管，引起大出血。电击肢体肿胀、功能障碍。

（2）全身表现　轻型表现为惊慌、面色苍白、头晕、心悸、全身乏力、呼吸心跳加快，敏感者可晕厥、休克。重型可有内脏损伤、呼吸浅快、心律不齐、心室纤颤导致心跳呼吸停止而死亡。病人少尿或无尿，血尿。

【辅助检查】

早期可出现肌酸磷酸激酶（CK）及其同工酶（CK‐MB）/乳酸脱氢酶（LDH）、丙氨酸氨基转移酶（ALT）的活性增高。尿液检测可见血红蛋白尿或肌红蛋白尿。

【治疗原则】

（1）立即脱离电源　①切断总电源，近处拉闸断电或关闭电门。②以绝缘体如木制、橡胶制品将电线挑开。

（2）现场急救　如呼吸不规则或已停止，脉搏摸不到或心音听不到，立即开放气道进行人工呼吸。有条件者立即行气管插管，人工呼吸机辅助呼吸，头置冰帽降温。

（3）进一步生命支持　心室颤动立即除颤，及时处理常见的心律失常，维护生命体征平稳。

（4）保护创面　用绷带和大纱布包扎伤口，以减少污染，在现场可选用清洁的衣裤、被单替代，合并有骨折者，骨折处临时用夹板固定。到医院后进行清创处理，清除坏死组织，必要时植皮，截肢防止毒素吸收引起毒血症。

（5）控制感染　使用破伤风抗毒素及抗生素控制感染。

（6）加强复苏后的治疗及护理　维持血压、保持水、电解质平衡，纠正酸中毒，脱水剂治疗脑水肿。

二、主要护理问题

（1）焦虑、恐惧　与电击伤后出现短暂的电休克、担心植皮、截肢、电击伤相关知识的缺乏有关。

（2）皮肤完整性受损　与皮肤烧伤、失去皮肤屏障功能有关。

（3）心排血量减少　与电击伤后心律失常有关。

（4）体液不足　与大面积电击伤后大量体液自创面丢失、血容量减少有关。

（5）疼痛　与电击伤后创面疼痛及局部炎症有关。

（6）潜在的并发症　急性肾衰竭、感染、继发性出血、高钾血症。

三、护理措施

1. 常规护理

（1）电击伤常常是深部组织破坏严重，因此补液量需较同等面积火烧伤者为多，可根据病人的全身状况、末梢循环、心率、中心静脉压、尿的颜色和尿比重、血细胞比容、血气分析和每小时尿量来调整补液的质、量和速度。肢体部分严重电击烧伤时应考虑输血。然而，对严重电烧伤合并有严重心肌损害或心搏骤停复苏后或伴有颅脑损伤时，应适当限制输液量，以防止心力衰竭或肺水肿、脑水肿的发生。

（2）按时、准确地使用强心药、升血压药、利尿药、抗生素，用后观察药物有无不良反应，特殊用药最好用微量泵进入。注意用药的配伍禁忌，输入多种药物最好不要在同一条通路上进入，以防止出现局部配伍禁忌。

（3）电击伤病人一旦发现有血红蛋白尿，应及时用呋塞米、甘露醇等利尿剂，使尿色变清，并且同时碱化尿液。对严重酸中毒者，可应用5%碳酸氢钠溶液静脉滴注（2~4mg/kg）。对已发生急性肾衰竭者，血尿素氮超过58mg/dl时即采用血液透析或腹膜透析。

（4）电击伤时心肌遭到强大电流刺激，心肌有严重损害，护士要密切观察生命体征变化，特别是心率、心律的变化。复苏后有可能再发生或持续存在心律失常，要立即给予电击除颤与药物除颤，并转入 ICU 监护与治疗，监测心率、心律的动态变化；每日做标准的十二导联心电图，观察 ST - T 波的变化，以了解心肌缺血的情况；监测心肌酶谱变化，了解心肌受损害的程度并采用保护心肌等药物。

（5）伴有高处坠落伤者、伴有昏迷者需严密监测意识、瞳孔的变化，防止脑水肿加重发生脑疝，并且做好昏迷病人的护理；防止呼吸系统、泌尿系统感染及压疮等并发症的发生。

（6）电击伤后，在复苏治疗不充分、通气不足的情况下，深部受损组织特别是坏死肌肉可释出大量毒性物质和异性蛋白（肌红蛋白、血红蛋白），在酸血症情况下更易沉积和堵塞肾小管，极易造成急性肾衰竭，必须早期应用利尿剂。在护理上必须重点观察尿量、尿色、性状与尿比重以及肌酐、尿素氮变化，了解肾功能变化。

（7）个别病人会出现电击后综合征，表现为轻度胸部及手臂不适等症状，系肌肉极度收缩后所致；个别病人有脱发或毛发过多，女性有月经紊乱；个别病人还会有历时数月的轻度性格改变。碰到这些问题护士要做好病人的心理疏导工作，以减轻或消除电击后综合征的发生。

（8）清醒者给予高热量、高蛋白、富含维生素的饮食，昏迷者给予鼻饲流质饮食 1500～2000ml/d。

2. 病情观察

（1）密切观察病人的神志、瞳孔、呼吸、脉搏、血压变化。

（2）保持呼吸道通畅，面罩或鼻塞吸氧，用呼吸机者保证气道湿化，给予血气动态监测。

（3）给予持续心电监护，密切观察心率、心律变化。

（4）对于轻型触电者，神志仍清醒仅感心悸、乏力、四肢麻木者，也应该在心电监护下观察 1～2 日。

（5）详细记录 24 小时出入量。

（6）观察伤口渗血、渗液及局部血液循环情况，并准确记录在重病护理单上。

3. 健康指导

（1）深达骨骼的电击伤，引起肢体坏死时，需及早截肢，很多人难以接受而产生悲观情绪，从以下几方面进行心理指导：①耐心向病人解释截肢的原因是肢体已经坏死，电烧伤释放的大量血红蛋白及肌红蛋白易沉积和堵塞肾小管，导致急性肾衰竭，此外，大出血、全身感染随时可能危及生命。②向病人介绍身体残疾的人也可以干事情的例子，激励病人的生活勇气，愉快地接受治疗和护理。指导病人进食高热量、高蛋白、富含维生素、易消化的饮食，以供给充足的营养，提高机体抵抗力，以利于创面的修复。卧床休息，防止因活动使血管内血栓脱落造成重要脏器血管栓塞。

（2）床旁备止血带、无菌纱布或棉垫，一旦发生出血，即可用以应急。如果是四肢出血，先使用止血带，捆扎位置应接近伤口（减少缺血组织范围），其他部位用无菌纱布或棉垫压迫出血部位，同时立即通知医生处理。皮瓣移植术后指导如下：①术后患肢或全身固定为一个姿势，以使皮瓣不受压和不受牵拉，注意不要随意变动姿势，患肢抬高，稍高于心脏平面，有利于静脉回流，减轻水肿。②皮瓣为一暂时性血运不良的组织，感觉和活力较差，局部加温时（如用烤灯照射），温度不宜超过38℃。③应保持室温恒定在25～28℃，以避免气温太低导致全身血管特别是皮瓣血管痉挛，影响血液循环。④皮瓣转移术后使用止血药物时，如出现皮肤有出血点、瘀斑及其他创面的出血，应立即报告医务人员处理。⑤勿挤压、扭曲、摩擦皮瓣，以利皮瓣成活。⑥术前皮瓣愈合时间长（较正常组织长2～3倍），影响患肢关节活动，故需做其他关节的功能锻炼，以防止肌肉萎缩。

4. 出院指导

（1）安全用电教育　大多数电击伤是由于操作不慎所致，应严格操作规程，加强对儿童的教育，学会急救方法。

（2）训练皮瓣功能　皮瓣为一移植物，应有意识地加强局部的功能训练，如手指皮瓣移植后训练抓握功能。

（3）已截肢的病人，半年后可定配义肢，以适应伤残后生活。

第二节　烧　伤

一、疾病概述

【概念与特点】

烧伤是日常生活、生产劳动和战争中最常见的损伤。烧伤是由于热力、电流、放射线、强酸、强碱等化学物质作用于人体所引起的损伤。烧伤不仅限于皮肤、黏膜，还可深达肌肉、骨骼。

烧伤局部由于组织坏死，释放出组胺类血管活性物质，使毛细血管扩张充血，通透性增加，使血浆液体渗出组织间隙和体外，导致局部水肿、水疱和渗出性创面。烧伤严重时，能直接引起蛋白凝固、组织脱水，甚至形成焦痂和炭化。较重烧伤时可引起全身一系列变化如休克、感染等，抢救不及时则危及生命。

【临床特点】

各度烧伤的特点见表9-1。

表 9 - 1　烧伤深度的鉴别

深度	损伤程度	临床表现	创面愈合过程
Ⅰ度	伤及角质层、透明层、颗粒层、棘状层等，生发层健在	局部红斑，轻度红、肿、热、痛、干燥、无水疱。局部烧灼感，轻微过敏	2～3 日内症状消失。3～5 日痊愈，无瘢痕
浅Ⅱ度	伤及生发层，甚至真皮乳头层	水疱形成，剧痛，水疱基底潮红，拔毛试验阳性	2 周左右愈合，不留瘢痕，但有色素沉着
深Ⅱ度	伤及真皮深层	可有或无水疱，去表皮后可见基底潮湿发白，有时可见许多红色出血，感觉迟钝，拔毛试验阳性	3～4 周后痊愈，可遗留瘢痕，或色素沉着
Ⅲ度	伤及皮肤全层，累及皮下组织	创面苍白或焦黄炭化、干燥、皮革样或更深，基底可见粗大栓塞静脉支，感觉拔毛试验阴性	3～5 周焦痂脱落，遗留瘢痕、畸形，需植皮

【治疗原则】

（1）积极扩充血容量，预防和治疗休克　大面积烧伤早期因大量渗出易导致休克发生，因此必须尽早静脉输液，迅速恢复血容量。

（2）妥善处理创面，促进创面修复，并尽量减少瘢痕所造成的功能障碍和畸形　正确处理创面不仅可预防控制局部感染，减少败血症，而且还可促进创面早期愈合，有利于全身情况和功能的恢复。创面处理原则：①Ⅰ度创面：保持清洁，减轻疼痛。②浅Ⅱ度创面：防止感染，减轻疼痛，促进愈合。③深Ⅱ度创面：防止感染，保护残存的上皮组织，促进愈合，减少瘢痕的形成。④Ⅲ度创面：防止感染，保持焦痂完整、清洁、干燥。有计划地去除坏死组织，植皮，缩短愈合过程。

（3）及时防治局部和全身感染　脓毒血症和败血症是烧伤后导致全身感染和死亡的最主要原因。常见致病菌有金黄色葡萄球菌、铜绿假单胞菌和肠道革兰阴性杆菌，应选用有效的抗生素以控制感染。

（4）并发症的防治　严重烧伤伤情重、病程长，并发症多，几乎包括各个系统。预防的关键在于及时纠正低血容量、迅速逆转休克及预防和减轻感染。同时加强基础护理，防止皮肤、泌尿系统、口腔和肺部等并发症。

（5）营养支持　烧伤后蛋白质丢失多，消耗增加，应鼓励其加强营养，补充高蛋白、富含维生素、高热量饮食。

二、主要护理问题

（1）有窒息的危险 与吸入性烧伤有关。

（2）体液不足 与烧伤后体液大量丢失有关。

（3）皮肤完整性受损 与烧伤和长期卧床有关。

（4）有感染的危险 与皮肤受损、创面污染、免疫力下降有关。

（5）组织灌注量改变 与烧伤后体液丢失、循环血容量不足有关。

（6）营养失调 与烧伤后营养物质大量消耗有关。

三、护理措施

1. 急救护理

（1）快速建立通畅的输液途径，确保液体按时足量输入。

（2）烧伤液体疗法及护理

烧伤休克特点：烧伤休克属于低血容量性休克，其特点为烧伤休克兴奋期长而明显。表现为精神兴奋、烦躁不安、脉速有力、血压正常或偏高、脉压缩小，此时是静脉输液的最佳时机。一旦出现明显血压下降、脉细弱，休克已进入失代偿期。

液体疗法原则：一般应遵循先盐后糖，先晶后胶，先快后慢的原则。用胶体液以血浆为首选，伤后第 1 个 24 小时内不宜输全血，且全血尽量不用库存血；血浆代用品宜限制在 2000ml 以内，右旋糖酐多采用低分子；电解质溶液首选平衡液。

烧伤补液公式：根据 Evans 公式烧伤后第 1 个 24 小时的补液计划为每千克体重每 1% 烧伤面积，需补充胶体液和晶体液各 1ml，尚需补给基础水分量，成人 2000ml，具体计算方法为：第 1 个 24 小时补液总量（ml）＝ Ⅱ度、Ⅲ度烧伤面积(%) × 体重(kg) × 2ml ＋ 2000ml。

液体疗法的监测：补液的质、量是否掌握得当，必须根据治疗中病情的变化，并以此为指标调整补液计划。①精神症状：反映中枢神经系统的功能状况。若灌注不良，缺氧缺血，脑组织不能行使正常功能，病人表现为烦躁不安，缺乏理智，不配合，如继续发展，则表现为神志恍惚，甚至昏迷。治疗上应加强输液和吸氧。若神志清楚，安静合作，表示液体复苏有效。②心率和脉搏：心音强而有力，脉搏清晰。成人心率维持在 120 次/分以下，儿童心率维持在 140 次/分以下。超过此标准常表示复苏补液量不足，因血容量不足时，心搏次数增加，以维持心排血量。③末梢循环：低血容量性休克、组织灌注不良、皮肤和黏膜呈现苍白、肢端发凉、甲床颜色变淡和毛细血管充盈时间延长、周围静脉充盈不良，说明循环血量不足。若皮肤红润而富有弹性、静脉充盈、肢端温暖，说明液体复苏有效。④血压：收缩压维持在 90mmHg（11.97kPa）以上，脉压差为 20mmHg（2.6kPa）以上，说明液体复苏有效。⑤口渴：为血容量不足和缺水时的临床表现之一。脱水时，黏膜因唾液减少而干燥，病人有干渴感。一旦出现口渴，多不易缓解，甚至在补液后也不能完全消除，故不能以口渴为补液标准，否则易导致补液过量。⑥恶心、呕吐：烧伤早期出现恶心、呕吐，系因低血容量性休克、脑水肿颅内压升高所致；急性胃扩张或肠麻痹梗阻时也可发生恶心、呕吐。治疗仍以输液补充血容量为主，纠正低血容量性休克。⑦尿量：尿量是反映肾脏灌注的指标。尿量应维持在 0.5~1.0ml/kg（成人 50ml/h），但在特殊情况下，如大面积Ⅲ度烧伤或严重电烧伤，有严重血红蛋白和肌红蛋白尿者，化学烧伤有磷或苯等化学中毒可能者，尿量应维持在 1~2ml/（kg·h）（成人 50~100ml/h），有利于排出游离血红蛋白，防止肾小管阻塞，保护肾功能。婴幼儿尿量正常为 10ml/h，儿童为 15ml/h。若尿量少于 1ml/h，说明肾灌注不足，应加快输液速度。

2. 营养护理　增加病人营养摄入，维持正氮平衡。烧伤病人存在不同程度的体液蒸发、体温升高、呼吸频率增快及营养摄入不足等，使烧伤病人机体呈超高代谢状态，容易造成负氮平衡，故烧伤病人应加强营养。对大面积烧伤的病人可行完全胃肠外营养。病人恢复正常饮食后及时开展饮食健康宣教，鼓励病人进食，为达到理想的营养效果，同时应供给病人高蛋白、高热量的食物及一定量的维生素、矿物质等。

3. 病情观察

（1）尿液的观察　尿液是最直接的休克监测指标。严重烧伤后血容量不足，直接导致尿量减少而尿液浓缩，须严密观察记录尿量、颜色、性状、比重等情况。小儿尿量要求每小时每公斤体重 1 ~ 2ml，成人尿量每小时不应少于 50ml。血红蛋白尿是严重烧伤早期常见的异常情况，对于严重血红蛋白尿和血尿病人要特别注意保持尿管通畅，可用 0.02% 呋喃西林液冲洗。血红蛋白尿能反映烧伤程度，或者说凡是出现过血红蛋白尿者伤情多偏重，需要及时报告医生作相应的处理。

（2）心率、呼吸的监测　烧伤早期均有心率增快现象，须注意观察心跳的频率、节律及强度，小儿心率不宜超过 160 次/分，成人心率不宜超过 120 次/分；烧伤后休克及疼痛均会导致呼吸加快，呼吸不宜超过 28 次/分，观察通气情况、呼吸深度和频率、有无发绀等症状；如伴有吸入性损伤时，尤其要注意观察有无呼吸困难发生，对头面部烧伤并吸入性损伤者，要做好气管切开的一切准备；对躯干环形烧伤者，要观察呼吸运动是否受限，如有呼吸困难，应做好切开减张手术的器械准备。进行氧疗时，要保持给氧通道通畅，掌握给氧的浓度和时间，观察缺氧改善情况。临床上多用监护仪进行监测，护士应做到不完全依赖于监护仪，才可以更准确地观察与判断病情。

（3）综合观察　观察精神、意识状态变化、末梢循环、胃肠道的反应情况等。烧伤病人若神志清楚、较为安静，表示脑循环灌流良好；烦躁不安、精神恍惚，甚至定向障碍、意识不清是脑供氧不足、休克未纠正的表现。若肢端温热、皮肤红润，说明末梢血运好；若肢端湿冷、皮肤缺乏红润等说明末梢血管充盈不足。

4. 健康指导　稳定病人情绪，关心、体贴、安慰病人及家属，语言温和、耐心解释，取得病人的信任，激发其战胜疾病的信心并注意病人隐私，对不同年龄、不同心态的病人进行不同心理指导和有关烧伤治疗的知识宣教，消除各种怀疑、担心、自卑心理，使其积极配合治疗及护理。

第三节　冻　伤

一、疾病概述

【概念与特点】

冻伤即冷损伤，是低温作用于机体的局部或全身引起的损伤。低温强度和作用时间、空气温度和风速与冻伤的轻重程度密切相关。慢性疾病、营养不良、饥饿、疲劳、年老、神志不清、痴呆、醉酒、休克和创伤等是冻伤的易患因素。冻伤按损伤性质可分为冻结性冻伤和非冻结性冻伤，按损伤范围可分为全身性冻伤（冻僵）和局部性冻伤（局部冻伤、冻疮、战壕足与浸泡足）。

【临床特点】

重症医学科常见的冻伤病人主要为局部冻伤和冻僵，下面主要介绍这两种病人的主要临床表现。

1. 局部冻伤 常发生在鼻、耳、颜面、手和足等暴露部位。患处温度低，皮肤苍白、麻木、刺痛。局部冻伤可分为反应前期、反应期及反应后期。

（1）反应前期（前驱期） 系指冻伤后到复温融化前的阶段，主要临床表现有受冻部位冰凉、苍白、坚硬、感觉麻木或丧失。由于局部处于冻结状态，其损伤范围和程度往往难以判断。

（2）反应期（炎症期） 为复温融化和复温融化后的阶段。冻伤损伤范围、程度随复温后逐渐明显。根据损害程度临床分为四度。Ⅰ度、Ⅱ度主要为组织血液循环障碍，Ⅲ度、Ⅳ度有不同深度的组织坏死。①Ⅰ度：皮肤浅层冻伤。初起皮肤苍白，继为蓝紫色，之后有红肿、发痒、刺痛和感觉异常。②Ⅱ度：皮肤全层冻伤。除红肿外，出现水疱，疱破后易感染。如无感染，经2~3周后水疱干枯成痂愈合，一般不留有瘢痕。③Ⅲ度：冻伤累及皮肤全层和皮下组织。④Ⅳ度：皮肤、皮下组织、肌肉、甚至骨骼均被冻伤。

（3）反应后期（恢复期） 系指Ⅰ度、Ⅱ度冻伤愈合后及Ⅲ度冻伤坏死组织脱落后，肉芽创面形成的阶段。此阶段可出现：①冻伤皮肤局部发冷，感觉减退或敏感；②对冷敏感，寒冷季节皮肤出现苍白或青紫；③痛觉敏感，肢体不能持重等。这些表现系由于交感神经或周围神经损伤后功能紊乱所引起。

2. 冻僵 表现为低体温，易发生于冷水或冰水中的淹溺。临床表现如下：

（1）神经系统 体温在34℃时可出现健忘症，低于32℃时触觉、痛觉丧失，而后意识丧失，瞳孔扩大或缩小。

（2）循环系统 体温下降后，血液内水分由血管内移至组织间隙，血液浓缩，黏度增加，20℃时半数以上的外围小血管血流停止，肺循环及外周阻力加大；19℃时冠状动脉血流量为正常的25%，心排血量减少，心率减慢，出现传导阻滞，可发生心室颤动。

（3）呼吸系统 呼吸中枢受抑制，呼吸变浅、变慢，29℃时呼吸比正常次数减少50%，呼吸抑制后进一步加重缺氧，酸中毒及循环衰竭。

（4）肾脏系统 由于肾血管痉挛，肾血流量减少，肾小球滤过率下降。体温27℃时，肾血流量减少一半以上，肾小球滤过率减少1/3。如果持续时间过久，导致代谢性酸中毒、氮质血症及急性肾衰竭。

【治疗原则】

1. 局部冻伤

（1）迅速脱离寒冷环境，防止继续受冻。

（2）抓紧时间尽早快速复温。

（3）局部涂敷冻伤膏。

（4）改善局部微循环。

（5）抗休克、抗感染和保温。

（6）应用内服活血化瘀等类药物。

（7）Ⅱ、Ⅲ度冻伤未能分清者按Ⅲ度冻伤治疗。

（8）冻伤手术处理，应尽量减少伤残，最大限度地保留尚有存活能力的肢体功能。

2. 冻僵

（1）迅速恢复冻伤者中心体温，防止并发症。

（2）迅速将冻伤者移入温暖环境 脱掉衣服、鞋袜，采取全身保暖措施。盖棉被或毛毯，用热水袋、水壶加热（注意不要直接放在皮肤上，用垫子、衣服或毯子隔开，以防烫伤）放腋下及腹股沟，有条件用电毯包裹躯体，红外线和短波透热等，也可将冻伤者浸入40～42℃温浴盆中，水温自34～35℃开始，5～10分钟后提高水温到42℃，待肛温升到34℃，有了规则的呼吸和心跳时，停止加温。

（3）除体表复温外，也可采用中心复温法，尤其是那些严重冻僵的伤员。可采用体外循环血液加温和腹膜透析。

（4）采用对器官功能监护和支持等综合措施，注意处理低血容量、低血糖、应激性溃疡、胰腺坏死、心肌梗死、脑血管意外、深部静脉血栓形成、肺不张、肺水肿、肺炎等并发症。

二、主要护理问题

（1）疼痛　与冻伤造成组织坏死有关。

（2）体温过低　与局部温度过低致使局部血管收缩有关。

（3）感染　与冻伤后组织坏死有关。

三、护理措施

1. 常规护理

（1）将病人安置在温暖的环境里，平卧位，脱掉湿衣服，动作轻柔、缓慢，避免粗暴移动和过度活动引起软组织损伤与骨折。

（2）保持静脉通道畅通，及时给予抢救药物如强心剂、呼吸兴奋剂、升压药等，观察药物疗效，并做好气管插管、除颤的准备。

（3）温水浸泡疗法适用于冻肢融化后，将冻肢浸泡于40℃的0.1%氯己定溶液中，每日1~2次，每次20分钟，连续浸泡5~6日，用以促进局部血液循环和达到清洁杀菌目的，从而可减轻组织损伤。

（4）改善局部微循环　应用低分子右旋糖酐（分子量7 000~10 000为宜）静脉滴注，用以降低血液黏稠度，防止血栓形成，给药时间越早越好，每日500~1000ml，持续7~10日。用药前必须作过敏试验，阴性者方可用药。必要时也可采用血管扩张剂（如罂粟碱30mg肌内注射，每6小时1次）。

（5）局部处理　外用冻伤膏，局部用药应涂厚1cm左右，指（趾）间均需涂药。根据创面情况每日换药1~2次，并以无菌纱布包扎至肿胀消退、创面愈合，注意伤部保暖。

（6）饮食　对神志清醒的病人，给热饮料及高营养、高热量饮食，做好心理护理，并消除紧张情绪。

2. 病情观察

（1）持续监测肛温和水温变化，严格掌握复温速度，避免因周围血管迅速扩张导致内脏缺血，或较冷的外周血流入内脏造成内脏进一步降温而致死。保持水温在 38～43℃。

（2）严格监测心率、心律、血压、呼吸、血氧饱和度、瞳孔、尿量等生命体征的细微变化并详细记录，发现病情变化及时配合医生处理。

（3）观察全身皮肤及肢体的血运情况，抬高患肢并适当制动，加强护理，注意防止再冻伤。

3. 健康指导

（1）避免在寒冷环境中逗留和工作时间过久。

（2）避免穿着过紧或潮湿的鞋靴。

（3）冬天注意保暖。

第四节　强酸、强碱损伤

一、疾病概述

【概念与特点】

强酸、强碱损伤是指强酸或强碱类物质接触皮肤黏膜后造成的腐蚀性烧伤以及进入血液后造成的全身中毒损伤。

【临床特点】

1. 强酸损伤

（1）常见不同强酸损伤的特点：①浓硫酸作用于组织时，其吸水性强，能使有机物质炭化。②浓硫酸含三氧化硫，吸入后对肺组织产生强烈的刺激和腐蚀作用，可导致严重肺水肿。③酸吸收入血后，逐步变为亚硝酸盐和硝酸盐，前者能使血红蛋白变为正铁血红蛋白，并引起中毒性肾病。硝酸烟雾与空气接触，释出二氧化氮，吸入后直接刺激支气管黏膜和肺泡细胞，可导致肺水肿。④浓盐酸挥发出的氯化氢气体与空气中水蒸气接触形成白色的烟雾，具有剧烈的刺激气味，可引起口腔、鼻、支气管黏膜充血、水肿、坏死、溃疡，眼睑痉挛或角膜溃疡。⑤氢氟酸可溶解脂肪和脱钙，造成持久的局部组织坏死，损害可深达骨膜，甚至骨骼坏死高浓度氢氟酸可伴发急性氟中毒。⑥草酸可结合钙质，引起低血钙、手足搐搦，皮肤及黏膜可产生粉白色顽固溃烂。⑦铬酸接触引起溃烂及水疱，如不及时处理，铬离子可从创面吸收，导致全身中毒。铬酸雾反复吸入接触后可发生鼻中隔穿孔。

（2）各部位强酸损伤的表现　①皮肤接触者：创面干燥，边界分明，坏死可深入到皮下组织，局部灼痛。皮肤呈暗褐色，严重者出现糜烂、溃疡、坏死、迅速结痂，一般不起水疱，皮肤大面积烧伤时，可导致休克。烧伤痂皮或焦痂色泽：硫酸为黑色或棕黑色，硝酸为黄色，盐酸为灰棕色，氢氟酸为灰白色。②眼部接触者：发生眼睑水肿、结膜炎、角膜混浊、穿孔，甚至全眼炎、失明。③吸入强酸类的烟雾：出现咳嗽，咳泡沫状痰或血痰，气促、喉或支气管痉挛、喉头水肿、胸部压迫感、呼吸困难、窒息。④口服强酸后，立即出现消化道损伤处的剧烈烧灼样疼痛，口腔、咽喉部等易见黏膜充血、糜烂、溃疡，出现难以抑制的呕吐，呕吐物中可有血液和黏膜组织。重者发生胃穿孔、休克。酸类吸收入血，可致代谢性酸中毒、肝肾功能受损、昏迷、呼吸抑制。幸存者常形成食管和胃部瘢痕收缩、狭窄，腹膜粘连，消化道功能减退等后遗症。

2. 强碱损伤

（1）常见不同强碱损伤的特点　①氢氧化钠和氢氧化钾具有较强的刺激性和腐蚀性，能和组织蛋白结合形成复合物，使脂肪组织皂化，产生热量继续损伤组织，烧伤后疼痛剧烈，创面较深，愈合慢。②生石灰遇水后，产生氢氧化钙并释放大量热能，产生热烧伤和化学烧伤双重作用，除对皮肤有刺激性和腐蚀性外，加上其产热对皮肤的热烫伤，使组织烧伤程度较深，创面较干燥。③浓氨溶液主要成分为氢氧化氨，挥发后释放出氨，对呼吸道有强烈刺激性，可致黏膜充血、水肿、分泌物增多，严重者可发生喉头水肿、支气管肺炎和肺水肿。

（2）各部位强碱损伤的表现　①皮肤接触者：局部充血、水肿、糜烂、溃疡、起水疱，局部灼痛，可形成白色痂皮。周围红肿，可出现红斑、丘疹等皮炎样改变。皮肤烧伤可达Ⅱ度以上。②眼部接触者：结膜充血、水肿，角膜溃疡、混浊、穿孔，甚至失明。③吸入强碱者：吸入高浓度氨气，表现为刺激性咳嗽、咳痰，甚至咳出溶解坏死组织碎片，导致喉头水肿和痉挛、窒息、呼吸困难、肺水肿，可迅速发生休克和昏迷。④口服强碱者：口腔、咽部及食管剧烈灼痛，腹部绞痛、恶心、呕吐，可并发消化道出血，呕出血性黏液和黏膜组织坏死碎片。可有血性腹泻。固体的碱颗粒可黏附在口咽和食管黏膜表面，引起环形烧伤，可致局部穿孔。口服液体碱可对消化道黏膜产生快速和严重的液化性腐蚀损伤。强碱吸收入血后可引起代谢性碱中毒、手足痉挛、肝肾功能损伤，重者昏迷、休克，迅速危及生命。幸存者常遗留食管狭窄。

【治疗原则】

1. 局部处理　抢救者需做好自身防护，如穿戴防护衣、防护手套、防护眼镜、防护面罩等，立即将伤者救离现场。

（1）皮肤损伤处理　应迅速脱除污染的衣服，清洗毛发皮肤。①对强酸损伤者，可先用大量清水冲洗 10~30 分钟，再用 2%~4% 碳酸氢钠溶液冲洗 10~20 分钟，或用 1% 浓氨溶液、肥皂水或石灰水等冲洗，然后用 0.1% 苯扎溴铵、生理盐水或清水冲洗创面，直到冲洗干净。②对强碱损伤者，用清水反复持续冲洗 1 小时以上，直至创面无滑腻感，然后选用 1% 乙酸、3% 硼酸、5% 氯化钠或 10% 枸橼酸钠等中和，或用 2% 乙酸湿敷皮肤损伤处，皮肤烧伤应及时处理。

（2）眼损伤处理　立即用大量清水冲洗眼部 10 分钟，再以生理盐水冲洗 10 分钟，滴入 1% 阿托品滴眼液、可的松和抗生素眼药水。但生石灰烧伤禁用生理盐水冲洗，以免产生更强的氢氧化钠。强碱所致的眼损伤，勿用酸性液体冲眼，以免产热造成眼睛热力烧伤。眼内有石灰粒者可用 1%~2% 氯化铵溶液冲洗，使其溶解，禁用酸性液中和。眼部剧痛者，可用 2% 丁卡因滴眼。

（3）吸入性损伤处理　可予以异丙肾上腺素、麻黄碱、普鲁卡因、糖皮质激素及抗生素气管内间断滴入或雾化吸入。对症治疗包括镇咳、吸氧。呼吸困难若发生肺水肿，应尽快行气管切开术，呼吸机辅助呼吸，以保证呼吸道通畅，防止坏死黏膜脱落窒息。

（4）口服损伤处理抢救原则是迅速清除、稀释、中和腐蚀剂，保护食管、胃肠黏膜，减轻炎症反应，防止瘢痕形成，给予止痛、抗休克等对症治疗。①一般禁忌催吐和洗胃，避免发生消化道穿孔及反流的胃液再度腐蚀食管黏膜。可立即口服清水 1000~1500ml，以稀释强酸或强碱的浓度，并保护消化道黏膜。②对口服强酸者，禁服碳酸氢钠、碳酸钠等碳酸盐类中和，以免产生大量二氧化碳致胃肠胀气、穿孔。可先口服蛋清、牛奶或豆浆 200ml 稀释强酸，继之口服氢氧化铝凝胶 2.5% 氧化镁或 7.5% 氢氧化镁 60ml，或石灰水 200ml 中和强酸。③对口服强碱者，可先口服生牛奶 200ml，之后口服食醋，1%~5% 乙酸、柠檬水，但碳酸盐（如碳酸钠、碳酸钾）中毒时需改用口服硫酸镁，以免产生过多二氧化碳导致胃肠胀气、穿孔。

2. 对症及综合治疗 疼痛剧烈者，可予以镇痛药；对有昏迷、抽搐、呼吸困难等症状的危重病人应立即给氧，建立静脉通道，组织抢救，防止肺水肿和休克；对吞咽困难病人应加强支持疗法；维持水、电解质及酸碱平衡；保护肝、肾功能，防治急性肾衰竭等严重并发症。

二、主要护理问题

（1）疼痛 与组织破坏、炎症反应有关。

（2）体液平衡失调 与创面大量渗出有关。

（3）有感染的危险 与皮肤屏障功能丧失、创面污染、机体免疫力低下有关。

（4）有窒息的危险 与吸入性呼吸道烧伤有关。

（5）自我形象紊乱 与皮肤烧伤有关。

三、护理措施

1. 护理评估

（1）评估损伤原因、强酸或强碱接触或进入人体的剂量。

（2）评估局部损伤或全身脏器损伤程度。

（3）观察意识、脉搏、呼吸、心跳，积极评估抢救效果。

2. 立即脱离现场、清除毒物

（1）强酸强碱皮肤烧灼后，立即用大量流动水冲洗。

（2）口服中毒者，严禁洗胃。

（3）强酸、强碱类使眼部受到损害，应立即用大量清水或生理盐水彻底冲洗，然后遵医嘱给予眼部用药。

3. 营养支持　早起静脉补充营养，严格禁食水，病情好转后可留置胃管，给予流质饮食，逐渐过渡到半流质饮食、普食，避免生、冷、硬及刺激性食物。

4. 口腔护理　用 1% ~4% 过氧化氢溶液擦洗口腔，防止厌氧菌感染。动作应轻柔，避免损伤新鲜创面。

5. 心理护理　病人极度痛苦，尤其是可能造成机体畸形、面部灼伤毁容或出现食管狭窄不能进食者，容易产生悲观绝望情绪，因此，应加强沟通，及时进行心理疏导，防止过激行为发生，鼓励病人树立战胜疾病的信心和生活的勇气。

6. 病情观察　严密观察生命体征、神志的变化；观察有无并发症的出现，如无纵隔炎、腹膜炎；给予 4 ~6L/min 的氧气吸入，以防出现急性呼吸窘迫综合征；注意有无因剧烈疼痛、胃肠道出血等因素导致的休克，有无并发胃肠道穿孔、急性肾衰竭等情况。

7. 健康指导　强酸、强碱类物品应加强管理，专柜存放，瓶签上应有明确的标签；一旦有中毒现象，应立即用流动清水冲洗 10 分钟以上。

第五节　中　暑

一、疾病概述

【概念与特点】

中暑是指高温或烈日曝晒引起体温调节功能紊乱所致的一组临床综合征，以高热、皮肤干燥、无汗及中枢神经系统症状为特征。重症中暑依主要发病机制和临床表现常分为三型：热痉挛、热衰竭、热射病。伴随症状有：①伴头晕、胸闷、口渴、大汗，见于先兆中暑。②伴发热（38℃以上）、皮肤湿冷、血压下降，见于轻症中暑。③伴高热（40℃以上）、皮肤干燥、无汗、抽搐，见于重症中暑。④伴剧烈头痛、恶心呕吐、昏迷，见于热射病。⑤伴肌肉疼痛、腹绞痛、呃逆，见于热痉挛。

【临床特点】

（1）热痉挛　出汗后水和盐分大量丢失，仅补充水或低张液，补盐不足造成低钠、低氯血症，临床表现为四肢、腹部、背部肌肉的肌痉挛和收缩疼痛，尤以腓肠肌为特征，常呈对称性和阵发性，也可出现肠痉挛剧痛。患者意识清楚，体温一般正常。热痉挛可以是热射病的早期表现，常发生于高温环境下强体力作业或运动时。

（2）热衰竭　在热应激情况时因机体对热环境不适应引起脱水、电解质紊乱、外周血管扩张，周围循环容量不足而发生虚脱，表现为头晕、眩晕、肌痉挛、血压下降甚至休克。中枢神经系统损害不明显，病情轻而短暂者也称为热晕厥，可发展为热射病。常发生于老年人、儿童和慢性疾病患者。

（3）热射病　又称中暑高热，属于高温综合征，是中暑最严重的类型。在高温、高湿或强烈的太阳辐射环境作业后运动数小时（劳力性），或年老、体弱、有慢性疾病者在高温或通风不良环境中维持数日（非劳力性），热应激机制失代偿，使中心体温骤升，导致中枢神经系统和循环功能障碍。

【辅助检查】

根据病情程度不同可表现为白细胞计数增加，中性粒细胞增高，血小板减少，凝血功能异常，尿常规异常，氨基转移酶、肌酐和尿素、血乳酸脱氢酶和肌酸激酶升高，血液浓缩，电解质紊乱，呼吸性和代谢性酸中毒，心电图改变。应尽早发现重要器官出现功能障碍的证据，怀疑颅内出血或感染时，应做颅脑 CT 和脑脊液检查。

【治疗原则】

虽然中暑类型和病因不同，但是治疗基本相同。治疗原则为迅速降温、有效纠正水、电解质和酸碱平衡失常，保护重要器官，预防并发症。

二、主要护理问题

（1）体温过高　与体温调节中枢功能障碍有关。

（2）体液不足——脱水　与中暑引起血容量不足有关。

（3）疼痛——肌肉痉挛性疼痛　与低钠、低氯有关。

（4）潜在并发症　休克、昏迷、出血。

三、护理措施

1. 体温监护及降温

（1）冰生理盐水（4℃） 静脉滴注时，开始宜慢，30~40滴/分缓慢滴注5~10分钟，以逐步适应低温，再稍加快，以防产生较大温差而诱发心律失常。

（2）连续监测体温 最好用肛表测量直肠温度，当肛温降至38~38.5℃时，可考虑暂停降温，密切观察体温变化，如体温有再度上升趋势，继续采取降温措施。

2. 导尿管的护理 留置导尿管，观察尿量、尿相对密度和性质，以监测肾功能，防止肾衰竭。如治疗时间超过4小时，血压升至正常水平但尿少，应用甘露醇或呋塞米（速尿）。

3. 输液护理

（1）输注甘露醇、含钾溶液、葡萄糖酸钙、碳酸氢钠时，防止外渗外漏，以避免引起组织坏死。使用氯丙嗪时应注意面色苍白、四肢发冷者忌用，老年病人慎用。在滴注过程中密切观察生命体征变化。

（2）静脉液体输入不宜过快，防止发生肺水肿，宜在中心静脉压监测下补液，重症病人尽快建立两条有效静脉通路，一条用于降温，防止抽搐和纠正酸中毒，另一条用于补充血容量。

4. 心理护理和生活护理 安抚病人和家属，确保病人和家属配合治疗和护理。

5. 病情观察 严密监测生命体征如体温、脉搏、呼吸、心律、血压、尿量、神志；重症进行心电监护，注意防止弥散性血管内凝血，此为中暑最严重的并发症，通常在第2~3日出现，表现为高热、休克、出血；密切观察有无皮肤黏膜出血、注射部位流血不止、尿血、便血、咯血、呕血以及内脏出血。

6. 健康指导

（1）高温环境下，加强自我保健意识，注意防暑降温。

（2）了解有关中暑的基本知识，做好自我防护。一旦出现中暑先兆症状，能采取有效措施自救，并注意在中暑恢复期避免再度在高温下剧烈活动和暴露在阳光下。

（3）加强年老体弱者、慢性疾病病人、孕产妇的生活保健，注意营养，补充水分，注意生活环境的通风和清洁，注意衣着宽松、厚薄适度，适当散步，做力所能及的运动有助于改善心血管系统功能。

（4）高温工作者注意防暑降温，合理调节生活，注意采取健康的生活方式，保证有充足的休息和睡眠，避免过度劳累，戒除烟酒，衣着宽松，注意饮食富含维生素，易消化的食物，特别重要的是加强耐热锻炼。

（5）有关高温作业部门，要实施劳动安全保护，改善工作劳动环境，做好防暑降温措施。

第六节　蛇咬伤

一、疾病概述

【概念与特点】

蛇咬伤是指被通过蛇牙或在蛇牙附近分泌毒液的蛇咬后所造成的一个伤口，是热带和亚热带地区较为严重的病害。蛇分为毒蛇和无毒蛇两大类，我国大约有50余种毒蛇，剧毒者10余种。无毒蛇咬伤时，皮肤留下细小锯齿形齿痕，局部稍痛，可起水疱，无全身反应。毒蛇咬伤，留下一对较深齿痕，可出现严重的局部或全身中毒症状。

【临床特点】

（1）神经毒素表现　①局部表现：局部症状轻，有时仅有麻木感，无渗液。②全身表现：伤后 0.5～1 小时后即可出现全身症状，表现为全身不适、四肢无力、头晕目眩，继而胸闷、呼吸困难、恶心、晕厥，接着出现神经症状，有视物模糊、眼睑下垂、吞咽困难、流涎、共济失调。严重者肢体弛缓性瘫痪、惊厥、昏迷、呼吸麻痹、休克。海蛇蛇毒对横纹肌有严重破坏作用，可导致全身肌肉酸痛、无力，产生肌红蛋白尿、高血钾，导致急性肾衰竭和严重心律失常。伤者可能在 8～72 小时内死亡。

（2）血液循环毒素表现　①局部表现：肿胀严重，迅速向肢体近心端扩展，常累及躯干部，疼痛剧烈，似刀割火燎，并可出现水疱，组织坏死，伤口有浆液状血性液渗出，并可有淋巴结炎、淋巴管炎，伤口愈合差。②全身表现：出现发热、恶心、呕吐、多发性出血（如鼻出血、便血、咯血、血尿等）、溶血反应（溶血性贫血、黄疸、血红蛋白尿、急性肾衰竭）、心脏损害（如中毒性心肌病）及休克。被咬后 6～48 小时内可能导致伤者死亡。

（3）混合毒素表现　①局部表现：局部症状明显，红、肿、热、痛、组织坏死、溃烂。②全身表现：发展快，后期麻痹困倦、嗜睡、呼吸改变、昏迷、畏寒，发热、广泛出血、腹痛、易昏睡、失语、流涎。造成死亡的主要原因仍为神经毒性蛇中毒。

【辅助检查】

一般病人可做血常规及尿常规检查，严重的病人还要做生化及辅助检查（如心电图、心肌酶谱、尿素氮、肝功能、肌酐、电解质等），以便了解病情进展，判断预后。

【治疗原则】

1. 评估　了解现场情况，如蛇的大小、特征及咬伤地点，可疑毒蛇咬伤未确诊者，都应按毒蛇咬伤急救处理。

2. 休息与活动　绝对卧床休息，制动伤肢，尽可能保持伤口低于心脏，安慰病人，给予精神支持，并紧急拨打急救电话和汇报蛇的种类。

3. 防止毒素吸收、扩散

（1）早期绑扎蛇　咬伤后 1 小时内者用止血带、绷带或其他代用品在伤口近心端、伤口肿胀部位上方 5～10cm 或超过一个关节处绑扎，松紧度以能阻断淋巴及静脉回流，且不妨碍动脉血供为宜，每隔 10～20 分钟放松 1 次，每次 1～2 分钟，经排毒或服蛇药半小时后，绑扎即可解除。

（2）冲洗伤口　用大量清水冲洗。最好先用肥皂水清洗伤口周围，再用等渗水、3% 过氧化氢溶液或 1∶5000 高锰酸钾溶液冲洗伤口，以减少毒素吸收。

（3）扩创排毒　经冲洗后，在牙痕处做"＋"或"＋＋"切开，深 2～3mm。单切口不可过深，以免损伤血管。如伤口流血不止，忌切开，并可自上而下地进行挤压排毒，也可用吸奶器、拔火罐等方法吸毒。

（4）用胰蛋白酶 2000～5000U 加 0.25%～0.5% 普鲁卡因或蒸馏水稀释做局部环形封闭，伤口有潜行性坏死时，应切开清除坏死组织。

（5）局部降温　将患肢浸于冷水（<4~7℃）中3~4小时，后改用冰袋，一般维持24~30小时，以减慢毒素吸收。

4. 特效解毒药的应用

（1）蛇药　①上海蛇药：适用于各种毒蛇咬伤。口服，首剂20ml，之后每6小时服10ml，至症状消失为止。②南通蛇药：蝮蛇咬伤效果较好。口服，首剂20片，之后每6小时10片，至全身或局部症状消退。③蛇伤解毒片：口服，首次10~20片，之后每次5~10片，每日3~4次；肌内注射，每次2~4ml，首剂加倍。

（2）应用抗蛇毒血清（先做皮肤敏感试验，阳性者必要时采用脱敏注射）　①蝮蛇抗毒血清：蝮蛇抗毒血清10ml+生理盐水20ml，静脉滴注，一次即可。②五步蛇抗毒血清：五步蛇抗毒血清20ml+生理盐水20ml，静脉滴注，一次即可。③多价抗蛇毒血清：多价抗蛇毒血清一次足量10~40ml+生理盐水40ml，静脉滴注。儿童与成年人剂量相同。

5. 对症支持治疗

（1）及时给氧，必要时给予气管插管和人工呼吸机辅助呼吸。

（2）凝血障碍及弥散性血管内凝血的治疗　及早使用抗毒血清。

（3）输液　输液的原则是量出为入。

（4）休克者给予抗休克治疗。

（5）维持呼吸道通畅，维持肺的通气动力，治疗呼吸衰竭。对神经毒中毒引起的呼吸中枢麻痹性呼吸衰竭，应用呼吸机通气相当有效，常需8~30小时以上，但以不使用呼气末正压通气（PEEP）为好，以免加重心力衰竭。

（6）急性肾衰竭者，早行血液透析。

（7）控制感染　以青霉素为主，也可根据病情加用其他抗生素。

（8）应用破伤风抗毒素预防破伤风。

（9）补足液量，加速排泄，必要时给予利尿药及皮质激素。

（10）抽搐者可静脉滴注钙剂。

（11）新斯的明对神经毒病例可作常规解毒疗法。

（12）维持水、电解质及酸碱平衡，供给人体正常需要能量。

二、主要护理问题

（1）疼痛 与蛇咬伤后局部炎症有关。

（2）皮肤完整性受损 与蛇咬伤后局部皮肤肿痛、破损有关。

（3）有受伤的危险 与视物模糊、共济失调等有关。

（4）潜在并发症 急性肾衰竭、弥散性血管内凝血。

三、护理措施

1. 常规护理

（1）休息 病人应卧床休息，患肢制动，以免活动时血液循环加快从而加速毒素的吸收，尤其禁忌慌张乱跑。有脑水肿、休克、颅内压高等并发症的病人应绝对卧床休息，严禁搬动。

（2）给氧 神经毒类毒蛇咬伤引起呼吸浅漫、困难者，应根据不同情况给予吸氧或机械通气、气管插管或气管切开，要注意呼吸道的管理，机械通气病人同时还要注意呼吸机的管理，预防机械通气并发症。

（3）监测 对严重病人应及时进行血流动力学、肾功能、呼吸功能、心功能等的监测，定期进行血气分析。

（4）伤口的护理 应正确清洗伤口，及时更换敷料。伤口周围红肿减退，伤口处流出的血由暗红色变红提示局部情况有所好转；如伤口处继续肿胀，皮温升高或发凉，持续流出暗红色血液说明情况恶化；伤口有恶臭提示厌氧菌感染；周围皮肤捻发感应警惕气性坏疽的发生。

（5）心理护理和生活护理 向病人及家属说明毒蛇咬伤后的症状、协助上肢受伤者进食，协助下肢受伤者排便，协助卧床休息者翻身，预防压疮。

（6）饮食 宜清淡、高蛋白、富含维生素的饮食，忌食辛辣食品，以免刺激血管扩张，加快毒素吸收。

2. 病情观察

（1）密切观察呼吸、血压、脉搏、瞳孔及意识变化；注意出血征象；定时查看局部伤口及周围组织变化情况，观察伤肢肿胀、疼痛、麻木情况，并做好记录。

（2）观察尿量颜色，准确记录24小时出入量。

（3）病人如出现头痛、血压升高、呕吐，且呕吐为喷射状等情况，应警惕有颅内高压；如同时出现双侧瞳孔不等大，则应考虑脑疝形成。观察病人是否有眼睑下垂、复视、神志障碍、抽搐。

（4）绑扎后远心端出现发绀、发凉，说明绑扎时间过长或过紧，局部血运不良，应调整绑扎的松紧度，每20～30分钟放松1次，每次1～2分钟，以防止肢体缺血坏死。

（5）观察皮肤、黏膜有无出血点，伤口处是否出血不止，预防DIC的发生。

（6）药物疗效的观察　①抗蛇毒血清、破伤风抗毒素、胰蛋白酶药物使用后观察病人是否有皮疹、血清反应以及过敏性休克，备好肾上腺素、地塞米松等抢救药物。②使用解毒药、中成药或中草药后观察病人局部及全身症状是否有好转。③甘露醇、呋塞米等脱水、降颅内压药物应用后观察病人神志是否有改善，瞳孔是否恢复等大正圆，对光反射是否灵敏。

3. 健康指导

（1）野外作业应穿高筒胶靴，戴橡胶手套，自备蛇药。

（2）指导病人识别无毒蛇与有毒蛇，识别中草药如七叶一枝花、半边莲，能在被蛇咬伤后寻找中草药自救。

（3）告诫病人在被蛇咬伤后切忌慌乱奔跑，禁忌用酒精擦洗伤口，无条件者可用火熏灼伤口破坏蛇毒以及绑扎、简单切开排毒等一些自救技能。

第十章
其他重症

第一节 休 克

一、疾病概述

【概念与特点】

休克是一种以急性微循环障碍导致组织的氧供和氧需之间平衡失调。休克发生后体内重要器官微循环处于低灌流状态，导致细胞缺氧，营养物质缺乏，或细胞不能正常代谢其营养物质，最终导致细胞损害，无法维持正常的代谢功能，伴有静脉血氧含量减少和代谢性酸中毒。

【临床特点】

（1）休克早期　烦躁不安，面色苍白，口唇和甲床发绀，四肢湿冷，出冷汗，心率加快，但意识尚清，血压正常或偏低，脉压差缩小，尿量减少。部分病人表现肢暖、出汗等休克特点。眼底可见动脉痉挛。

（2）休克中期　表情淡漠，反应迟钝，口渴，脉细数而弱，心音低钝，少尿或无尿，收缩压为 60～80mmHg（8.0～10.7kPa），有代谢性酸中毒症状。

（3）休克晚期　面色青灰，口唇及肢端发绀，皮肤湿冷，出现花斑，血压<60mmHg（8.0kPa）或测不出，嗜睡或昏迷，尿闭，呼吸急促或潮式呼吸，可发生弥散性血管内凝血和广泛脏器功能衰竭。

【治疗原则】

引起各种休克的原因虽然各不相同，但都存在有效循环血容量不足、微循环障碍和不同程度的液体代谢改变。因此，对休克的治疗原则，是尽早去除休克的诱因，尽快恢复有效循环血量，纠正微循环障碍，增进心脏功能和恢复人体的正常代谢。一般可根据病情进行相应的治疗。

二、主要护理问题

（1）体液不足　与失血、失液、体液分布异常有关。

（2）组织灌流量改变　与有效循环血量减少有关。

（3）气体交换受损　与肺组织灌流量不足、肺水肿有关。

（4）有受伤的危险　与脑组织缺氧导致的意识障碍有关。

（5）有感染的危险　与侵入性监测、留置导尿管、免疫功能降低、组织损伤、营养不良有关。

（6）潜在并发症　多器官系统衰竭。

三、护理措施

1. 常规护理

（1）体位　安置病人于休克卧位，即头胸部与下肢均抬高30°。抬高头胸部有利于膈肌活动，增加肺活量，使呼吸运动更接近于生理状态；抬高下肢有利于增加静脉回心血量，从而增加循环血容量。

（2）氧气吸入　鼻导管给氧，氧流量 $2 \sim 4L/min$，如病人发绀明显或发生抽搐时需加大吸氧气流量至 $4 \sim 6L/min$。吸氧可保证全身各脏器有足够的氧供，纠正组织细胞缺氧，维持各脏器功能。

（3）快速建立2条或2条以上静脉通道，一条选择大静脉快速输液并测中心静脉压，另一条选表浅静脉缓慢而均匀地滴入血管活性药物或其他需要控制滴速的药物。

（4）注意保暖，如使用盖被、低温电热毯等，但不宜用热水袋加温，以免烫伤或使皮肤血管扩张加重休克。

2. 专科护理　
严格执行查对制度，以保证用药准确无误；均匀地滴注血管活性药物，以维持血压的稳定，禁忌滴速时快时慢，以致血压骤升骤降；

扩血管药物必须在血容量充足的前提下应用，以防血压骤降；若病人四肢厥冷、脉细弱和尿量少，不可再使用血管收缩剂来升压，以防引起急性肾衰竭；严防血管收缩剂外渗，导致组织坏死。

3. 病情观察 严密观察生命体征及神志、瞳孔、尿量的变化，并详细记录。

（1）意识、表情 能够反映中枢神经系统血液灌注情况。观察病人是否有神志淡漠、烦躁等。若病人由兴奋转为抑制，提示脑缺氧加重；若经治疗后神志清楚，提示脑循环改善。

（2）皮肤色泽和肢端温度 反映体表灌注的情况，若皮肤苍白、湿冷，提示病情加重；若皮肤出现出血点和瘀斑，提示进入弥散性血管内凝血阶段；若四肢温暖、红润、干燥，表示休克好转。

（3）脉搏 注意脉搏的速率、节律和强度。若脉律加速且细弱，为病情恶化的表现；若脉搏逐渐增强，脉律转为正常，提示病情好转。

（4）血压与脉压差 血压下降，脉压差减小，提示病情严重；血压回升或血压虽低但脉搏有力，脉压由小变大，提示病情好转。

（5）呼吸 观察呼吸的次数，有无节律的变化，呼吸增速、变浅、不规则，说明病情恶化；呼吸增至 30 次/分以上或降至 8 次/分以下，是病情危重的表现。

（6）尿量、尿相对密度的观察 当休克病人血压下降时，可引起肾动脉血压下降而直接影响肾的血液灌注，发生急性肾衰竭。因此，应严密观察每小时尿量与尿相对密度的变化，若每小时尿量少于 30ml、尿相对密度增高则提示循环血量不足，而肾功能并未受到损害，应加快输液速度；若每小时尿量大于 30ml，提示休克好转。

（7）中心静脉压（CVP）反映病人的血容量、心功能和血管张力的综合状况。若血压降低，中心静脉压 <5cmH$_2$O（0.49kPa），表示血容量不足；中心静脉压 > 15cmH$_2$O（1.47kPa），则提示心功能不全；中心静脉压 > 20cmH$_2$O（1.96kPa），提示有充血性心力衰竭。

（8）动脉血气分析是判断肺功能的基本指标。应严密观察血氧分压是否有下降或二氧化碳分压升高，警惕急性呼吸窘迫综合征的发生。

4. 健康指导

（1）加强休克的预防　对容易发生休克的疾病，应采取有效措施防止休克的发生。如对创伤病人要及时止痛、止血及包扎固定；对失血、失液较多者宜尽早扩充血容量；对严重感染者，按医嘱应用抗生素尽快控制感染等。

（2）对已发生休克者，应积极配合医生做好各种抢救措施，加强监测与护理，使休克得以及时纠正。

第二节　多器官功能障碍综合征

一、疾病概述

【概念与特点】

多器官功能障碍综合征（MODS）是指机体遭受严重创伤、休克、感染及外科大手术等急性损害 24 小时后，以连锁或累加形式出现两个或两个以上器官的序贯性功能障碍或衰竭的一组综合征。在严重情况下，多器官功能障碍或衰竭可同时发生。多器官功能衰竭（MOF）是指多器官功能障碍综合征发展到一定阶段，体内多系统器官功能严重受损以致出现衰竭综合征，多器官功能衰竭是疾病发展终末阶段，有不可逆性。

【临床特点】

在病理学上，多器官功能障碍综合征缺乏特征性，受累器官仅仅是急性炎症反应，如炎性细胞浸润等，这些变化与严重的临床表现很不相符，而一旦恢复，临床上可不留任何后遗症。

（1）循环异常　由于多种炎症介质对心血管系统均有作用，故循环是最易受累的系统。几乎所有病例至少在病程的早、中期会出现"高排低阻"的高动力型的循环状态。心排血量可达 10L/min 以上，外周阻力低，并可因此造成休克而需要用升压药来维持血压，这类人实际上普遍存在心功能损害。

（2）代谢异常　全身感染和多器官功能障碍综合征通常伴有严重营养不良，其代谢模式有 3 个突出特点：①持续性的高代谢：代谢率可达到正常的1.5 倍以上。②耗能途径异常：在饥饿状态下，机体主要通过分解脂肪获得能量。但在全身性感染时，机体则通过分解蛋白质获得能量，糖的利用受限，脂肪利用可能早期增加，后期下降。③对外源性营养物质反应差：补充外源营养并不能有效地阻止自身消耗，提示高代谢对自身具有"强制性"，又称"自噬代谢"。

（3）组织细胞缺氧　高代谢和循环功能紊乱往往造成氧供和氧需不匹配，因此使机体组织细胞处于缺氧状态，临床主要表现是"氧供依赖"和"乳酸性酸中毒"。

（4）器官衰竭　衰竭的器官通常并不直接来自于原发损伤，从原发损伤到发生器官功能衰竭在时间上有一定的间隔。多器官功能障碍综合征可以累及本来完全健康的器官，且来势凶猛，病情发展迅速，一旦发生几乎难以遏制，故病死率很高，肺、肝、心血管、胃肠、肾、脑、血液等均可受累。

（5）感染　并非所有的病人都有细菌学证据，30%以上病人临床及尸检中没有发现感染病灶。因此，明确并治疗感染未必能提高病人的生存率。

【治疗原则】

多器官功能障碍综合征治疗原则是迅速消除病因和控制感染。有效的抗休克治疗、改善微循环灌注、营养支持、维持机体内环境稳定、增强免疫，均是为消除病因和控制感染创造时机和条件。

（1）休克复苏　在有条件的医疗场所进行严密的监护，及时有效地迅速复苏休克，保证微循环组织灌注是最大限度改善生存率的基础，其他治疗以充分复苏为基础。进行早期目标指导性治疗（EGDT），即在诊断休克的最初的6小时内争分夺秒完成休克复苏，使中心静脉压达到8~12mmHg、平均动脉压≥65mmHg、尿量≥0.5ml/（kg·h）、上腔静脉血氧饱和度或混合静脉血氧饱和度≥70%，以减少多器官功能障碍综合征的发生率和病死率。

（2）病因控制　充分及时地进行引流、清创、移除感染源等手术干预。

（3）抗生素的应用　应用抗生素前进行恰当的培养和药敏试验，迅速确定感染部位和致病微生物。确认为严重全身性感染后立即静脉应用抗生素。对不明感染可根据当地流行病学资料选择经验性和目标性抗生素。如果不是感染，停止抗生素的使用，尽可能减少耐药和二重感染。

（4）应激剂量激素的应用　推荐用于已经充分容量复苏后仍需血管活性药物维持血压的病人。静脉应用氢化可的松，200~300mg/d，分3~4次或持续静脉泵入，连用5~7日可以降低死亡风险。大剂量激素不推荐使用，也不推荐在病人中普遍应用。

（5）重组人类活化蛋白 C 的应用　重组人类活化蛋白 C 是近年少数获得成功的抗炎症反应药物，推荐用于有高度死亡危险的病人：APACHE Ⅱ 评分≥25、脓毒症导致的多器官功能衰竭或成人呼吸窘迫综合征、感染性休克的病人。

（6）呼吸支持　应用呼吸机的策略为避免大潮气量及高平台压，把小潮气量作为目标（6ml/kg），维持平台压 < 30cmH_2O，予最小的呼气末正压通气防止肺泡塌陷。为减少呼吸机相关性肺炎的发生，应维持半卧位，床头抬高 45°，除非有反指征和需平卧操作。

（7）营养支持和肠道功能维护　针对高代谢状态和病人脏器功能衰竭状况设计营养支持方案，尽早应用肠内营养途径。任何时间始终维持血糖 < 8.3mmol/L，以降低感染发生率、并发症发生率及病死率。

（8）肾脏功能维护　保证肾脏灌注压力和血流量是肾保护的基础。肾脏替代治疗是多器官功能障碍综合征治疗中的重要内容。目前研究认为持续静脉血液滤过和间断血透对急性肾衰竭的危重病人效果相当，血流动力学不稳定者对间断血透不易耐受。

（9）其他器官功能的支持　把握整体观念，不能为保护某个脏器而牺牲其他脏器必需的营养和代谢底物的需求。如一味强调对肺水肿的治疗，盲目脱水，可导致循环血容量相对不足，甚至导致急性、肾前性肾衰竭等。

二、主要护理问题

（1）焦虑、恐惧　与意外创伤或病情加重等因素有关。

（2）低效型呼吸状态　与肺水肿、肺不张、呼吸道分泌物潴留等有关。

（3）气体交换受损　与肺泡–毛细血管壁等病理改变有关。

（4）有感染的危险　与呼吸道不畅、肺水肿、全身抵抗力降低及某些侵入性操作等有关。

三、护理措施

1. 注意监测　多器官功能障碍综合征发病急、病程进展快、病死率高，是医学领域的一个难题。迄今为止对多器官功能障碍综合征尚无特异性治疗手段；但通过临床监测，可及早发现可能出现的器官功能异常；早期干预，采取有效措施，则可减缓或阻断病程的发展，提高抢救成功率。

（1）呼吸功能监测　①观察呼吸的频率、节律和幅度。②呼吸机械力学监测：潮气量（VA）、每分通气量（VE）、肺泡通气量、呼吸道压力、肺顺应性、呼吸功、肺泡通气血流之比（VA/Q）等。呼吸末正压通气时监测肺毛细血管楔压（PCWP）。③血气分析：动脉血氧分压（PaO_2）、动脉二氧化碳分压（$PaCO_2$）、HCO_3^-、pH 值等。④氧耗量（VO_2）、氧输送量（DO_2）。

（2）循环功能监测　①心肌供血：心电监测、血氧饱和度（SaO_2）、定时行十二导联心电图检查。②前负荷：中心静脉压（CVP）、肺毛细血管楔压（PCWP）。③后负荷：肺循环的总阻力指数（PVRI）、体循环的总阻力指数（TPRI）。④心肌收缩力：心排血指数（CI）、左心室每搏功能指数（LVSWI）等。

（3）肾功能监测　①尿液监测：尿量、尿相对密度、尿钠、尿渗透压、尿蛋白等。②生化检查：尿素氮、肌酐、渗透清除率、自由水清除率等。

（4）内环境监测　①酸碱度：pH 值、血乳酸 HCO_3^-、BE 等。②电解质：钾、钠、钙、镁、磷等。③渗透压：血浆晶体渗透压、血浆胶体渗透压、血糖、血红蛋白、血细胞比容等。④胃黏膜 pH 值：胃黏膜 pH 值是预测死亡的最敏感单一指标，监测胃黏膜 pH 值可以指导脱机，早期预防应激性溃疡。

（5）肝功能监测　测定血清胆红素、丙氨酸氨基转移酶、天冬氨酸氨基转移酶等。

（6）凝血功能监测　血小板计数、凝血时间、纤维蛋白原Ⅶ、凝血因子Ⅴ、凝血酶原等，有利于早期发现和处理弥散性血管内凝血。

2. 心理护理　多与病人交流，了解其心理状况和需求后给予相应的护理措施；建立良好的护患关系，获得病人的信任；帮助病人树立战胜疾病的信心，积极配合治疗和护理。

3. 特殊监测的护理　多器官功能障碍综合征的病人多为危重病人，较一般普通病人需用特殊监测手段，如动脉血压的监测、中心静脉压监测。在护理此类管道时需严格遵守无菌操作原则；保证压力传感器在零点；经常用肝素盐水冲洗管路，保证其通畅；随时观察参数变化，及时与医师取得联系。

4. 安全护理 多器官功能障碍综合征病人病情危重，常有烦躁，因此应注意避免病人意外受伤。尤其在 ICU 病房，没有家属的陪伴，应根据病情给予病人适当的约束。多器官功能障碍综合征病人常需安置多种导管，如鼻胃管、导尿管等，应密切注意各种导管的刻度及接头情况，防止导管脱落并保持其通畅。

5. 人工呼吸道和机械通气的护理 保持呼吸道通畅，及时吸取呼吸道分泌物，掌握吸痰时机和技巧；注意呼吸道湿化，常用的方法有呼吸机雾化、呼吸道内直接滴注、湿化器湿化等；机械通气时注意根据血气分析结果来调整呼吸机参数，长期使用时，每周更换 2 次导管并消毒。

6. 预防感染 多器官功能障碍综合征病人机体免疫功能低下，抵抗力差，易发生感染，尤其是肺部感染，应给予高度重视。为此，多器官功能障碍综合征病人最好住单间房，严格无菌操作，防止交叉感染；注意呼吸道护理，定时翻身，以利于呼吸道分泌物咳出和急性呼吸窘迫综合征的治疗；空气要经常流通，定时消毒，医护人员注意洗手，杜绝各种可能的污染机会；同时注意导管护理，严格无菌操作，防止感染。

7. 病情观察

（1）体温 多器官功能障碍综合征病人多伴有各种感染，体温常常升高。当严重感染时，体温可高达40℃以上，而当体温低于35℃以下，则提示病情十分严重，常是危急或临终表现。

（2）脉搏和心率 观察脉搏快慢、强弱等。注意有无交替脉、短绌脉、奇脉等表现，尤其要重视细速和缓脉现象，若出现则提示心力衰竭。常用心电监测仪来观察心率、心律和心电图变化。

（3）呼吸 观察呼吸的快慢、深浅等。观察有无慢而深的呼吸、潮式呼吸、周期性呼吸暂停、反常呼吸以及点头呼吸等，这些常是危急或临终的呼吸表现。

（4）血压 血压能反映器官的灌注情况，尤其血压低时注意重要器官的保护。

（5）意识 注意观察意识状况及昏迷程度，昏迷病人每班给予格拉斯哥评分。

（6）注意尿量、色、相对密度、酸碱度及血尿素氮、肌酐的变化，警惕非少尿性肾衰竭。

第三节 全身炎症反应综合征

一、疾病概述

【概念与特点】

全身炎症反应综合征（SIRS）是 1991 年美国胸科医师学会/危重病医学会（ACCP/SCCM）在芝加哥联合召开的研讨会上提出的概念。SIRS 是指机体受到外源性侵犯时，可能产生一种扩大的、全身性的并且经常是不恰当的炎症反应的过程。全身炎症反应综合征是感染与非感染因素刺激宿主免疫系统释放体液和细胞介质，发生炎症反应过度的结果。目前认为全身炎症反应综合征是机体受到严重打击后出现的并发症，可以痊愈，也常发展成多器官衰竭。其发生发展过程为：损伤→机体应激反应→全身炎症反应综合征→多器官功能障碍综合征→多器官功能衰竭，全身炎症反应综合征是整个病理生理过程的一个中间环节，是可以逆转的，这也是探讨全身炎症反应综合征的关键所在。

【临床特点】

在原发病症状的基础上，全身炎症反应综合征可表现为呼吸频率加快、体温异常；机体处于高代谢状态、高耗氧量、通气量增加，高血糖、蛋白质分解增加、负氮平衡、高动力循环状态、高心排血量和低外周阻力；脏器灌注过低，病人出现低氧血症，少尿，高乳酸血症。病人神志上可以表现为兴奋、烦躁或嗜睡等。血液中末梢血白细胞计数增高，炎症介质和细胞因子，如 FNF-α、IL-1、II-6、IL-8、IFN-γ 的含量及 C 反应蛋白、降钙素原（PCT）测定值增高。内源性 NO 浓度增高，D-二聚体等亦可有所升高。

【治疗原则】

（1）加强监护措施。

（2）基础治疗及生命支持　维持体温、血压正常及电解质平衡，纠正酸中毒，维持液体量等。

（3）呼吸支持及氧疗　维持动脉血氧分压及血氧饱和度符合基本需求。

（4）应用强有力的抗生素（感染为诱因时），清除感染灶及治疗原发病。

（5）应用血管活性药物。

（6）预防 DIC。

（7）应用糖皮质激素。

（8）应用非甾体类抗炎药，部分抑制炎症因子，常用有布洛芬、阿司匹林等。

（9）应用抗氧自由基药物。

（10）静脉应用免疫球蛋白。

（11）选择性清肠疗法，可防止肠道细菌的驱动作用。

（12）抗介质治疗，如 TNF 抗体、可溶性 TNF 受体及 IL－1 受体拮抗剂。阻断补体激活系统的治疗如抗 C_5 和抗 C_{5a} 的单克隆抗体等。

（13）血液净化　用血滤、血透、血浆置换等方法将炎症介质从血液循环中清除，理论上是全身炎症反应综合征抗介质治疗的另一途径，但血液净化在清除介质方面只是一种潜在的治疗方法，对其疗效仍有待进一步探讨。

二、主要护理问题

（1）体温异常　与致病菌、坏死组织和炎性介质作用有关。

（2）体液不足　与体液丢失过多或水、钠摄入不足有关。

三、护理措施

1. 生命体征的监护　①连续监测心律、心率、呼吸（节律、频率）。②监测体温、血压、微循环充盈时间（甲床毛细血管充盈法）、经皮血氧饱和度（$TcSO_2$）或脉搏血氧饱和度（SpO_2）、血氧分压及血气分析。上述指标在正常范围时可每隔 2～6 小时测定 1 次；在临界值时应不超过 1～2 小时 1 次；正常值以下时不超过 30 分钟测定 1 次。有条件时监测中心静脉压（CVP），尤其在 BP 出现下降且对扩容治疗反应不佳时。

2. 重要脏器功能的监护 阶段性（数小时、每日）监测，监测凝血功能和弥散性血管内凝血指标、血尿素氮和肌酐，记录尿量；必要时床边监测脑电图，每日检查眼底以早期发现脑水肿。如出现呼吸窘迫，应连续床旁摄片以确定急性肺损伤/急性呼吸窘迫综合征。监测项目中以血压及尿量最重要，可反映是否到达休克期及发生多器官功能障碍综合征。

第四节　弥散性血管内凝血

一、疾病概述

【概念与特点】

弥散性血管内凝血（DIC）是一种由多病因引起的微血管内富含纤维蛋白血栓所致的出血综合征。弥散性血管内凝血本身并不是一种独立的疾病，而是许多疾病发展过程中的一个中间病理过程。弥散性血管内凝血以弥散性毛细血管内微血栓形成和继发性纤维蛋白溶解亢进为主要病理变化，以血液高凝状态为始动和中心发病环节，以广泛出血、微循环衰竭及多脏器功能不全为其临床特征。临床上分急性、亚急性和慢性 3 个类型，多起病突然、进展迅猛、表现复杂、预后凶险。

【临床特点】

弥散性血管内凝血的临床表现与其发病原因、临床类型以及所处的发展阶段有密切关系，症状及体征的出现均是病理生理变化的直接结果。由于弥散性血管内凝血的原发病多而危重，故其临床表现常被原发病症状和体征所掩盖，有的病人除原发病症状体征外，可以无明显特异性表现。另外，弥散性血管内凝血的病理发展过程可为跳跃式改变，临床表现变异性大，所以对弥散性血管内凝血的临床表现应仔细观察，充分认识。

（1）出血　出血是弥散性血管内凝血最常见的一种表现，发生率84%～100%，是诊断 DIC 的主要依据之一。自发性、广泛性、多部位出血是其主要特点，出血常不能用原发病解释，常规止血措施效果不佳或反而加重。出血部位和程度不一，以皮肤黏膜出血最为常见，轻者可仅有出血点，典型者表现为广泛、多部位的瘀斑或血疱，伤口或穿刺部位可呈大片瘀斑；重则出现内脏出血，如呕血、黑便、咯血、血尿等；当出现颅内出血时，病人可在短期内死亡。手术切口或穿刺部位持续渗血、分娩和产后出血不止；流出的血液不凝或凝块很小是 DIC 病人重要而十分常见的表现。但在弥散性血管内凝血早期（高凝状态下），不但可以没有出血，反而在静脉采血时出现血液凝固现象。

（2）低血压和休克　低血压和休克发生率 50%～80%，多见于急性弥散性血管内凝血。微血管内纤维蛋白原广泛沉积可导致微血管闭塞、回心血量及心排血量减少，使动脉压下降、出现低血压或休克。休克发生后组织缺氧，组织氧化代谢障碍，乳酸潴留、代谢性酸中毒使微血管内皮损伤更加广泛而加重弥散性血管内凝血，两者形成恶性循环。临床出现皮肤黏膜发绀，并有少尿、无尿、呼吸循环衰竭等表现。

（3）微血管栓塞　多见于慢性弥散性血管内凝血，发生率为 50%～75%。表浅部位表现为肢端发绀、皮肤灶状栓塞性坏死、黏膜的斑片状坏死脱落及溃疡形成。深部组织表现为程度不等的脏器功能不全，常规处理难以奏效，往往表现为多脏器功能不全。肾、肺、肝、胃肠道是最常见的栓塞部位，可引起相应部位的功能障碍和有关症状体征：肾栓塞时可出现腰痛、血尿、蛋白尿、氮质血症、少尿、无尿或急性肾衰竭；肺栓塞时可突发呼吸困难、胸闷、发绀、咯血，甚至可导致急性呼吸窘迫综合征；肝脏血管栓塞时可出现肝功能损害、出血倾向、黄疸、肝脾大，严重的出血性肝坏死和肝性脑病。由于微血栓弥散性分布在脏器内，即使最现代化的影像检查也未必有阳性结果。

（4）微血管病性溶血　微血管内纤维蛋白呈网状沉着，使血管腔变窄或堵塞，当红细胞通过纤维蛋白网时易被擦伤或割破，红细胞碎片以及盔形、三角形、球形、不规则形状红细胞增多，这些红细胞极易破坏而发生溶血；溶血时红细胞游离出的红细胞素具有促凝作用，可加重弥散性血管内凝血，形成恶性循环。临床表现有黄疸、进行性贫血、腰酸背痛、血红蛋白尿等。

【治疗原则】

（1）去除病因　治疗弥散性血管内凝血的关键在于消除病因，如控制感染、治疗肿瘤、产科及外伤处理，纠正缺血、缺氧及酸中毒等。

（2）减少再出血　第二个治疗措施是减少再出血，防止创伤或创伤性出血，同时，积极纠正低血容量、低血压、低氧血症及酸中毒等促凝因素，维持内环境稳定。

（3）补充凝血因子　基础疾病经过治疗后仍继续出血者往往提示凝血因子耗竭。有关凝血因子的补充目前存在两方面的观点：①一些学者认为凝血因子的补充必须在肝素治疗后方可进行，这样存在于全血或新鲜血浆中的纤维蛋白原输入人体后不会成为凝血酶原的底物；②另一些学者则认为应根据病人的实际情况补充耗竭的凝血因子。

（4）肝素治疗　肝素治疗有助于阻止血栓的继续形成，但对已形成的凝血块无效。肝素可减慢凝血过程，有利于凝血因子的恢复。

（5）浓缩抗凝血酶Ⅲ　目前正在关注浓缩抗凝血酶Ⅲ治疗弥散性血管内凝血的疗效，迄今为止，研究的结果是积极的，用浓缩抗凝血酶Ⅲ有望有效恢复弥散性血管内凝血中耗竭的凝血因子。

（6）其他　尿激酶溶栓治疗主要用于弥散性血管内凝血后期、脏器功能衰竭明显及经上述治疗无效者。可用糖皮质激素治疗，但不做常规应用。

二、主要护理问题

（1）潜在并发症——出血　与凝血因子被消耗有关。

（2）气体交换受损　与血凝固、血红蛋白含量降低有关。

（3）外周组织灌注不足　与小血栓形成、血容量减少有关。

（4）组织完整性受损　与皮下出血、鼻黏膜出血有关。

（5）口腔黏膜改变　与口腔出血有关。

（6）知识缺乏　与对疾病和治疗的知识不了解有关。

三、护理措施

（1）缺氧的护理　卧床休息，保持呼吸道通畅，持续吸氧，以改善组织缺氧及避免脑出血发生。

（2）用药护理　遵医嘱给予肝素抗凝和预防低血压的药物，维持静脉输液，以防止血压降低进一步减少末梢循环血量。熟练掌握肝素的药理机制、适应证和禁忌证，准确用药。使用过程中注意观察疗效，定期监测凝血时间，以指导用药；在肝素抗凝过程中，补充新鲜凝血因子，并注意观察输血反应及并发症等。

（3）密切监视有无并发症多器官功能障碍综合征的发生。

（4）心理护理 鼓励病人主动表达自己的想法和对疾病的认识；鼓励家属与护士间的情感交流；指导病人及家属对危重疾病的正确认识。

（5）预防 及时积极治疗原发病，消除弥散性血管内凝血的各种诱发因素；及早采用预防性抗凝治疗，纠正血液的高凝状态。严密观察，适时地进行有关实验室检查，以便早期确诊。

第十一章

外科术后病人的监护

第一节　肺脏手术后病人的监护

肺脏手术给病人带来身心两方面的创伤，为了提高病人承受手术的能力，防止术后并发症的发生，应做好术后护理。护理的重点在于密切观察病情，重建病人生理平衡，积极防治并发症，给予适当的健康指导，帮助病人顺利度过围手术期，促进其早日康复。

一、一般护理

1. 体位　全身麻醉术后当日给予平卧位，头偏向一侧，以防止呕吐物误吸。术后次日晨血压平稳者，取半卧位，使横膈下降，以利于肺扩张和胸腔积液的引流，促进呼吸功能恢复。

2. 保持有效的胸腔引流

（1）引流管及引流瓶放置位置正确　积液引流管应放置在腋中线与腋后线之间的第 6 ~ 8 肋间隙；脓胸引流放置在脓腔最低；积气引流应放置在第 2 肋间锁骨中线外侧。引流瓶为一密封装置，引流瓶管玻璃下端应浸于水面下 3 ~ 4cm，引流瓶应放置在切口下 60 ~ 100cm。

（2）保持引流管通畅　观察引流瓶长玻璃管中的水柱波动。手术当日，水柱波动范围在 4 ~ 6cm，如无波动，可能系引流管堵塞或放置位置不正确，应加强挤压或及时调整引流管的位置。如引流管内出现大量的血性液体，每小时超过 200ml，连续 2 小时，经抗凝、输血等治疗无效者，考虑活动性出血的可能，应及时报告医师。

（3）拔管　护理术后 2 ~ 3 日，引流逐渐减少至 24 小时 < 50ml，颜色转

为淡血性、肺部情况良好时，可予拔管。拔管后由于胸腔内残存较多渗出液，所以引流管口处较易渗出，应加强巡回，通知医师，并及时更换切口敷料。还应注意病人呼吸状况及有无皮下气肿的发生。

3. 密切观察生命体征的变化 常规给予心电监护，观察心率、心律的变化，手术当天尤其要加强观察血压的变化。

4. 严格控制输液速度 严格控制术后输液速度，尤其一侧肺切除后。一般术后输液速度控制在 30 ~ 40 滴/分。肺叶切除后，肺泡－毛细血管床明显减少，造成肺动脉高压、肺循环阻力增大，如果输液过多、过快，极易造成心力衰竭的发生。

5. 促进有效呼吸

（1）观察 定时听诊呼吸音，观察呼吸形态，了解肺部有无啰音、痰鸣音及呼吸音是否异常。

（2）吸氧 拔除气管插管后常规鼻导管吸氧，保持氧饱和度 90% 以上，低于此水平要积极处理，如加面罩给氧、协助拍背、吸痰等，如无改善应该查明低氧的原因并予以对症处理。

（3）有效咳嗽、咳痰 指导病人进行深呼吸及咳嗽、咳痰，每日常规雾化吸入 2 次，在雾化液中加入化痰药物。协助病人拍背、咳嗽、咳痰，病人咳嗽时，护士用一手按压患侧肩膀，另一手从下方稳固地支持胸部伤口，也可指导病人抱住枕头，于呼气期用力咳嗽时略加压力。对痰液黏稠、咳嗽无力病人可刺激环甲膜，或咽喉镜下经口腔吸痰。

（4）减轻病人疼痛 胸部手术由于创口较大，病人常感疼痛较剧烈而不愿深呼吸和咳嗽、咳痰，术后安置止痛泵可有效地减轻病人的疼痛，有利于病人更好地休息和恢复，减少并发症的发生。

6. 加强心理护理 根据病人的不同心理状态给予指导。实施的各项护理操作前做好解释工作，取得配合，消除紧张情绪。

二、功能的监测与护理

呼吸系统的主要功能是为机体提供氧和排出二氧化碳，任何环节的功能障碍均会影响气体交换，引起缺氧和二氧化碳潴留，导致机体内环境紊乱，从而使全身功能减退。因此了解和掌握术后呼吸功能监测方法，发现问题及时处理，对病人的康复起着重要的作用。

1. 呼吸功能监测 呼吸功能的监测包括观察呼吸频率和听诊呼吸音、观察呼吸幅度和胸廓运动的对称性，通过观察皮肤黏膜颜色、监测血氧饱和度或者血气分析了解肺的换气功能。

2. 术后呼吸机的使用

（1）肺部手术后一般给予定容呼吸机辅助呼吸。根据具体情况调节呼吸机参数，肺叶或全肺切除的病人应选用低潮气量高频率的通气模式。

（2）妥善固定气管插管，防止气管插管脱出，呼吸机管道要连接紧密，以免漏气或脱落。

（3）使用呼吸机时应加强呼吸道的加温湿化，防止分泌物黏稠形成痰痂堵塞呼吸道，可减少对呼吸道黏膜的刺激，从而减少支气管痉挛或哮喘的发生。

（4）气管内吸痰时严格无菌操作，吸痰过程中防止缺氧，要注意观察病人的生命体征和嘴唇颜色，如有心律不齐、嘴唇发绀、血压下降等应立即停止操作。

（5）肺脏手术后如无特殊原因应尽早拔除气管插管，以减少肺部感染。

3. 保持呼吸道通畅，预防肺不张

（1）术后病人呼吸道分泌物增多，为保证病人排痰顺利，预防肺部并发症的发生，应鼓励和协助病人术后早期有效咳嗽排痰。

（2）一般在拔除气管插管后即开始进行呼吸系统的恢复性护理，如深吸气、叩背、咳痰、雾化吸入、吹气球等，病人感到不适时应停止。雾化液中不加 α－糜蛋白酶，以免引起支气管痉挛，诱发哮喘，加重病情危及病人生命。为预防呼吸道感染，应每日更换雾化液，雾化管道一人一用，每日消毒。

（3）协助病人排痰时，应在渐进式排痰法的基础上，空心掌轻叩病人背部，由下至上，由外向内，通过小幅度反复振动使小呼吸道内的分泌物松动脱落，慢慢集中于大气管内，最后逐渐将痰排出，必要时可给予纤维支气管镜吸痰。

（4）保持胸腔引流管的通畅，避免因胸腔内气体或胸水压迫肺组织限制肺的膨胀，使气体交换面积减少而至病人呼吸困难。

（5）一侧全肺切除的病人应间断夹闭引流管，防止纵隔摆动、气管移位引起呼吸困难。①一侧全肺切除术后，肺内压力发生改变，导致纵隔摆动或大血管移位。放置胸腔引流管可起到维持双侧胸腔内压力平衡、防止纵隔过度摆动影响健侧肺部膨胀的作用。②术后用止血钳夹闭胸腔引流管，并根据气管位置来调整引流管开放的时间及次数。气管位置是调节胸腔内压力、开关胸腔引流管的重要依据。气管位置的检查方法：病人取半卧位，头居中不偏，将示指与无名指指腹放在胸骨上窝处，以中指指腹探查气管位置，每1～2小时1次。③当术侧胸腔渗出液较多、压力大于健侧时，纵隔、气管则被推向健侧，从而影响健肺通气功能，应通过开放胸腔引流管来调节两侧压力，待查体确定气管居中或略偏向患侧时，给予夹闭引流管。若健肺内压力大于患侧时，则应通知医师查明原因，对症处理。

三、营养与补液

1. 营养支持　疾病引起进食不足或疾病与手术引起的机体代谢改变等都能影响病人的营养状况。一般而言，营养状况好、不存在严重创伤或感染的病人，并不需要特殊的营养支持，可通过病因治疗、补充体液与电解质、尽可能在较短时间恢复进食等促进营养状况恢复正常。若肺脏术后病人处于创伤或重度感染的应激反应状态，使机体处于代谢亢进状态，如果不能正常摄取营养，常需给予适当的营养支持，其目的是为了提供能量与营养物质，避免机体发生营养不良。凡病人存在严重营养不良、严重创伤、疾病等情况估计1～2周内无法正常进食者，均需要行营养支持治疗。目前外科营养支持的主要方式有两种，完全胃肠外营养支持（TPN）和完全胃肠内营养支持（TEN）。病人只要有肠道功能，应首选肠内营养支持方式。

（1）肠内营养　①经口：病情允许或能经口进食者，应向病人宣传营养知识，鼓励并协助病人多进食，以补足营养。进食高蛋白、高维生素、高热量食物，少量多餐。术后拔除气管插管4小时后即可进食，先从流质饮食开始，如果胃肠道吸收良好，无腹胀、腹泻现象可逐渐过渡到半流质饮食、软食及正常饮食。不能经口进食者，可以鼻饲营养，鼻饲营养一般有非要素制剂和要素膳食。所含的各种营养素齐全，基本能满足病人的生理需要。②鼻饲：鼻饲营养需按要求选择合适的营养制剂，如自行配制，配制时注意清洁，放置时间不宜超过8小时，以防细菌感染，引起腹泻及肠道感染。管饲喂食护理应注意：喂食时抬高头部 15°～30°；喂食前回抽胃液，确定管道在胃内再注入食物；每次喂食前后均以 20ml 0.9% 氯化钠注射液或温开水冲洗管道，以保持管道通畅；食物、药物宜磨碎后用水稀释经管道注入，以免堵塞胃管；管饲液应温度适宜（38～40℃）、量适中（每次注入＜200ml）、浓度由稀至浓、注入速度宜慢，避免因食物过冷、浓度过高、量过多、注入速度过快而引起腹泻，从而导致营养吸收障碍；行气管插管或气管切开者，注食前宜将气囊充气 2～5ml，喂食后 1 小时内尽量少搬动病人，以免营养液反流引起误吸。

（2）肠外营养　如果病人并发有胃肠道疾病不能经胃肠道补充营养时可以使用完全胃肠外营养支持（TPN）的方式补充能量。胃肠外营养是指通过静脉途径给予病人每日所需的全部营养，它不但能提供足够的热量、氨基酸和各种营养物质，减少蛋白质的消耗，还可使机体的伤口愈合、体重增加、促进康复。

2. 补液原则　正常肺部的血容量约为 450ml，占全身血量的 9%。肺脏术后由于部分肺叶被切除，尤其是一侧全肺切除的病人，肺循环血管床骤然减少，血流灌注重新分配，使健侧肺血流量增多，从而导致健肺内动脉压力升高，血管内液体渗到肺泡内而形成肺水肿。若输液速度过快，心脏后负荷增加，易诱发左心衰竭。护理上应严格控制输液量及速度。一般 24 小时输液量≤1500ml；左全肺切除术后输液速度≤30 滴/分；右全肺切除术后血管床减少数量相对较多，肺功能损失约 55%，故右全肺切除术后输液速度应≤20 滴/分。术后肺水肿、心力衰竭比较少见，但后果严重，表现为呼吸急促、困难，咳粉红色泡沫样痰。若出现上述症状，则应立即减慢输液速度，通知医师，给予强心、利尿、吸氧等处理。临床上常使用输液泵匀速输液，以减少因输液过量、速度过快而导致的急性肺水肿、急性左心衰竭的发生。

四、术后并发症的预防和护理

肺脏术后常见的并发症有肺不张、脓胸、血胸、支气管胸膜瘘、呼吸功能不全及循环系统的意外。

1. 肺不张　肺叶或肺局部切除术后，发生患侧一叶余肺肺不张的情况并不少见；但很少发生健侧一叶肺不张；全肺切除术后发生对侧肺不张则更为少见，但其后果也最严重。

【病因】

术后发生肺不张的原因，主要是咳嗽无力、支气管内分泌物以及小的凝血块排出不畅，引起支气管堵塞。病人感觉气短或憋气，听诊肺局部呼吸音减弱或消失，气管可偏向患侧。床旁 X 线片可证实。

【预防】

（1）应着重加强肺部体疗和体位引流，选择合适体位。

（2）鼓励咳嗽排痰，教会病人正确的咳嗽排痰方法，伤口疼痛限制咳嗽时，应适当使用镇痛药，或者在病人咳嗽时助其按压伤口，减轻伤口张力，减轻疼痛。定时翻身拍背，促进痰液排出。

（3）保持引流管通畅，定时挤压，维持引流系统密封，观察引流的量、性质、颜色并记录，更换引流瓶时防止气体或液体倒流，拔管后观察局部有无渗血、渗液、漏气及呼吸情况。

【护理措施】

（1）雾化吸入祛痰或稀释痰液的药物，辅助肺部体疗或机械震动排痰，鼓励和协助病人做有效咳痰，将堵塞支气管的带血稠痰咳出。

（2）如咳痰不成功则采取经鼻孔插入吸痰管，通过声门到达气管，轻轻来回移动，以达到刺激支气管黏膜，引起病人较强烈的反射性咳嗽而将痰咳出的目的。

（3）仍不成功，则只能进行床旁纤维支气管镜检查及吸引，促使肺复张，肺复张不理想时需再次经支气管镜吸引。

2. 脓胸　脓胸是指脓性渗出液积聚于胸膜腔内的化脓性感染。近年来，由于广谱抗生素的应用，脓胸已不多见。脓胸按病理发展过程可分为急性脓胸和慢性脓胸；按致病菌则可分为化脓性、结核性和特异病原性脓胸；按波及的范围又可分为全脓胸和局限性脓胸。

【病因】

（1）手术中癌瘤、脓肿或结核空洞不慎破溃，污染了胸腔，在缝合关闭胸腔前冲洗胸腔不彻底。

（2）病人体质弱、抵抗力低，胸膜腔可以感染成脓胸。

（3）肺切除后余肺表面细小支气管瘘，如肺段切除后的粗糙面及楔形切除术后的肺缝合边缘，较长期不封闭愈合，则容易感染胸膜腔而形成脓胸。尤其在术后呼吸功能不全时，需用呼吸机作持续辅助呼吸，由于肺内保持有一定的压力，使瘘口更不易愈合，时间久了，则更易形成脓胸。在双肺转移瘤一期双侧切除术后，容易并发脓胸。一旦形成脓胸，均需尽早施行胸腔穿刺或胸腔闭式引流，排尽脓液。

【预防措施】

（1）严格无菌操作，术中操作谨慎，防止癌瘤或脓肿破溃。

（2）合理使用抗生素。

（3）确保胸膜腔引流通畅。

【护理措施】

（1）尽量取患侧卧位，以免脓液流向健侧，痰多者，协助病人进行体位引流，保证呼吸道通畅。

（2）保持引流管通畅，避免胸腔积液而发生感染。如引流不畅，应及时更换或调整引流管位置，胸壁管口皮肤可涂氧化锌软膏保护，免受脓液的刺激。

（3）加强术后护理工作，鼓励病人咳嗽、排痰，尽早下床活动使肺及时复张，尽可能排出胸内液体、气体。

（4）密切观察体温变化，做好高热病人护理。高热时给予对症处理，物理降温，以减少机体消耗。

（5）咳脓痰时要注意口腔卫生，每日用0.9%氯化钠注射液漱口，减轻口臭、保持口腔清洁、增进食欲。

（6）指导病人进食高热量、高蛋白、富含维生素的易消化饮食；对有低蛋白血症、严重营养不良者，给予肠内外营养支持或输入新鲜血，以纠正低蛋白血症。

（7）胸廓成形术后的病人，指导其肺部功能锻炼，每日做深呼吸练习。

（8）呼吸机辅助呼吸者，吸痰严格无菌操作。

3. 血胸　术后胸腔内出血，被迫再次开胸止血者，约占开胸手术的1%。

【病因】

胸膜离断处出血或渗血，一般多在胸腔顶部；胸壁血管损伤后出血，因血来自体循环，压力较高不易止住，如肋间动脉或胸廓内动脉的出血；肺的大血管损伤，多半由于结扎线脱落，失血势猛，常常来不及抢救。

【处理】

大出血者应立即开胸止血。再次开胸的适应证为：①术后胸腔引流管引出的血量每小时超过300ml 或5 小时内每小时平均200ml 以上者；②胸腔内有较大的活动性出血，引流出的血很快凝固；③胸腔内已有较多的血凝块，床旁 X 线胸片示患侧有较大片之密度影增高、余肺受压、纵隔向健侧移位、病人感呼吸困难时，必须开胸清除血凝块；④出现失血性休克的表现，虽给予输全血及抗休克措施，但休克症状无改善者。

【护理措施】

（1）严密观察血压、脉搏、中心静脉压，中心静脉压正常值为 7 ~ 12cmH$_2$O，低于5cmH$_2$O 提示血容量不足。补足血容量后病人仍有休克表现而中心静脉压高于10cmH$_2$O，则示心功能不全；若中心静脉压高于15 ~ 20cmH$_2$O，则表示右心衰竭且有肺水肿危险。

（2）保持胸腔引流通畅，防止血块、纤维物堵塞。每半小时挤压胸管，以了解胸内出血及气体排出情况。引流量不多或突然停止，可由引流管位置欠妥或引流管被血块堵塞引起。若病人出现脉搏增速、脸色苍白、血压下降等失血征象，应及时与医师联系，快速输血，并注意观察有无纵隔移位，必要时床边拍片。

（3）观察呼吸形态、频率，听诊呼吸音，了解有无反常呼吸。根据病情需要给予病人鼻导管或面罩吸氧，观察氧饱和度的变化；协助病人拍背、排痰，清除呼吸道分泌物。生命体征平稳者，可给予半坐卧位，使膈肌下降，有利呼吸。

（4）常察看伤口，渗出血多时更换敷料，按失血量补充血量。

（5）注意保暖、镇静。

4. 支气管胸膜瘘 支气管胸膜瘘是全肺切除术后严重并发症之一，一般发生在术后7 ~ 10 日，发生率极低。病人咳嗽明显，痰中常带陈旧血，向胸膜腔注入亚甲蓝（美蓝）液，咳出的痰中出现蓝色，则可证实。

【病因】

因缝合支气管残端技术上的欠缺、支气管感染、残端支气管黏膜有病变而愈合不良以及术后残腔等因素引起。

【护理措施】

（1）术前支气管内膜严重感染者应积极控制后再行手术。

（2）术中采用支气管残端闭合器关闭残端，取残端标本做冷冻切片证实残端肿瘤切尽。

（3）术后行胸腔闭式引流术，持续引流，保持引流通畅。上肺叶切除后放置上下两根引流管，及时消除残腔。

5. 术后呼吸功能不全

【病因】

主要发生在术前肺功能较差的病人。

【护理措施】

（1）发生呼吸功能不全的病人一般需用呼吸机辅助呼吸 5～7 日。

（2）如果术前肺功能良好，术后由于肺分泌物多，咳痰不畅，肺部出现炎症，短期不能脱离呼吸机或出现引起呼吸衰竭者，应及早在床旁行气管切开，接呼吸机辅助呼吸。

（3）术后病情允许的情况下，尽早翻身活动，以改善肺的循环和呼吸功能，帮助痰液引流，减少感染。

（4）指导病人吹气球或使用呼吸训练器，加强深呼吸练习。

6. 循环系统意外

【病因】

循环系统意外多发生在老年、心肺功能下降、全肺切除术后的病人。大多由于发生急性心肌梗死或肺动脉栓塞而死亡。

【护理措施】

（1）术后遵医嘱应用镇痛药。

（2）定时帮助病人翻身、拍背、咳嗽排痰，以保持呼吸道通畅，减少肺部并发症；为年老体弱者翻身活动时动作要轻柔适度，以防发生纵隔摆动而产生心室颤动。

（3）适当应用心脏保护药物，及时纠正水、电解质紊乱及酸碱平衡失调。

（4）全肺切除者控制输液速度及输液量。

（5）胸腔积液病人应及时穿刺引流。

7. 心律失常 常见的心律失常有窦性心动过速、心房颤动伴心室率快、阵发性房性心动过速、房性或室性期前收缩、房室传导阻滞等。

【病因】

（1）切口的剧烈疼痛对病人的刺激。

（2）失血造成的低血容量。

（3）缺氧导致病人发生呼吸功能不全。

【预防】

一般的心律失常大多能自行恢复，而顽固的心律失常可降低心脏的排血量，影响循环功能。

（1）术前合并有心脏疾患的病人，术前须做好心理、饮食、用药等充分准备，以减轻心脏负荷，必要时行冠状动脉造影检查，了解冠状动脉狭窄的程度。

（2）在手术中操作要轻柔快捷，麻醉要平稳。

（3）术后充分给氧，防止低氧血症，予以心电监护，仔细观察，及时采取预防措施，防止心律失常发生。加强强心、利尿措施，保持水、电解质平衡。适当使用止痛药，减轻术后疼痛对病人的刺激。

【护理措施】

（1）一般常用速效强心苷控制心率过快。

（2）补充血容量，纠正因血容量不足而造成的心律失常。

第二节 心脏手术后病人的监护

一、常见心脏疾病术后病情监测

心脏是人体最重要的器官，心脏病术后早期病情极不稳定，病情变化快，需要监护人员进行多系统的密切监护，及时处理突发状况，使病人安全度过危险期。

1. 循环系统的监测

（1）血压和心率　血压和心率是衡量循环功能的主要指标，也是心血管手术后最重要的监测指标。如冠脉搭桥术后的病人最重要的是要维持心肌氧供，减少心肌氧耗。心肌的供氧是否达到平衡状态可通过血压和心率来反映。一般维持血压升高或降低不超过基础值的20%，心率控制在70～80次/分。

（2）中心静脉压　中心静脉压是反映右房充盈压和血容量的指标，有助于调节补液速度和估计血容量。其正常值为5～12cmH$_2$O。

（3）左房压　左房压能较灵敏地反映左室前负荷，是最直接的血容量指标。其正常值为5～12mmHg。

（4）心电图　可及时准确地反映各种类型的心律失常，因此连续监测非常必要。

2. 呼吸系统的监测

（1）症状和体征　观察病人呼吸是否平稳，有无烦躁不安、精神萎靡、呼吸困难、嘴唇发绀或苍白等异常。听诊有无呼吸音，双侧呼吸音是否对称，是否有干湿啰音等。

（2）X线胸片　正常情况下胸片基本与术前相同，心影同术前或较术前略缩小或扩大，气管插管头端在胸2至胸4椎体之间。通过观察胸片可了解病人有无肺部渗出、胸腔积液或积气、有无心包积液、引流管及气管插管的位置。

（3）血气分析及末梢血氧饱和度　PaO$_2$的正常值为80～100mmHg，PaCO$_2$的正常值为35～45mmHg。当PaO$_2$<60mmHg，PaCO$_2$>50mmHg，应给予足够重视，查明原因，及时处理。末梢血氧饱和度应维持在95%以上，若低于此值时应予注意。

（4）痰液为粉红色泡沫，痰多因肺水肿引起；出现大量稀薄血水样痰要警惕呼吸窘迫综合征；痰内有鲜红色血丝或血块，多为术中残留血液或创伤所致；黄绿色黏稠痰为感染时的分泌物。

（5）呼吸机辅助通气时的观察　①神志：呼吸机辅助通气时病人无法诉说自己的不适感，所以更需要加强观察。若术后病人逐渐清醒，安静合作，末梢红润说明呼吸机各项参数调节合适；若病人烦躁不安，嘴唇发绀说明缺氧，需脱机用球囊辅助通气，检查各参数设置是否合适，及时调整。②呼吸机报警：应及时查找原因，及时处理。③参数调节：根据血气分析值调整呼吸机参数。

3. 神经系统的监测 严密观察病人的意识、表情、瞳孔大小、对光反射、肢体活动情况和有无指令性动作。若病人神志不清，双侧瞳孔不等大、不等圆，对光反射减弱或消失，眼睛偏斜，全身或肢体抽搐，神经系统检查浅反射（如角膜反射、腹壁反射、提睾反射）减弱或消失；深反射（如跟腱反射、膝反射）减弱、消失或亢进说明病人有不同程度的脑损害，应根据病情给予相应处理。

4. 肾功能的监测 通过观察尿量、尿色、尿蛋白、尿相对密度，监测尿素氮和肌酐判断肾功能，其中最直观的是尿量的观察。每 30～60 分钟观察记录尿量一次，并计算累积尿量。尿量应大于 1ml/（kg·h），如发现尿少应结合全身情况进行处理。

5. 体温监测

（1）术后体温升高 ①反应性发热：术后 48 小时内体温升高，多为术后反应性发热；若 48 小时后体温不逐渐下降则提示感染或存在其他病因。②其他：感染、败血症、输血、输液反应及各种原因引起的散热障碍均可导致体温升高。

（2）体温下降 低温手术复温不充分、低心排血量、休克及婴儿体温调节中枢发育不完善，发生低体温状态等。

6. 感染的监测 术后病人持续性体温升高，或体温下降到正常后又升高，使用抗生素体温仍不降，血常规检查白细胞计数大于正常值，伤口发红有脓性渗出都提示有感染。

二、冠状动脉旁路移植术术后护理

1. 维持氧的供需平衡 冠心病的病理基础是氧的供需平衡失调而引起的心肌缺氧缺血，因而术后保证氧供和减少氧耗非常重要。循环因素如低心排血量、心脏压塞、血容量不足或过多以及呼吸因素如肺水肿、胸腔积液、呼吸道阻塞等可引起氧供减少；血压高、心率快、躁动、寒战、发热等可导致氧耗增加。可通过纠正低心排血量、保持容量平衡、保持呼吸道通畅、延长呼吸机辅助通气时间、充分镇静止痛、使用肌肉松弛剂等来减少氧耗。

2. 血流动力学监测 术后常规放置 Swan-Ganz 导管监测血流动力学和心

排血量。通过 Swan – Ganz 导管可监测到病人左房压（LAP）、右房压（RAP）、肺毛细血管嵌压（PCWP）、肺动脉压（PAP）、心排血量（CO）、心脏指数（CI）等，根据这些指数来调整用药，将心功能维持在最好的状态。在未放置 Swan – Ganz 导管的情况下要监测出入量，使出量略大于入量，保持水的负平衡。术后早期宜输入胶体减轻组织水肿、肺水肿和心肌水肿。控制血压和心率，血压升高或降低不超过基础值的 20%，心率控制在 70~80 次/分。

3. 维持水、电解质及酸碱平衡 冠状动脉搭桥术后要定时监测动脉血气，及时纠正酸中毒和电解质紊乱。由于术后早期尿量较多，要特别注意防治低血钾。目前认为低钾往往合并低镁，低钾时单纯补钾，短时间内很难纠正细胞内缺钾，应在补钾的同时注意补镁。Mg^{2+} 是心肌细胞膜上 Na^+，K^+ – ATP 酶激动剂，能促使细胞外的 K^+ 进入细胞内，排出细胞内过多的 Na^+，膜电位负值增大，膜稳定，阻断或终止异位冲动的形成，同时 Mg^{2+} 还可以增强心肌能量代谢，扩张血管平滑肌，清除自由基，从而达到抑制或减少心律失常的发生。

4. 呼吸功能的维护 术后早期需呼吸机辅助呼吸，辅助时间一般为 5~16 小时，病人有体外循环后肺储备不足、围手术期呼吸系统感染、心功能不全等情况时延长呼吸机辅助时间。经常肺部听诊，观察呼吸状况，每日行胸片检查，定时行动脉血气分析。延长呼吸机辅助时间的病人，要做好充分的准备，先试停呼吸机，病人自主呼吸有力，血气分析结果正常后再予以停机。停机后要充分供氧，保持呼吸道通畅，加强体疗，氧分压低者可采用鼻塞和面罩双路给氧，重者可采用呼吸机间断加压给氧。

5. 神经系统的维护 由于冠状动脉搭桥手术时间长，术中可能有脑灌注不足，术后可能发生昏迷、苏醒延迟、谵妄等。术后应及时查看瞳孔变化及对光反射。有神经系统损伤的病人要及时使用甘露醇脱水。

6. 肾功能的维护 冠状动脉搭桥术后尿少的原因主要有：心功能不全，血容量不足引起低心排血量使肾灌注不足，因儿茶酚胺类药物使用过多引起肾血管收缩、因术中肾灌注不足引起急性肾衰竭等。针对尿量减少的不同原因进行处理。尿少时要注意预防高血钾，少用或禁用对肾有损害的药物。

7. 引流管的护理 冠状动脉搭桥术是一种血管吻合手术，比一般心脏外科手术出血量多，术后需常规放置心包、纵隔或胸腔引流管。取半卧位引流，并密切观察引流液的颜色、数量。术后早期引流瓶接中等强度的负压吸引，每 20～30 分钟挤捏引流管 1 次，预防引流管堵塞，确保引流通畅，避免心脏压塞的发生。如引流量持续 2～3 小时大于 4ml/（kg·h），引流液呈鲜红色，并伴有血块排出、血红蛋白降低、中心静脉压下降、心率加快等现象，经输血及应用止血药处理无好转，应考虑有活动性出血的可能。如引流量突然减少，引流管内附有大量凝血块、心率快、脉搏弱、平均动脉压下降、中心静脉压上升、心音低，加大升压药治疗无好转，心脏压塞的可能性较大。若引流液浑浊或呈乳白色，并伴有发热，应采取积极的抗感染措施。

8. 并发症的防治

（1）心律失常　ST 段和 T 波的改变反映心肌缺血，要及时给予扩张冠状动脉的药物，如硝酸酯类；室性期前收缩要注意监测电解质，并应用利多卡因等抗心律失常的药物。室上性心动过速多为在血容量不足的情况下，停用 β 受体阻滞剂；若为心功能不全或病人处于应激状态所致，应充分镇静，给予强心药，如洋地黄制剂。快速心房颤动应补足血容量，应用 β 受体阻断剂和毛花苷丙，无效者应用胺碘酮静脉注射。

（2）低心排血量综合征　表现为血压低、心率快，中心静脉压高，脉压小，末梢凉、中心温度高和尿少。预防及处理：应用药物增强心肌收缩力，减轻后负荷。应用正性肌力药物如多巴胺、多巴酚酊胺；强心药如钙剂、毛花苷丙；扩血管药如硝酸甘油、硝普钠。补足血容量，纠正酸中毒。药物无效时及时使用主动脉内球囊反搏仪（IABP），IABP 无效时应用左心转流。

9. 其他　了解病人心理状态，予以有效的心理护理；术后取半坐卧位，使膈肌下移，胸腔容积增大，有利于呼吸功能的恢复；观察患肢的血运及足背动脉搏动情况，按摩患肢有利于侧支循环形成，减少静脉血栓形成。

三、瓣膜病病人术后监护

1. 循环系统的维护

（1）补充血容量　病人回 ICU 后常常血容量不足。主要原因有术中失血、体外循环时血液被稀释、停止体外循环后输血不足、术后尿量多、术后出血、扩血管药物用量过大等。术后应分析容量不足的原因并有针对性地进行处理。病人回 ICU 后护士需了解术中情况，尤其是液体出入是否平衡、有无术中补充容量不足等情况，作为术后补充容量的参考。当中心静脉压 <5cmH$_2$O、尿量多、心率快、血压不稳定时，要加快补液速度，术后容量不足一般先补充胶体，既可补充血容量又可减轻组织水肿，当中心静脉压 >12cmH$_2$O 时，输血输液的速度宜减慢，以免引起容量负荷过重，当病人中心静脉压在 10cmH$_2$O 以上、心率 100 次/分以下、平均动脉压达 75mmHg、末梢温暖、尿量充足时一般表示血容量已补足。

（2）心功能的维护　术后小剂量使用多巴胺、多巴酚酊胺强心治疗，剂量为 3～5μg/（kg·min），一般无明显收缩血管的作用。术后第 1 日开始应用毛花苷丙，病情稳定后改为地高辛口服。以上药物效果不佳可加用米力农。血容量补足后，控制液体入量，保持出量稍大于入量，以减轻心脏负荷。尿量偏少时可静脉注射小剂量利尿药，如呋塞米 5～10mg。

2. 呼吸功能的维护　术后常规应用呼吸机辅助通气，既有利于呼吸功能的恢复，也可减轻心脏负担。现提倡使用同步间歇指令通气（SIMV），让病人清醒后逐步锻炼呼吸功能直到撤机。呼吸机辅助期间注意监测动脉血气，根据血气结果及时调整呼吸机参数。PaO$_2$ <80mmHg 时加用呼气末正压通气治疗，呼气末正压通气一般用 3～5cmH$_2$O。一般术后 4～6 小时、自主呼吸得力、肌力恢复良好、循环稳定、无呼吸系统并发症时可予考虑撤机。撤机后要加强肺部体疗。

3. 维持水、电解质及酸碱平衡　术后维持血钾 4.0～5.0mmol/L。输血后要及时补钙。每输入 400ml 库血后应静脉注射葡萄糖酸钙 0.5～1.0g 或氯化钙 0.5g 以中和库血保养液中的枸橼酸。

4. 防治心律失常　由于术前心功能差、手术损伤、电解质紊乱等原因，术后病人易发生心律失常。常见心律失常及处理如下。①心房颤动伴心室率增快：分析病因，血容量不足者加快输血输液；低血钾者补钾治疗；心功能不全引起的予以强心药治疗，强心药效果不佳可予以胺碘酮静脉推注，并持续微量泵泵入。经过对因治疗一般可逆转。②窦性或室上性心动过速：血容量不足者补足容量，躁动病人予以镇静。也可予以胺碘酮静脉注射。③心动过缓：瓣膜术后病人宜维持心率 80～100 次/分。心动过缓，舒张期回流入心脏的血液增加，心脏饱胀，增加心脏前负荷。可静脉注射山莨菪碱 3～5mg，效果不佳者予以异丙肾上腺素微量泵泵入。④室性心律失常：偶发室性期前收缩者要密切观察其变化，积极治疗多源性、R-on-T、频发的室性期前收缩，首先立即静脉注射利多卡因 50mg，无效时再加 50mg，仍未控制者 10 分钟后可再加 100mg，维持效果较短的可予以 4 : 1 利多卡因，即利多卡因 400mg 加入 0.9% 氯化钠注射液 100ml 中，以 1mg/min 的速度静脉滴注维持治疗。对于顽固性室性期前收缩要备好除颤仪。

5. 抗凝治疗　机械瓣置换术后需终身抗凝，生物瓣置换术后也需抗凝3 ~ 6 个月，术后第 1 日拔除气管插管后开始服用华法林，根据测定凝血酶原时间和凝血酶原活动度来调整华法林的剂量，使凝血酶原时间保持在 17 ~ 20 秒，活动度维持在 40% 左右。一般华法林用量为 2.5 ~ 5mg/d。

6. 防治并发症

（1）感染性心内膜炎　无特异性临床表现，术后听诊发现新的反流性杂音或杂音性质突然改变，结合反复出现的发热常提示可能有心内膜炎。食管超声发现感染性赘生物等有利于诊断。预防感染性心内膜炎的主要措施是：合理使用抗生素，控制好术前感染，术中严格无菌操作。一旦怀疑有感染性心内膜炎，应积极使用抗生素，合理选择杀菌性抗生素，使用时间要足够长，体温正常后持续使用 6 ~ 8 周，血培养连续阴性后至少应用 1 个月，并加强支持疗法。

（2）心脏破裂　分为急性心脏破裂和延迟性心脏破裂。它是瓣膜手术后的一种严重并发症，一旦出现病死率很高。急性心脏破裂多发生于心脏复跳体外循环停止时。一经发现立刻重新建立体外循环进行修补。延迟性心脏破裂发生在术后数小时，一旦发生，病死率可达 100%。表现为引流管内突然有大量血液流出，血压急剧下降。延迟性心脏破裂重在预防，其主要措施包括：术中尽量减少对心肌的牵拉；术后积极控制血压；保持适宜的前后负荷；多巴胺微量泵匀速泵入，切忌一次注入较大剂量；泵入的扩血管药物更换时速度要快，以免因短时停药引起血压波动。

（3）瓣周漏　瓣膜置换术后若病人心功能不全不易纠正，并有溶血性贫血、黄疸，甚至肝脾大的表现，听诊瓣膜区有异常心脏杂音应考虑瓣周漏的可能。食管超声可明确诊断。无明显症状，仅于超声检查时发现少量反流者可随诊观察，症状严重者需再次手术治疗。

四、先天性心脏病病人术后监护

1. 循环系统的维护

（1）维持循环系统的稳定 根据中心静脉压、血压、尿量、引流量来补充血容量。一般将 CVP 维持在 10～12cmH$_2$O，术后尿量较多，要加快输液速度。法洛四联征（TOF）病人病情较重术后易发生低心排血量综合征，因此需补足容量，增强心肌收缩力，减轻后负荷。病人因术前右室流出道狭窄，右心室肥厚，术后需将 CVP 维持在 10～15cmH$_2$O。以补充胶体为主，适当利尿减少肺水肿。

（2）止血 术后常规应用止血药，每隔 20～30 分钟挤压引流管 1 次。引流多时查找原因，如肝素是否中和足够、是否有活动性出血等。术后引流量 >4ml/（kg·min）持续 2～3 小时，应怀疑有活动性出血，加用止血药，必要时开胸止血。引流液中有血凝块，且引流量较多时要经常挤引流管，防止发生心脏压塞。

（3）维持心功能 PDA、ASD、VSD 术后心功能较好者可不用多巴胺、多巴酚酊胺维持心功能，若容量已补足，但血压仍偏低，可小剂量使用。其他复杂先天性心脏病术后一般常规使用小剂量多巴胺、多巴酚酊胺。

（4）降血压 PDA 术后动脉导管关闭，体循环血量增加，常发生高血压，其中小儿收缩压 >120mmHg、舒张压 >80mmHg 视为高血压。术后高血压需应用降压药物，以防导管端破裂和脑血管意外的发生。

（5）控制输液速度 房缺术后的病人缺损被封闭后，左心容量负荷增加，若输液速度过快易引起左心衰竭而发生急性肺水肿，因此房缺术后早期每日计算输液总量，严格控制输液速度，精确记录出水量，观察小婴儿前囟张力，标记肝脏位置，作为补液的参考。一旦发生左心衰竭，应用吗啡、强心利尿药、血管扩张药等药物；及时吸出呼吸道分泌物；增加吸入氧浓度；应用 PEEP 及延长呼吸机辅助时间等。

2. 呼吸系统的维护
房室缺都是左向右分流的先天性心脏病，术前肺内血流量多，术后需加强呼吸道护理，呼吸机辅助呼吸期间注意监测动脉血气，依据血气分析结果及时调整呼吸机参数；保持呼吸道湿润；多翻身拍背，勤吸痰。拔管后加强肺部体疗，应用化痰药物。伴肺高压者，吸痰时应充分镇静，充分给氧，防止肺高压危象的发生。法洛四联征术前肺内血流量少，肺的侧支循环形成多，术后易发生灌注肺，表现为肺部听诊闻及大量湿啰音、急性进行性呼吸困难、血性痰和难以纠正的低氧血症，胸片示双肺有渗出性病变。发生灌注肺时应延长呼吸机辅助通气时间，使用呼气末压通气治疗，密切监测呼吸机参数，尤其是呼吸道压力的变化，保持呼吸道通畅，及时吸出呼吸道分泌物。

3. 维持水、电解质及酸碱平衡　监测电解质的变化，及时补钾，维持血钾 3.5 ~ 4.0mmol/L。大量输血后及时补钙，及时纠正酸碱平衡失调。

4. 其他　先天性心脏病的病人大部分是儿童，有的甚至是新生儿，在护理上与成人心脏病术后存在一些不同之处。

（1）定时观察患儿神志、瞳孔，判断意识状况。

（2）每日计算输液总量，严格控制输液进度，精确记录出入量，对于婴儿观察前囟张力，标记肝脏位置，作为补液的参考。

（3）持续体温监测，保持肛温 37 ~ 37.8℃，注意保暖，新生儿体温调节中枢发育不完善，需用恒温床保暖。体温高时用凉枕、凉垫或酒精擦浴，禁用冰袋、安乃近。

（4）注意皮肤的护理，及时更换尿片，预防红臀及湿疹。

（5）观察是否有腹胀，及时胃肠减压。

（6）监测血糖，新生儿、婴幼儿糖原异生能力差，糖原积累少，血糖不稳定，应及时监测。

（7）新生儿、婴幼儿每千克体重的热量需要远较成人及大龄儿童高，需给予足量营养供应。

五、大血管手术后监护

本书以主动脉夹层动脉瘤术后监护为代表，介绍大血管术后病人的监护。

1. 循环系统的维护

（1）维持血压稳定　由于术中失血、体外循环中血液被稀释、植入人造血管渗血及术后尿量较多等原因都会引起病人血容量不足，术后早期常发生低血压，需尽快补足血容量。术中心肌缺血时间较长，心肌有一定程度的损伤，因此常规应用强心和收缩血管的药物。由于夹层动脉瘤病人术前常有高血压，低温、紧张、疼痛可引起血压升高，术后残留病变的主动脉在承受过高的主动脉压力时有破裂的可能，同时血压高也易使吻合口漏血、缝线撕脱，因此需积极控制高血压，如积极复温、适当镇静、应用血管扩张药物和利尿药等，维持术后血压稳定在 90 ~ 100mmHg。

（2）防治心律失常同本节"瓣膜病病人术后监护"。

2. 呼吸系统的维护　由于主动脉夹层动脉瘤手术时间及体外循环时间较长，长时间的体外循环对肺的损伤相对严重，加之病人术后常苏醒延迟或镇静，因此夹层动脉瘤术后应常规较长时间应用呼吸机辅助呼吸。呼吸机辅助期间要加强呼吸道的湿化，及时吸出呼吸道分泌物。根据血气结果及时调整呼吸机参数。撤机后加强肺部体疗，咳嗽不宜剧烈，以免增加吻合口张力。

3. 维持电解质及酸碱平衡　监测动脉血气，及时纠正酸中毒和电解质紊乱。由于术后早期尿量较多，要特别注意防治低血钾，补钾同时补充镁。一般维持血钾 4.0 ~ 4.5mmol/L，大量输血后及时补钙。

4. 促凝、抗凝药物的应用　因体外循环消耗了凝血因子，且低温不利于凝血机制的发挥，术后早期可能有不同程度的凝血机制异常，应适当应用一些促凝药物减少渗血。人造血管植入后，为防治人造血管内血栓形成，提倡术后头 3 个月内抗凝治疗，如用机械瓣置换主动脉瓣则需终身抗凝。一般术后 6 ~ 12 小时开始使用抗凝剂，若引流液多则可推迟使用。

5. 预防感染　因手术暴露范围大、耗时长、移植异体材料多，加上手术创伤和体外循环对机体免疫力的影响，病人术后易发生感染。预防感染应从术前开始，如术前彻底治疗潜在感染灶、适当预防性应用抗生素、术中严格无菌操作同时应用有效抗生素等。术后监护室内要坚持无菌操作，护理各种管道时严格无菌操作，预防性应用抗生素，原则上是应用广谱抗生素和联合用药。

6. 防治并发症

（1）术后出血　出血是术后最常见的并发症之一。

病因：多为转机时间长、凝血功能破坏、吻合口张力过大或主动脉压力过高而发生手术创面及人造血管吻合口渗血或裂开，如不及时处理可导致休克、缺血性肾衰竭、心律失常等。

预防：术后应常规使用止血药，定时挤压引流管，保持引流管通畅，随时观察引流液的量、颜色、性质。如引流液超过 4ml/（kg·h），连续 2～3 小时或短期内引流出大量鲜红色血液，要警惕活动性出血的可能。

治疗：加大止血药的剂量，必要时开胸止血。

（2）脑部并发症　脑部并发症是近端主动脉人造血管置换术后的常见并发症。表现为苏醒延迟、昏迷、抽搐、偏瘫等。

病因：术中脑保护措施未做好；术中脱落的动脉血栓进入脑血管，引起脑梗死；手术时间过长，深低温停循环时间过长，脑血管微血栓形成；脑的缺血再灌注损伤。

预防：选择合适的脑保护措施，抗凝治疗，尽量缩短体外循环的时间等。

治疗：术后一旦发生脑部并发症，其处理措施包括：维持血流动力学的稳定和满意的血氧分压；保持电解质酸碱平衡；应用脑细胞营养药物；应用糖皮质激素和脱水药减轻脑水肿；采用冬眠疗法和低温护脑；高压氧治疗。

（3）呼吸衰竭

病因：包括体外循环时间过长、大量库血的应用、手术创伤以及术前呼吸功能不全等。

预防：术前控制好呼吸道疾病；术中尽量缩短体外循环的时间；减少术中和术后出血，减少库血的应用。

治疗：延长呼吸机辅助时间，减少呼吸作功；使用呼气末正压（PEEP）治疗；应用激素降低毛细血管通透性，减轻肺水肿；防治支气管痉挛；积极抗感染治疗；营养支持疗法。

（4）急性肾衰竭　急性肾衰竭是远端主动脉置换术后常见的并发症。

病因：术中肾缺血时间太长和肾动脉再植不满意。

预防：阻断时间超过 20～30 分钟应采用左心转流技术；尽量缩短手术时间，术中用冰盐水灌注进行肾保护；术后应用利尿药和小剂量多巴胺。

治疗：维持良好的血压循环，保持水、电解质、酸碱平衡，控制氮质血症，抗感染，大剂量利尿药，必要时行透析治疗。

第三节 颅脑手术后病人的监护

颅脑手术的风险、术后并发症和病残率在整个外科领域中相对较高，这与中枢神经系统的组织结构及生理功能上的重要性和复杂性密不可分。因此，充分的术前准备、正确的手术方案、精细的手术操作有利于提高手术效果，周密而全面的术后监护更是保证治疗效果的关键所在。对于颅脑手术后病人的监护包括一般护理、营养与补液、镇静与止痛、术后并发症的预防和护理等。

一、一般护理

1. 术后体位 全身麻醉尚未苏醒的病人，应取俯卧位或仰卧位，头偏向一侧，以保持呼吸道通畅。苏醒后无休克症状者，可抬高床头15°~30°，以降低颅内压。颅后窝术后苏醒的病人最好采用健侧卧位，必要时可采用俯卧位，面部稍侧向下，以利于口腔分泌物引流，防止误吸和窒息。翻身时应防止头部扭曲，肿瘤切除后残腔较大的病人术后24~48小时内避免患侧卧位。

2. 呼吸道管理 采取上述合适的体位避免分泌物逆流入气管，及时清除鼻咽部黏液及血性液体，放置通气管或予气管切开以利于解除梗阻，降低呼吸阻力，保持呼吸道通畅；改善通气，有缺氧征象者给予氧气吸入，改善缺氧，增加血氧分压，从而减轻脑水肿及降低颅内压。

3. 生命体征、意识、瞳孔的观察 全身麻醉未苏醒者每半小时观察意识、瞳孔、呼吸、脉搏，苏醒后每小时观察并记录。意识障碍是颅脑手术后病人常见的症状之一，意识障碍的有无及深浅程度、时间长短和演变过程是分析病情轻重的重要指标。瞳孔改变对判断病情特别是判定脑疝——小脑幕切迹疝非常重要。因此，要动态观察两侧瞳孔的大小、对光反射以及两侧是否等大、正圆等。若病人意识由清醒转为昏迷、双侧瞳孔不等大、对侧肢体偏瘫、血压升高、脉搏呼吸减慢等，可能系颅内血肿或水肿所致，应立即报告医师，并做好抢救准备工作。

4. 遵医嘱用药 术后按时输入脱水药，20%甘露醇注射液250ml应在30

分钟内输入，每日 3 ~ 4 次。合理选用抗生素，防止感染，如有颅内感染者，应行细菌培养和药物敏感试验，以利选择合适药物。根据病人情况使用镇静药、止痛药、止血药、维生素、糖皮质激素及营养神经药物等。

5. 术后病情观察和护理

（1）癫痫　术前有癫痫、手术部位在中央回及颞叶附近者，术后应观察有无癫痫发作，按医嘱定时给予抗癫痫药物；对于突发癫痫的病人，除通知医师、静脉用药外，首先要保证病人的呼吸，及时解除口腔及呼吸道梗阻。

（2）躁动　麻醉恢复过程中病人可出现兴奋、躁动不安。为防止病人坠床及其他意外事故发生，应约束好病人四肢，必要时可肌内注射镇静药，为了不影响病情观察，一般不静脉使用地西泮等镇静药物。异常兴奋、躁动的病人，往往提示发生脑水肿、颅内血肿等严重并发症，应及早处理。

（3）伤口渗血　术后应严密观察伤口渗血、渗液情况，如敷料有渗湿，及时报告医师更换敷料，并检查伤口有无裂开。

（4）肢体功能障碍　术后有肢体偏瘫者，要保持肢体功能位置，防止足下垂，并进行肢体功能锻炼。

（5）眼睑闭合不全　如有眼睑闭合不全，应注意保护眼睛，防止角膜溃疡。

（6）深静脉穿刺置管　深静脉穿刺置管的病人，要注意静脉穿刺部位的皮肤，定时更换穿刺部位敷料，防止感染。

二、营养与补液

颅脑手术后清醒的病人，次日可开始进食流质饮食，第 3 日后逐渐改半流质饮食、普食。术后神志未完全清醒或肠蠕动未恢复时，应暂禁食，根据病情逐渐恢复饮食。昏迷及吞咽困难者，术后 3 日可鼻饲要素饮食。暂时不能进食者或入量不足者，适量补液及补充电解质，成人每日补液 1500 ~ 2000ml，液体应在 24 小时内均匀补给，不可短时间过快或大量输入，以免加重脑水肿。

保持出入平衡，尤其是术后采用大量脱水药、尿量多的病人，要根据出量计算每日的入量，以免过度限水导致高渗状态和微循环障碍。

当病人长期不能经胃肠道摄入营养时，予以全胃肠外营养（TPN）。实施TPN 时精确计算水分和电解质的含量，以免加重脑水肿。由于低血糖、低血钠和低血磷都可以引发癫痫或潜在的致命并发症，如低血钠易诱发脑水肿。因此，需要对接受 TPN 的病人持续进行代谢并发症的监测。

适于鼻饲营养者，每日供给必要的营养物质，如混合奶（每 800ml 牛奶中加入水 150ml、葡萄糖 200g、蛋黄 100g、氯化钠 5g、氯化钾 2g、乳酸钙1g、酵母 10g、维生素 B_1 100mg、维生素 C 500mg、鱼肝油少许）。鼻饲时要循序渐进，使病人逐渐适应高糖、高蛋白饮食，以免引起腹泻。此外，也可经胃管灌注要素饮食，如能全力、能全素、安素等，它们都含有丰富的葡萄糖、氨基酸、脂肪、适量的电解质、维生素及微量元素等，可提供足够的能量和营养。开始时用量 500ml/d，病人渐渐适应后，再逐步过渡到 1500 ~ 2000ml/d。

三、止痛与镇静

1. 切口疼痛　多发生在手术后 24 小时内，可口服罗通定、镇脑宁胶囊或其他止痛片，不能口服时可肌内注射布桂嗪。

2. 头痛　颅脑手术后病人如诉头痛，应了解和分析头痛的原因，对症处理。

（1）颅内压增高　发生在脑水肿高峰期，即术后 2 ~ 4 日，为搏动性头痛，严重时伴有呕吐。需依赖脱水、激素治疗使颅内压降低，头痛方可缓解。因此，应注意合理安排术后脱水剂和激素的输入，不可全部集中在白天。

（2）术后血性脑脊液刺激脑膜　需每日行腰椎穿刺引流血性脑脊液，至脑脊液正常后，头痛方可消除。

颅脑术后的头痛一般不使用吗啡和哌替啶类药物，因其不仅可使瞳孔缩小，不利于术后的病情观察，更严重的是吗啡还有抑制呼吸中枢的作用。

病人睡眠差、躁动剧烈时在排除颅内压增高及膀胱充盈等情况后可适量应用镇静药，如口服地西泮、苯巴比妥等，亦可肌内注射镇静药，尽量不使用冬眠药物，以免血压下降，不利于治疗。

四、术后并发症的预防和护理

1. 出血　颅内出血是术后最严重的并发症，如果发现和处理不及时，可以导致脑疝发生，从而危及生命。颅内出血一般发生在术后 24～48 小时内，在此期间出现无法解释的意识障碍、瞳孔不等大、偏瘫或颅内压显著增高时应高度怀疑颅内出血。术后出血的原因主要为术中止血不彻底，术后颅内压增高导致的颅内出血等。因此脑手术后应严密观察病人生命体征、神志、瞳孔的变化，警惕血肿的发生，一旦发现有颅内出血征象应及时告知医师尽早进行 CT 检查，尽早处理。

2. 脑水肿　一般在术后 3～5 日达到高峰。经治疗，1 周后逐渐消退，但也有迁延时间较长者。脑手术后病人充分给氧、积极脱水利尿、控制水钠摄入、加强激素治疗、控制体温，多数可安全度过脑水肿期。

3. 呼吸道不畅　颅脑手术术中时间较长，病人多行气管插管，故易致喉头水肿或气管内分泌物多；术后呕吐致消化液误吸或反流也可引起呼吸道不畅，应及时吸痰，保持呼吸道通畅。术后病人昏迷、舌后坠等导致呼吸道不畅时应及早行气管切开术，气管套管保留时间视病情而定，不宜过早拔除，待病人神志清醒、吞咽及咳嗽功能恢复、试行堵管无异常方可拔管。

4. 肺部感染　其病原菌多种多样，多为高耐药革兰阴性杆菌及真菌。

（1）原因　①口咽部或含有细菌的胃液反流至口咽部然后吸入到肺。②邻近组织感染转移至肺部。③经医务人员、医疗器械诊疗设备或空气传播（如呼吸机传播）。

（2）临床表现　常不典型。常见症状可有咳嗽、痰黏稠、肺部出现湿啰音，白细胞计数、中性粒细胞比例增高等。

（3）预防措施　①清除口咽部分泌物或呕吐物，减少胃肠道病原菌的定植与吸入。②改善营养支持治疗方法，尽量采用肠内营养。为防止胃内容物反流，喂食时采用半卧位或小号胃管少量持续鼻饲，降低胃液 pH 值，可用酸性食物喂养，用硫糖铝替代 H_2 受体拮抗药和制酸药，防治消化道应激性溃疡。③合理使用抗生素。④做好院内感染预防。医务人员在接触呼吸道分泌物、气管插管或气管切开病人后洗手；定期对呼吸机管道、气管内套管、湿化瓶等严格消毒；雾化的液体严格无菌。⑤对病人及病原体携带者应采取隔离措施。对 MRSA、铜绿假单胞菌感染病人及携带者有条件时应予以隔离，对耐万古霉素肠球菌病人或携带者必须隔离，对免疫力低下者采取保护性隔离。⑥提高病人机体抵抗力。

5. 脑脊液漏　颅脑术后脑脊液漏是指脑脊液通过切口漏出或经颅底筛窦、蝶窦、乳突蜂窝与中耳形成的鼻漏或耳漏，使颅腔内外直接或间接相通，是术后切口感染和颅内感染的重要来源。

（1）原因　①硬脑膜未缝合或缝合不严密。②颅内压增高未解除。③切口愈合不良。④引流管放置过久致局部组织坏死。⑤颅底骨质破坏或鼻旁窦封闭不严等。

（2）临床表现　主要有切口漏液、脑脊液鼻漏或耳漏等。因临床实践证明漏液易发生感染，感染也诱发漏液，两者互为因果。因此术后应严密观察有无伤口漏液及鼻漏、耳漏。发现立即通知医师加强缝合；必要时打开伤口逐层检查缝合情况，切除坏死组织重新缝合；同时应用有效抗生素预防感染。

6. 高热　垂体、下丘脑、脑干、上颈髓或脑室内手术后多可出现"中枢性高热"。其次，术后病人肺部感染或颅内感染，均可致高热。控制高热的方法有：减少被褥、人工冰毯、冰帽等物理降温方法；高热持续不退者，可加用冬眠药物。感染引起的高热除积极采用上述降温措施外，可加用有效的抗生素控制感染。

7. 癫痫　由于手术的损伤、脑缺氧、脑水肿，术后易发生各种类型的癫痫，如大发作、癫痫持续状态、精神运动性发作等。不同类型的癫痫，其护理的侧重点不一样。

（1）大发作　颅脑手术后并发癫痫大发作时应助其平卧，头偏向一侧以利于口鼻腔分泌物流出；及时清除口鼻分泌物，防止误吸引起窒息及吸入性肺炎；防止跌伤和撞伤。在病人张口时，将折叠成条状的毛巾或缠以纱布的压舌板塞入上下臼齿之间，以避免咬伤舌部；松解衣领、腰带以利于呼吸通畅；肢体抽搐时不可强行按压，以免发生骨折或脱臼；为预防脊椎骨折可在背后垫衣、被类的软物。

（2）癫痫持续状态　癫痫持续状态是一种严重而紧急的情况，必须在最短的时间内控制发作。遵医嘱给予抗癫痫药物。由于这类药物有抑制呼吸、循环功能的不良反应，使用时必须严密观察病情，监测生命体征，警惕呼吸、循环系统并发症；除常规护理外，应将病人置于安静、舒适、有专人护理的病房，避免声光等不良刺激，一切治疗、护理操作应相对集中进行。对意识障碍者必须保持呼吸道通畅，可给予低流量吸氧。呼吸道分泌物较多时，及时抽吸，必要时行气管切开，并经常吸痰，预防肺部感染。尿潴留者予导尿。高热者及时给予物理或药物降温。做好口腔护理、气管套管护理、导尿管护理和皮肤的护理等，以期避免各相关并发症。

（3）精神运动性发作　是指在意识模糊状态下的不自主行为，如打人、毁物、恐惧、行走、奔跑、爬高或乘坐车辆等，发作后无记忆。发作时应注意保护，避免自伤、伤人等意外发生。

由于癫痫发作时抽搐，体力消耗很大导致脑细胞缺氧时可致意识障碍，部分病人在发作后至意识完全恢复前呈现精神错乱和自动行为等癫痫后状态，应注意防护。意识恢复后应给予高热量、高蛋白、富含维生素和易消化的饮食，对不能进食或意识未恢复者给予鼻饲饮食，必要时补液以防止水、电解质紊乱和酸碱平衡失调。抽搐停止后让病人安睡以解除疲劳，避免不良刺激以免诱发再次抽搐。

8. 电解质紊乱　脑手术后最常出现低钾和低钠，其次是高钾、高钠，偶见低镁、低钙。

（1）低血钾　因术后长期禁食、频繁呕吐和使用大剂量脱水利尿药，造成钾的丢失，术后根据血钾水平补充含钾液体或食物。

（2）低血钠　颅脑术后并发低钠的原因：①利尿脱水。②肾小管损害后重吸收能力下降。③为了防治脑水肿，过分限制钠盐的补充。定期测定血钠含量，适量补充0.9%氯化钠注射液，紧急时可输入3%～5%氯化钠注射液以纠正低血钠。

（3）高血钾　见于休克、急性肾衰竭的少尿期和过多输入库存血的病人。一旦出现高血钾征象或检测到血钾过高立即停用含钾的药物，输入葡萄糖液和胰岛素，使钾向细胞内转移。亦可适量补充碱性液体，使组织对钾的耐受性增强。病情严重时，采用透析治疗。

（4）高血钠　见于下丘脑损害后的钠潴留或不明原因的高钠综合征。应减少或不给含钠液体，输入 5% 葡萄糖注射液，适量使用糖皮质激素。

9. 酸碱平衡失调　根据血气分析的结果，准确判断酸碱平衡失调的类型及时予以处理。

（1）呼吸性酸中毒

发生原因及临床意义：多为换气不足所致。呼吸道阻塞、肺不张、肺部炎症或脑干受损呼吸中枢受抑制导致肺换气不足，致 PaO_2 下降，$PaCO_2$ 升高。PaO_2 下降可致脑组织缺氧、乳酸堆积、脑细胞膜通透性增加、脑水肿加重；$PaCO_2$ 升高可使脑血管扩张、脑血容量增加、颅内压增高或脑损害加重。

监测与处理：及时清除口腔、呼吸道分泌物，保持呼吸道通畅。

监测通气，发现有低氧血症及呼吸性酸中毒时，采取头高脚低位，面罩间歇加压给氧。必要时行气管插管或气管切开，予机械辅助通气，保持 PaO_2 在 10.6~11.9kPa。

（2）代谢性酸中毒

发生原因及临床意义：发生原因多为严重脑水肿、脑细胞缺氧缺血，加之脑组织被破坏，导致脑细胞内三羧酸循环障碍，丙酮酸转化为乳酸增加，发生代谢性酸中毒。

监测与处理：当血气监测发现有关参数变化时，应注意病人有无高热、复合伤、休克等代谢增加的因素。

高热者应用冬眠疗法降低体温；静脉输入右旋糖酐 40 或乳酸林格液等；同时予以脱水；施行人工过度通气，纠正脑缺氧，改善脑代谢，降低颅内压，以减轻脑细胞酸中毒。

（3）呼吸性碱中毒

发生原因及临床意义：由各种原因造成过度换气所致。①疼痛、忧虑、发热等使换气增加常致轻度呼吸性碱中毒。②高潮气量通气支持的病人，因其过度换气，从肺中排出过多二氧化碳常致中度呼吸性碱中毒。③重度颅脑损伤或术后脑水肿使颅内压增高，致使脑缺氧和 $PaCO_2$ 升高，反射性刺激呼吸中枢过度呼吸。④部分脑干原发损伤病人，伤后早期出现自主性过度呼吸。⑤少数病人因代谢性酸中毒而引起代偿性过度呼吸，也可产生呼吸性碱中毒。

监测与处理：轻度时一般无须特殊处理。由于 $PaCO_2$ 过低时可引起脑血管痉挛、脑灌注量不足、脑缺氧缺血性损害。$PaCO_2 < 3.3kPa$ 时，可用面罩间断罩住病人口鼻，使呼出的二氧化碳重新吸入，提高 $PaCO_2$，并定期复查血气。pH > 7.65 的重症病人，应行气管插管，并用呼吸机控制呼吸。

（4）代谢性碱中毒

发生原因及临床意义：各种原因引起的体内钠、氯排出过多时，体内 HCO_3^- 增多，产生代谢性碱中毒。常见原因有：①颅内压增高引起频繁呕吐。②限制入量并大量脱水，使钠、氯排出增多。③纠正酸中毒时，输入碱性液体等。

监测与护理：准确记录病人进食、呕吐、补液量，观察记录应用脱水、利尿药的效果，观察病人的呼吸改变及病情发展情况，监测血压。处理原则：补充合适的电解质，每日补液量在 2500ml 左右，以糖为主，加用右旋糖酐40，注意补钾。

第四节 肾脏手术后病人的监护

肾脏手术是泌尿外科的大手术，加强手术后护理、提供良好营养和补液、防治并发症是保证手术成功的关键。

一、一般护理

1. 安排合适体位 病人回病房后，应安放在舒适病床上，全身麻醉未苏醒者应取平卧位，头偏向一侧，以防呕吐物误吸。硬脊膜外麻醉者应平卧6小时；肾切除病人，一般术后6小时后可取半坐卧位或侧卧位，2～3日可鼓励病人下床活动。

2. 严密观察生命体征 可能发生内出血或血压不稳者，应每30～60分钟测血压、脉搏1次，待血压、脉搏平稳后，逐渐延长测量间隔时间，注意早期有无呼吸道梗阻。一般手术后病人每4小时测量体温1次。

3. 观察肾功能 详细记录出入量，尤其应注意尿量的变化，手术后12小时内尿量过少或过多的病人，及时行血生化监测，根据化验结果采取相应措施，以防发生急性肾衰竭及水、电解质紊乱。

4. 引流管的护理　妥善固定并保护好各种引流管，防止受压、拔出、污染和倒流等；严密观察、准确记录引流液性状、颜色和量；肾脏手术后肾周放置的引流管一般于术后 1～2 日取出；引流量多或有明显尿外渗者可延长到术后 3～5 日取出，肾盂输尿管支架管可于术后 2～4 周取出；肾造瘘管根据引流目的和病情而决定放置时间。

5. 饮食和输液　术后一般禁食 2～3 日，待肠蠕动恢复、肛门排气后方可进食。禁食期间，从静脉补充水分和营养，补液量 = 生理需要量 + 已丧失量 + 额外丧失量。非特殊情况，禁食时间超过 3 日者，可考虑静脉补钾。慢性肾功能不全的病人，需注意维持足够的尿量和电解质平衡，以防尿毒症及酸中毒。

6. 预防感染　肾脏手术后可发生切口感染、尿路感染和肺部感染。应严格按照无菌要求完成各项操作，合理使用抗生素、戒烟、鼓励病人咳嗽。

7. 心理护理　向病人交代必要的注意事项，消除紧张、恐惧心理，积极配合治疗。

二、营养与补液

1. 术后营养　除肾结石、肾衰竭、肾移植病人外，肾脏手术病人一般都需要给予高热量、高蛋白、易消化、富于均衡营养素的食物。由于手术创面出血、渗出、组织坏死等造成蛋白质的大量耗损，需要补充相应的物质，以减轻伤口水肿。蛋白质补充量为 2～3g/（kg·d），儿童为 6～8g/（kg·d）；糖类可以参与蛋白质内源性代谢，防止蛋白质转变为糖类，因此同时必须供给足够的糖类。

（1）**肾结石病人饮食**　主要从预防结石的目标出发，根据结石的成分分析报告结果指导病人饮食。水分摄入不足可致尿液浓缩，尿量小于 1000ml/d，结晶形成的概率明显增加；尿量小于 500ml/d，结石形成概率增高。所以结石病人要多饮水。

①草酸钙结石病人：避免吃菠菜、香菜、甜菜、浓茶、草莓、坚果类、巧克力、扁豆等含草酸多的食物；避免含钙高的食物，如豆腐、牛奶等；避免大量蛋白质的摄入，因食入大量动物蛋白可增加体内的酸负荷，减少肾远曲小管对钙的重吸收，引起高钙尿；避免摄入大量维生素 C，维生素 C 摄入

量大于 500mg/d 时，尿中草酸含量随之增加，大于 2g/d 时，可能诱发草酸钙结石的形成。

②磷酸钙结石病人：要采取低钙、低磷饮食。限制钙不超过 700mg/d，忌含钙高的食物；限制磷摄入量不超过 1300mg/d，忌动物蛋白、动物内脏及脑髓等含磷高的食物。

③尿酸结石病人：尿酸是嘌呤代谢的终末产物。病人尽量避免鲤鱼、鳝鱼、比目鱼、贝壳类、猪肉、牛肉、动物内脏等含高嘌呤的食物。

④胱氨酸结石病人：胱氨酸尿症是一种常染色体隐性遗传疾病。应多食碱性食物，如牛奶、土豆、香菇、胡萝卜、海带、香蕉、西瓜等，以增高尿 pH 值而减少结晶析出。

（2）肾衰竭病人饮食　肾衰竭病人的合理饮食可以维持营养，增强抵抗力，降低分解代谢，减轻氮质血症、酸中毒和高钾血症。①要控制蛋白质摄入量，少尿或无尿期应严格控制蛋白质摄入，以免大量氮质滞留和酸性代谢物积聚；多尿期根据具体情况适当补充蛋白质。②少尿及无尿期水肿明显、严重高血压者给予低钠饮食，钠摄入量约为 500mg/d。如缺钠，应根据血钠及尿钠酌情补给，宁少勿多。如有持续性呕吐或腹泻，可静脉输液补充。③少尿或无尿时易出现高血钾，应严格限制钾的摄入，选择无钾饮食。④少尿期严格控制补液量，根据尿量量出为入，宁少勿多。当尿量恢复正常后，可适当增加补液量。⑤多尿期增加食盐补充尿中丢失，每排出 1000ml 尿，补氯化钠 3g 或碳酸氢钠 2g。⑥多尿期钾丢失多，除饮食中多食含钾丰富的水果、果汁、蔬菜外，最好口服氯化钾 2～3g/d。⑦适当限制营养素的供给，食物蛋白质限制在 0.5～0.8g/kg，生理营养比例为糖类 80%、蛋白质 10%、脂肪 10%。⑧供给足够的糖类：补充葡萄糖可以减轻酮症，减少蛋白质分解。当限制进液量或无法口服所需的能量和营养素时，应静脉输入葡萄糖，总量控制在 100～150g/d。⑨食物禁忌：忌食或少食青蒜、大葱、韭菜、辣椒、盐、酱油、腌菜、咸肉、豆腐、猪肝等食物。

2. 肾移植术后饮食

（1）术后早期　术后 1～2 日禁食，因麻醉、手术后肠蠕动尚未恢复，病人常有肠胀气，可给予白萝卜汁 50～100ml 口服，有助于减轻肠胀气。

（2）术后初期　①供给热能 2.09～4.18MJ（500～1000kcal），蛋白质

24g，其中优质蛋白质80%以上。②术后第2~3日，病人已肛门排气后，给予无蔗糖或3%低糖优质低蛋白流质饮食。饮食中限制单糖、蔗糖的摄入，多用复合糖类，如鱼汤、米糊、藕粉、炖蛋、肉松、麦片等。③术后第2~3日病人处于多尿阶段，水、电解质不必限制，食盐每日5~8g；如病人出现尿量少或有心功能不全等则应限制水500ml/d以下，食盐2~3g/d以下。

（3）术后试餐期　术后第3~5日，病人肾功能逐步恢复，给予易消化、无刺激性的半流质饮食，每日供热能6.28~7.11MJ（1500~1700kcal），蛋白质55~60g，脂肪30~40g，食盐4~5g。可给予粥、烂面条、鱼、瘦肉末、鸡蛋清、少量菜末等食物。此期病人的食欲常较差，在烹调方面应注意变换花色品种，以促进病人进食增加营养；在餐次分配上宜少食多餐；根据病人情况及时调整饮食结构。

（4）术后恢复早期　①术后第5~7日后至2~3个月，由于免疫抑制剂和大量激素的使用，病人食欲很快恢复，应及早给予优质蛋白质、富含维生素、低盐、低脂饮食，根据病人体重，每日供给热能146.4~221.8kJ（35~53kcal）/kg、蛋白质1.6~2.4g/kg。②为预防免疫抑制剂引起高脂血症，应控制脂肪的摄入，限制烹调用油25g/d，限制胆固醇及粗蛋白的摄入；配餐可给予高纤维素食物，如燕麦、新鲜蔬菜和水果等。③多进食有利尿作用的食物，如乌鱼、鲤鱼、鲫鱼等鱼类及冬瓜等。④因高纤维素影响钙的吸收，应注意补充钙。每日可服用牛奶220~450ml。禁食甜食，注意观察血糖，防止合并糖尿病。

（5）术后恢复期　术后2~6个月，根据体重供给适当的能量及蛋白质，维持理想体重。这时期应忌食豆类、豆制品和含蛋白质高的面制品，多食用动物蛋白。慎用提高免疫功能的食物，如木耳、香菇、红枣等，以免降低环孢素A的作用。

3. 术后补液

（1）肾脏手术后，胃肠道功能恢复前，要采取静脉输液。术后输液主要包括三部分：维持液、补充液及特殊目的的用液。①维持液：主要用于补充尿、肺和皮肤液体的丧失。成人每日丧失量1.5~2ml/（kg·h）或2~3L/d，儿童2~4ml/（kg·h），婴儿4~6ml/（kg·h），新生儿3ml/（kg·h）。由于丧

失量中 Na^+ 的含量低，所以以补充低 Na^+ 维持液为主。②补充液：是为了纠正异常的体液丧失，如引流液、创面渗出液等。一般丧失液几乎都是等渗的，以补充含生理性 Na^+ 浓度的液体（如平衡盐溶液、等渗盐水、林格注射液等）为主，并参照丧失液体的成分考虑补钾的量。③特殊目的的用液：主要为了纠正水、电解质紊乱及酸碱平衡失调。

（2）手术后要监测病人的意识状态、生命体征、皮肤张力、输入及排出量、血气分析结果、尿量以及电解质、血尿素氮和尿钠、尿渗透浓度。按照血容量、酸碱平衡、电解质平衡、胶体渗透压和血浆渗透浓度、热量和营养的先后次序考虑机体的需要和输液的排序，正确评价水和电解质的平衡状态。

三、术后并发症的预防及护理

1. 感染 切口感染是肾脏手术后常见的并发症，病人在术后 3~4 日切口疼痛未减轻，甚至加重，或减轻后又重新加重，查切口局部可有红、肿、热、痛，伴有体温升高、脉搏细速、血白细胞计数增多。若感染位置较深，局部肿胀、压痛不明显或仅有轻度发红。皮肤及皮下的感染，拆除缝线，用镊子或血管钳将切口撑开充分引流，深部感染者行深部引流，全身应用敏感的抗生素，加强支持疗法。若引流出的液体量多，或持续不断，应疑有异物存留或消化道瘘的可能，应做进一步检查。

2. 继发性出血 术后早期（24 小时以内），由于伤口缝合欠佳，或止血不彻底，基层断端血管出血，如肾脏与周围粘连明显，分离的创面也会渗血不止，病人体内可出现活动性出血，表现为引流管内引流鲜血或较浓的血性液体，且量多，严重者可引起血压下降、脉搏快，血红蛋白和血细胞比容下降，伤口敷料被血渗透。采取加压包扎伤口、输血、补液及应用止血药物等保守治疗，若病情加重，应重新手术探查，缝扎止血。

3. 消化道瘘 如十二指肠瘘、结肠瘘、胰瘘等，手术中损伤这些器官，又未能修补好，术后数日内其内容物流入伤口内，就可形成感染并形成瘘管。十二指肠瘘及胰瘘因消化液大量丧失和对组织的刺激，可继发感染、组织坏死、营养不良和水、电解质紊乱。应密切观察，及时发现，应禁食，行静脉高营养，保持水、电解质平衡。从伤口插入多孔橡皮引流管进行负压吸引，用氧化锌软膏保护周围皮肤，使瘘逐渐愈合。结肠瘘多能自行愈合，久治不愈，可行近端暂时性结肠造口，并扩大手术切口、引流，待瘘口愈合关闭结肠造口。

4. 疼痛 腰部斜切口手术中，肋下神经、髂腹下神经及髂腹股沟神经因牵拉可能会受损，术后出现腰部、下腹部及下肢皮肤麻木或灼痛，可给予镇静药或镇痛药。多数病人疼痛在 3~6 个月后可缓解或消失。

第五节　消化系统疾病病人手术后的监护

消化系统疾病包括消化道和消化器官病变后的手术治疗。手术的治疗方式可分为传统手术和微创手术。

一、一般护理

病人从手术室回到重症监护病房后，立即安置好去枕平卧位，连接好气管插管、动静脉插管以及各种引流管，并妥善固定好各种导管，防止意外拔出。必要时将病人的四肢固定，防止病人大幅度无意识的活动。对病人的手术方式、术中的大致情况以及麻醉情况进行初步的评估。

1. 生命体征监测 大手术或可能发生出血的病人，每 15~30 分钟监测生命体征，至病情平稳改为 1~2 小时测量 1 次，并做好记录。通常使用心电监护仪对病人的生命体征进行持续的监测。

2. 管道的护理 消化系统术后的病人常常带有胃管，以进行胃肠减压或从胃管中注入机体所需要的营养物质。口腔、食管疾病术后病人常常带有伤口引流管以引流伤口内的残存血或液体；胃肠道手术的病人术后常带有腹腔引流管、胃或肠道的造瘘管；肝胆胰等消化器官的手术后常带有腹腔引流管、T 管、胆囊造瘘管或胰管引流管。有时一个病人留置有多根腹腔引流管，根据病人原发病变的部位及进展情况而放置在不同的位置，如肝脏手术后的肝断面引流管、胰腺手术后的胰上、胰下引流管等。随着肠内营养技术的发展与成熟，术后早期的肠内营养已经得到广泛的提倡；为了保证术后肠内营养的顺利进行，很多时候在手术的同时行空肠造瘘以注入营养物质。

3. 饮食与运动

（1）饮食指导　消化系统手术后病人应禁食至胃肠道功能恢复正常，其标志是肛门排气。对于大手术后禁食时间较长的病人，应给予肠外营养支持，以保证机体所需要的各种营养素，节省内源性能量和蛋白质的消耗。开始饮食后，应遵循循序渐进的原则，从流质饮食开始，逐渐过渡到半流质饮食－软食－普食；从饮食量来看，应少量多餐，每餐的摄入量由少到多；从饮食结构来看，应给病人提供高蛋白、高热量、高纤维素、低脂肪的饮食。

（2）运动指导　①体位：病人全身麻醉苏醒后，根据手术部位取不同的体位。因食管疾患在颈部或胸部行手术的病人，宜采取高半卧位，以利于呼吸；腹部手术后取低半卧位，以减少腹壁的张力，利于伤口的愈合。出现休克的时候取中凹卧位，即下肢抬高20°的同时抬高头部和躯干5°左右。②早期活动：原则上应早期开始床上活动，争取尽早下床活动。一般病人术后1~2日就可以下床活动。对于不能下床的重症病人，应早期开始给予一定的被动运动。早期活动有利于改善全身血液循环、促进伤口愈合、减少因下肢静脉淤血而导致的血栓形成，还可以预防肠粘连、减轻腹胀等。活动要循序渐进，逐步增加活动量，一般先在床上开始小量的活动，如活动下肢各关节、间歇翻身等。但病人有休克、严重感染、心力衰竭、活动性出血、极度衰竭或有特殊的制动要求时，则不能强求早期活动。③深呼吸：鼓励病人深呼吸和咳嗽，以增加肺活量，减少肺部并发症。用双手按住病人的切口两侧以限制腹部活动的幅度，嘱病人深吸一口气后用力咳痰，并做间断呼吸。

二、营养与补液

消化系统手术后病人在一定的时间内需要禁食，胃肠道及胆道、胰腺、肝脏等手术后病人的禁食时间更长。补液的目的在于避免因呕吐、出血、渗血、引流和术后代谢物增加所致的脱水。当病人开始从胃肠道摄入营养后，补充营养应遵循由稀到干、由少到多、循序渐进的原则。

1. 补液

成人的基本生理需要量大约为 $1.5ml/(kg \cdot h)$。在体液没有特殊丢失的情况下，可根据"4-2-1规则"评估输液量，即第一个 10kg 体重按 $4ml/(kg \cdot h)$ 补充液体，第二个 10kg 体重按 $2ml/(kg \cdot h)$ 补充液体，余下的体重按 1ml/（kg·h）补充。水、电解质和热量补充还应考虑除手术创伤丢失外的所有因素及术后的额外丢失量，如胃肠减压、各种引流液、机械通气和体温因素等。一般病人术后的补液量为 2000～3000ml/d。在禁食期间，病人的所有液体量均由静脉补充，在输液过程中遵循静脉治疗的原则。随着胃肠道功能的恢复，病人逐渐经胃肠道摄入一定量的液体后，可逐渐减少静脉输液量。

2. 术后营养补充　手术造成的创伤可引起内分泌及代谢过程的改变，这些改变会导致体内营养物质高度消耗，因此，必然要求给予合理的营养补充，这关系到手术成败及手术后伤口和体质的恢复。营养良好的病人在一般手术后，因具有较充分的营养储备，常常不需要进行特别的营养补充。但病人如长期得不到合理的营养供应，则可能发生严重营养不良，影响治疗效果，甚至危及生命。

（1）高热能、高蛋白饮食　无论手术大小，均可导致热能消耗，因而术后病人应增加热能供给。蛋白质是更新和修补创伤组织的原料。由于术后创面渗出蛋白质及分解代谢增加，若不注意蛋白质的补充，就会引起血浆蛋白降低、伤口愈合能力减弱、免疫功能下降的现象。

（2）口腔术后病人的营养　①流质饮食主要用于颌面外伤、骨折及术后不能张口的病人。进流质饮食时间较长时，应注意补充热量及其他营养成分，可进食牛奶、豆浆或要素饮食。②半流质饮食适用于张口受限、口腔溃疡、扁桃体切除后及拔牙病人，是口腔疾患常用的饮食。一般应用时间较长，需足够的热量，充足的蛋白质，脂肪不用限量。

（3）胃十二指肠手术后　在胃肠道蠕动恢复前不能经口进食，待排气并有饥饿感后才能逐渐恢复进食。术前营养不良或术后有并发症的病人，可以采用 TPN 进行营养支持疗法。肠蠕动恢复后尝试让病人饮水，出现呕吐立即停止，并补充失去的水分。病人耐受饮水后，可给予清流质饮食，然后尝试给予质地接近匀浆、能够通过吸管的充分磨碎的食物，这种状况要维持 1～2 个月。进食固体食物时，应先采取少量多餐的原则，平均每日进餐 5～6 次，大约需要经过半年的恢复，才可改成普食。术后病人还要注意补充多种维生素和矿物质，尤其要给予复合维生素 B、铁和其他矿物质的补充剂。

（4）直肠肛管手术后　术后第 2 日给予无渣流质饮食，一般用米汤、豆腐脑、蛋羹等，这些可以使病人大便减少，以保持伤口清洁，避免感染及疼痛，有利于伤口愈合。术后 4~5 日可给予少渣半流质饮食或软食，多喝开水，预防便秘引起的伤口疼痛或出血。1 周后，可恢复正常饮食，但不宜食用辛辣及刺激性食物。开始时应少量多餐，切忌暴饮暴食。

（5）肝胆手术后病人的营养 肝胆手术会使肝功能下降，出现胆汁分泌减少、脂肪代谢紊乱、消化吸收受影响等现象。肝胆手术会严重影响人体的消化与内分泌，因而需要给予有效的营养支持。

肝叶切除以后，肝功能受损，常在术后第 1 日即出现代谢紊乱，5~7 日达高峰，临床称为危险阶段。此期间若能进行合理营养补充，一般可较平稳地进入恢复阶段。胆道术后暂时性或永久性的胆汁外引流，除丢失水、电解质外，还会损失一部分胆盐，从而影响营养素在肠内的吸收。

手术创伤较小的情况下，病人术后 3 日左右胃肠功能即可恢复，此时可停止静脉营养补充而改用经口的肠内营养。由于肝胆手术对脂肪消化吸收影响最大，故应控制脂肪摄入量。术后早期还要限制植物油的摄入，以免引起腹泻。给予清淡流质饮食，以碳水化合物为主，补充蛋白质及含脂肪低的食物，如蛋清汤、肝泥汤等。

较大的手术常会引起胃肠功能紊乱，宜选用静脉营养，使胃肠得到休息。待病情好转后，开始给予低浓度要素饮食，并根据情况逐渐增加浓度和剂量。摄入途径有口服、鼻饲或空肠造瘘滴注。待机体功能逐渐恢复后，过渡到低脂半流质饮食，同时减少要素饮食用量，最终实现完全口服饮食。

三、术后并发症的预防和护理

1. 术后出血 术后伤口引流管内引出少量血性液体是正常现象，常常是手术时的残留或术后吻合口的边缘少量渗血所致，常常在手术后的 36~48 小时内消失。病人的引流管内有大量鲜血或出现呕血、黑便的现象，或出现血压下降、脉搏细数，甚至出现休克的征象时，应怀疑已发生术后大出血。

（1）病因 大出血常发生在术后 24 小时内，常常是由于手术器官断端或吻合口边缘的血管结扎不牢、缝线脱落或遗漏结扎出血点。在病人血压较低的时候，血管在术中发生痉挛或钳夹后暂时不出血，但当病人的血压回升、被搬动或痉挛的因素被解除的时候，可出现大量出血。

（2）预防及护理 手术过程中仔细操作、彻底止血；指导并协助病人翻身、咳嗽，避免用力过度诱发出血。在护理中，应严密观察病人的生命体征以及各引流管的引流情况，并对失血量进行估计。一般先应用止血药或冰盐水洗胃，如观察数小时无效，或估计出血量在 500ml/h 以上、经输血后生命体征仍不稳定等持续性出血的临床表现出现时常常需要进行手术处理。

2. 感染 感染可发生在局部或全身，最常见的是切口感染及尿路感染。

（1）切口感染 指清洁切口或可能污染的切口发生的感染。

临床表现：术后 3 ~ 7 日切口疼痛加重，或减轻后又加重，局部出现红、肿、热、痛的典型表现，切口处有脓性分泌物，伴有体温升高、脉搏细数、白细胞计数升高等时，常提示发生了切口感染。

预防措施：严格遵守无菌操作的规程；加强病人的营养补充，增强抗病能力。

处理：发现早期征象时，应用有效抗生素，局部可做理疗，以促进炎症的吸收；若形成了局部脓肿，应切开进行充分引流。

（2）尿路感染 低位尿路感染是最常见的院内感染之一。约有 5% 的短期导尿（小于 48 小时）病人有菌血症，仅 1% 出现尿路感染的临床表现。多先发生在膀胱，感染上行时可引起肾盂肾炎。

临床表现：急性膀胱炎的临床表现为尿频、尿急、尿痛，有时排尿困难；一般无全身症状，尿镜检有红细胞和脓细胞。

预防措施：每日行会阴清洗以保持会阴部的清洁；预防并及时处理尿潴留；留置导尿管及膀胱冲洗时，严格遵守无菌原则。

处理：尿路感染有效的治疗方法是维持充分的尿量，并保持排尿通畅，当潴留尿量超过 500ml 时，留置导尿管。

3. 应激性溃疡 是指在各种应激状态下，发生在胃十二指肠及食管黏膜的急性病变。其病理改变主要为糜烂和溃疡，临床上表现为上消化道出血和穿孔。

（1）病因 ①术中/术后出血导致低血容量性休克。②术后合并肝、肾、肺等重要器官的衰竭或 MOSF。③术后黄疸。④非甾体抗炎药的应用等。

（2）预防及护理　由于术后并发应激性溃疡的病人病死率很高，而且出血后没有很好的治疗方法，因此重在预防。预防应激性溃疡的措施有：①积极治疗原发病（如术后出血）及控制诱发因素。②有效补充血容量，输血、输液以纠正休克及水、电解质紊乱和酸碱平衡失调。③留置胃管，抽吸胃内容物和胃内积气，监测抽吸液的 pH 值，了解其出血情况。④控制胃内的 pH 值，保持胃内容物的 pH 值保持在 3.5 以上时，对预防应激性溃疡有一定的作用。从胃管内注入抗酸剂，如将 1g 硫糖铝溶解于 30ml 0.9%氯化钠注射液中胃管内注入，每 4 小时 1 次；使用 H_2 受体拮抗剂，如雷尼替丁，其用法为首次静脉推注 50mg，以后每小时静脉注射 12.5mg；使用质子泵抑制剂，如静脉滴注或静脉推注奥美拉唑 40mg，每日 2 次；要素饮食及 TPN，可以提高胃内的 pH 值，使 pH≥3.5，同时还可为病人提供足够的营养。

4. 肠梗阻　指任何病因引起的肠内容物不能顺利通过肠道和运行，其临床表现有腹痛、腹胀、呕吐、排便障碍及腹部可见肠形等，严重时可并发肠穿孔，水、电解质紊乱，感染甚至休克等，是腹部手术后较为常见的并发症。

（1）病因　①肠粘连，以小肠粘连多见。②术后麻痹性肠梗阻。③术后并发水、电解质紊乱及弥漫性腹膜炎、腹腔脓肿、胰腺炎等均可导致肠梗阻的发生。其中以粘连性肠梗阻最为常见，占 40% ~60%。

（2）预防及护理　粘连是机体对损伤的一种炎症反应，因此，减少组织损伤、减轻组织炎症反应，可以有效地预防粘连性肠梗阻的发生。鼓励病人术后早期活动以促进肠蠕动尽早恢复，从而有效预防粘连性肠梗阻的发生。

5. 术后黄疸　术后黄疸有肝前性、肝细胞性及肝后性三类，全身麻醉下手术的病人有 1% 可发生术后肝功能异常，其程度可由中度黄疸到危及生命的肝衰竭不等。胰腺切除、胆道引流以及门腔分流等手术后的病人发生率更高。

（1）病因　①肝前性黄疸：是由于胆红素产生过多引起，多见于手术导致血细胞溶解破坏或出血后再吸收。禁食、营养不良以及肝细胞毒性药物的使用均可导致胆红素增高。②肝细胞性黄疸：是术后黄疸最常见的原因，主要由肝细胞大量坏死、炎症以及大块的肝脏切除所致。接受胃肠外营养的病人还有发生胆汁淤积性黄疸的危险。③肝后性黄疸：多见于肝、胆、胰等手术后，因为胆管损伤、胆管水肿、胆管残留结石以及肿瘤压迫胆管以及胰腺炎引起胆汁引流不畅所致。

（2）预防及护理　严密监测病人的肝功能，观察病人的皮肤、巩膜，发现异常及时报告医师，做到早诊断、早治疗。

6. 其他

（1）肠瘘　指肠道与其他器官或肠道与腹腔、腹壁外有不正常的通道。穿破腹壁与外界相通称为外瘘；与其他空腔脏器相通，肠内容物不流到腹壁外者称为内瘘。肠瘘主要是手术后的并发症，也可继发于感染。肠瘘发生后，由于病人丢失大量的消化液，可出现明显的水、电解质紊乱及酸碱平衡失调。病程长者，由于营养物质的丢失和吸收障碍，可发生严重的营养不良。

（2）水、电解质紊乱　手术后补充不当或其他的并发症（如肠梗阻）均可导致水、电解质紊乱的发生，若没有得到及时纠正，严重时甚至会危及生命。动态监测水、电解质水平，结合生理需要量和实验室检查结果补足水分和各种电解质，达到有效预防的目的。正确识别其早期征象，及时采取有效的治疗措施，以防水、电解质紊乱发展到更加严重的程度。

（3）营养失调　消化系统术后病人常常需要禁食一段时间，胃肠道及胰腺等手术后禁食的时间更长，若忽略了营养的均衡补充，较易并发蛋白质 - 能量缺乏型或低蛋白型营养不良，给伤口愈合、疾病恢复带来一定的负面影响。术前对病人的营养状况进行评估，严重营养不良者可在术前开始营养支持。若估计术后禁食时间在 1 周以上时，术后早期开始进行肠外营养。

（4）下肢深静脉血栓形成　长期卧床、血流缓慢、静脉壁受到损伤以及血液的凝固性增高，大手术后的病人较易发生下肢深静脉血栓形成。若病人出现腓肠肌部位疼痛、下肢肢体肿胀、皮肤发白伴有浅静脉曲张、腘窝或股管部位的压痛时，应高度怀疑并发了深静脉血栓。预防措施：①抬高下肢、积极行下肢运动或穿弹力袜以促进下肢静脉血液回流。②补充足够的水分以减轻血液浓缩，降低黏度。③必要时可行预防性抗凝治疗。深静脉血栓一旦形成，有脱落发生肺栓塞的危险，在护理上除了严密观察患肢的情况外，还要对病人的呼吸功能进行监测，以早期发现和处理肺栓塞；行抗凝治疗时，观察病人是否有出血的倾向。

（5）肺不张　多发生在胃肠道的大手术后的病人。见于老年病人、长期吸烟或急慢性呼吸道感染的病人。术后病人的呼吸运动受到一定的限制，肺底部、肺泡和支气管内容易积聚分泌物，若不能及时有效地咳出，就有导致堵塞支气管造成肺不张的危险。预防措施有：①告知病人术前禁烟2周，指导其练习胸式呼吸，以增强吸气功能。②术后固定或包扎时尽量避免限制呼吸。③协助排出支气管内的分泌物。④采取适当的卧位，避免误吸。若发生了肺不张，可采取以下的护理措施：①鼓励病人深吸气。②帮助病人多翻身，促使不张的肺重新膨胀。③痰液黏稠者予以雾化吸入等使痰液变稀而易于被咳出或吸出。④痰量持续过多时，使用支气管镜吸痰，必要时行气管切开。

（6）切口裂开　多见于腹部手术后的病人，其主要原因有：①病人的营养不良致组织愈合能力差。②剧烈咳嗽或严重腹胀等导致腹腔内的压力突然升高等。切口裂开常发生在术后1周左右，表现为一次腹部用力后，突然自觉切口疼痛和突然松开，切口处有大量的淡红色液体流出。预防方法有：①根据病人病情采用胃肠减压、肛管排气等方法及时处理腹胀。②适当的腹部加压包扎。③病人咳嗽时尽量取平卧位，以减轻横膈突然大幅度下降导致腹腔内压力骤然升高。当病人的伤口裂开后，积极做好再次手术缝合的术前准备。

第十二章
重症医学科常用诊疗技术及护理

第一节 心肺复苏

心肺复苏是对心脏停搏所致的全身血循环中断、呼吸停止、意识丧失等所采取的旨在恢复生命活动的一系列及时、规范、有效急救措施的总称。心肺复苏是一个连贯的、系统的急救技术，各个时期应紧密结合，不间断进行。

心肺复苏的三个阶段：心肺复苏包括基础生命支持、高级生命支持和复苏后处理 3 个阶段。基础生命支持的抢救要点可以表达为"ABCD"，即"维持气道开放（airway）、提供呼吸支持（breathing）、恢复有效循环（circulation）、电击除颤（defibrillation）"。

【目的】

保护脑和心、肺等重要脏器不致达到不可逆的损伤程度，并尽快恢复自主呼吸和循环功能。

【适应证】

因各种原因所造成的循环骤停（包括心搏骤停、心室纤颤及心搏极弱）。

【禁忌证】

（1）胸壁开放性损伤。

（2）肋骨骨折。

（3）胸廓畸形或心包填塞。

（4）凡已明确心、肺、脑等重要器官功能衰竭无法逆转者，可不必行复苏术，如晚期癌症等。

【操作方法】

1. 判断心脏呼吸骤停 病人有突然的意识丧失、大动脉搏动消失、心音消失即可确定心脏骤停诊断，不必等待心电图检查，病人鼻、口无气体流动，口唇发绀，胸腹无起伏，可判定呼吸停止。

2. 紧急处理

（1）病人仰卧，抬高下肢，解开衣领、衣扣和裤带，挖出口中污物、义齿及呕吐物。

（2）连接心电监护仪、通知麻醉科气管插管、通知上级医师，注意须与下面的步骤同时进行，切不可因此而延误抢救时间。

（3）心前区捶击（拳击）　心脏骤停后 1 分钟内进行，用握拳拳底肌肉部分，距胸壁 20～30cm 高度捶击胸骨中部，可重复 2～3 次。

（4）人工呼吸　①口对口人工呼吸：术者一手托起病人下颌使其头部后仰，另一手捏紧病人鼻孔，深吸一口气，紧贴病人口部用力吹入，使其胸廓扩张，吹毕立即松开鼻孔，让病人胸廓自行回缩 而将气排出，如此反复进行，16～18 次/分。②口对鼻人工呼吸：不宜行口－口人工呼吸者可采取口－鼻人工呼吸，向鼻孔内吹气时，应将口闭住，步骤同口－口人工呼吸。③若现场仅一个抢救者，应胸外心脏按压 4～5 次，人工呼吸 1 次；如有 2 个抢救者，则 一个负责胸外心脏按压，另一个施行人工呼吸。一旦有关人员到达现场，即应作气管插管，必要时气管切开。

（5）胸外心脏按压　在人工呼吸的同时，进行人工心脏按压。①在病人的背部垫一块木板。②按压部位：胸骨上 2/3 与下 1/3 交界处。③按压姿势与方法：术者以一掌的根部置于上述按压部位，另一掌交叉重叠于此掌背之上，其手指不应加压于病人胸部；按压时两肘伸直，用肩背部力量垂直向下，使胸骨下压 3～4cm，然后放松，使掌根不离开胸壁。④按压次数：80～100 次/分，头 2～3 分钟可达 100 次/分。

（6）药物治疗　①肾上腺素：每次 1～2mg 静脉注射，必要时每隔 5～10 分钟重复 1 次。②利多卡因：酌情选用。

（7）除颤和人工心脏起搏　心脏骤停为心室颤动所致者，立即除颤，首次电能 250～300kJ，心室颤动波细小者先予肾上腺素 1.0mg 静脉注射后再电击；心室停搏、无效室性自主心律可采取人工起搏器治疗。

3. 心脏复跳后的处理

（1）治疗原发病。

（2）维持酸碱平衡。

（3）维持有效循环。

（4）维持呼吸功能，必要时可用呼吸机治疗。

（5）防止再度发生心脏骤停。

（6）防治脑水肿、脑损伤。

（7）防治急性肾衰竭。

（8）防止继发感染。

【护理措施】

（1）目击病人出现呼吸心搏骤停，立即判断病人意识，同时高声呼叫其他医务人员协助抢救。

（2）将病人安置复苏体位，同时判断颈动脉搏动和自主呼吸后开始胸外按压 30 次，频率 100～120 次/分，按压深度 5～6cm。开放气道，人工通气 2 次。连续按压通气 5 个循环，比例 30：2。

（3）对于发生心室颤动的病人应实施有效的非同步直流电除颤。

（4）尽快建立心电监护和静脉通路。建议建立两条静脉通路，复苏时首选肘正中静脉，距心脏较近，可输入大量的液体。中心静脉可取股静脉虽距心脏较远，但复苏抢救工作可以不必间断，并发症也较少。

（5）复苏药物给药途径应首选静脉给药，其次选择气管给药。遵医嘱准确快速应用复苏药物。

（6）建立抢救特护记录，详细记录抢救用药、抢救措施、病情变化、出入量、生命体征等。

（7）复苏后的护理措施　①密切观察生命体征变化：如有无呼吸急促、烦躁不安、皮肤潮红、多汗和二氧化碳潴留而致酸中毒的症状，并及时采取防治措施。②维持循环系统的稳定：复苏后心律不稳定，应予心电监护。同时注意观察脉搏、心率、血压、末梢循环［通过观察皮肤、口唇颜色，四肢温度、湿度，指（趾）甲的颜色及静脉的充盈情况等］及尿量。③保持呼吸道通畅，加强呼吸道管理：注意呼吸道湿化和清除呼吸道分泌物。对应用人工呼吸机的病人应注意：呼吸机参数（潮气量、吸入氧浓度及呼吸频率等）的监测和记录；气道湿化；观察有无人工气道阻塞、管路衔接松脱、皮下气肿、通气不足或通气过度等现象。④加强基础护理，预防压疮、肺部感染和泌尿系统感染等并发症的发生。⑤保证足够的热量，昏迷病人可给予鼻饲高热量、高蛋白饮食。⑥定期监测动脉血气及水、电解质平衡情况。⑦复苏后可根据医嘱给予病人亚低温治疗。

第二节　氧气疗法

氧气疗法是指通过简单的连接管道在常压下向气道内增加氧浓度的方法，简称氧疗。

【目的】

（1）纠正低氧血症。

（2）降低呼吸功。

（3）减少心肌做功。

【适应证】

（1）低氧血症。

（2）呼吸窘迫。

（3）低血压或组织低灌注。

（4）低心排血量和代谢性酸中毒。

（5）一氧化碳中毒。

（6）心脏骤停。

【禁忌证】

氧疗无特殊禁忌证，但有两类病人应慎用。

（1）百草枯中毒的病人，因高浓度氧会增加其毒性作用。

（2）使用博来霉素者，此为碱性糖肽类抗癌抗生素，可引起肺炎样症状及肺纤维化，高浓度氧亦会加重此不良反应。

【评估】

（1）评估病人进行氧疗目的及有无禁忌证。

（2）评估相关化验及各项检查，了解病人既往史、现病史、目前状况。

（3）评估病人各项生命体征指标的情况。

（4）评估病人使用低流量或高流量氧疗装置的应用指征。

【操作前准备】

（1）物品准备　氧疗装置、生理盐水、污物缸、无菌棉签、弯盘、胶布、氧气表、湿化瓶、记录单。检查氧源是否完好备用。

（2）核对医嘱及病人，向病人解释操作的目的和过程，取得病人配合。

【操作方法】

（1）戴口罩、洗手。

（2）携物品至病人床前，核对病人姓名、床号、诊断、病人意识情况，向病人解释并取得合作。

（3）如果用鼻导管或鼻塞等氧疗装置，应检查鼻腔是否通畅，用棉签蘸生理盐水清洁鼻腔。

（4）安装氧气表并检查是否完好。

（5）连接湿化瓶及输氧管。

（6）打开总开关后打开流量表，检查氧气流出是否通畅。

（7）打开流量表开关，调节好流量后，为病人佩戴吸氧装置。

（8）协助病人取舒适体位，整理用物，记录。

【护理措施】

（1）保持呼吸道通畅　呼吸道通畅是进行氧疗的先决条件，也是防止肺部感染、避免加重呼吸功能损害的重要环节。在氧疗之前，必须采取各种措施保持呼吸道通畅。病情严重无力咳嗽、意识不清患者因口咽及舌部肌肉松弛，咳嗽无力，分泌物黏稠不易咳出，可导致分泌物及舌后坠堵塞气道。应清除口腔内异物，取仰卧位，头后仰，托起下颌，用多孔导管经鼻或经口进行机械吸引，以清除口咽部分泌物，并刺激咳嗽。

（2）选择合适的吸入氧浓度　高碳酸血症患者使用控制性低流量氧，从低浓度（25%）开始，根据血气分析结果和患者状态逐渐提升。中等浓度（35%～50%）吸氧用于有明显通气/血流比例失调或显著弥散障碍又无二氧化碳潴留的病人，如左心衰竭引起的肺水肿、心肌梗死、休克、脑缺血，特别是血红蛋白浓度低下或心排血量不足的病人。高浓度（>50%）氧疗适用于无二氧化碳潴留的严重通气/比例失调（有明显的动静脉分流）的病人，如急性呼吸窘迫综合征、严重低氧血症者（一氧化碳中毒、心肺复苏后早期）

以及Ⅰ型呼吸衰竭经中浓度氧疗无效者。

（3）加温和湿化　吸入的氧气以温度37℃，湿度80%左右为宜，在湿化瓶中盛50~70℃温水达瓶容积的1/3~1/2，每日更换，使氧气通过后达到加温、湿化的效果，保证适宜的温度、湿度的氧气吸入。

（4）监测　监测动脉血压、心率、呼吸频率，观察患者神志是否清醒、呼吸是否平稳以及皮肤是否温暖干燥、有无发绀等。

第三节　气管插管

气管插管是各种急危重症病人抢救过程中的一项非常实用而重要的技术。要求在短时间内完成气管插管，建立人工气道，迅速恢复病人的通气与供氧，是逆转急危重症病人病情和预后的关键。

【目的】

（1）促使高浓度氧气的吸入。

（2）保护气道。

（3）有利于吸引。

（4）提供复苏时另一给药途径。

【适应证】

（1）心搏骤停　病人自主呼吸、心跳突然停止，使用简易呼吸器通气无效。

（2）呼吸衰竭　严重的呼吸衰竭和急性呼吸窘迫综合征，不能满足机体通气和供氧的需要。

（3）上呼吸道阻塞　自主清理呼吸道无效或有误吸的危险。

（4）上呼吸道损伤　存在上呼吸道损伤，通气受阻。

（5）手术需要。

【禁忌证】

（1）咽喉部急性症状和疾病　急性喉炎、喉头水肿、咽喉部肿瘤、烧灼伤等。

（2）胸动脉肿瘤。

（3）下呼吸道梗阻。

【操作前准备】

插管之前应充分做好准备工作。插管所需用具如下：喉镜、气管导管、导丝、压舌板、面罩、简易呼吸器、听诊器、注射器（5ml）、口咽通气道、负压吸引设备、吸痰管、生理盐水（易拉盖）、气管插管固定寸带、气囊压力表、布胶布、康惠尔泡沫敷料（10cm×10cm）、吸氧设备、备用电池两节和相关急救药物，一般护理记录单，呼吸机、灭菌注射用水、可调节输液器。

【操作配合】

1. 插管前准备　插管时需要医生护士配合共同完成。护士戴手套；取下病人枕头，病人呈仰卧位，肩背部垫高，头尽量后仰，使病人口、咽、喉成一直线；用吸痰管吸净口鼻、咽喉部分泌物、血液或胃反流物；取下义齿，检查有无牙齿松动，松动明显可拔除，松动不明显用外科缝线拴牢以防插管时脱落坠入。根据病人年龄、性别遵医嘱选择合适的气管导管，一般男性 7 ~ 8.5mm，女性 7 ~ 8mm，插管前必须检查气管插管套囊是否松动、漏气。将导丝插进气管导管床旁备用。

插管前，检查气管插管所需用物是否齐全，特别是喉镜光源是否明亮。根据病人具体情况遵医嘱使用相应镇静药和肌松药，与此同时使用简易呼吸器面罩加压给氧 2 ~ 3 分钟，使血氧饱和度保持在95%以上，由医生判断病人意识、镇静程度，符合插管条件立即行气管插管术。插管过程医护需高度配合，医生右手持气管导管，对准声门，插入 3 ~ 5cm（气囊越过声门即可）。立即拔出导丝，向导管气囊内注入空气 5 ~ 7ml。

2. 插管后观察　导管是否有气体随呼吸进出，或用简易人工呼吸器压入气体观察胸廓有无起伏，或听诊两肺有无对称的呼吸音以确定导管已在气管内。

3. 固定　用胶布把气管导管与口咽通气道固定在一起，必要时在双颊垫上康惠尔泡沫敷料，并牢固固定于口部四周及面颊皮肤，再用寸带进行进一步固定并预留两指的空隙。

【操作后护理】

1. 观察病情　注意观察病人神经精神症状及体征，注意观察血压和周围循环情况，注意体温、呼吸、尿量变化。

2. 体位 病人头部位置稍后仰，以减轻插管对咽后壁的压迫，并定时左右转动头部以变换导管压迫点，防止局部损伤。

3. 使用呼吸机的监护 全面掌握呼吸机的性能，如呼吸机的声音、节律是否异常，发现异常及时调节或更换。注意观察病人胸廓起伏、神志、面色、周围循环，观察有无自主呼吸，是否与呼吸机同步，否则应设法调整。注意避免脱管、堵管及气胸的发生，意识清醒或躁动者用约束带固定手脚。

4. 保持呼吸道通畅 吸痰是气管插管后保持呼吸道通畅的主要措施。如操作不当可致缺氧或低氧血症，吸引时间过长压力过高或吸管太粗等都可能导致肺不张、气道痉挛、心律失常、血压变化、颅内压增高和气道损伤。因此护士要掌握吸痰的技巧及吸痰的时机，呼吸时导管内传出响声表示气管内有不易咳出的分泌物，需吸痰。吸痰应严格无菌操作，先吸导管内后吸口鼻分泌物，吸痰前后高浓度吸氧 1~2 分钟，每次吸痰不超过 15 秒，吸引负压不要太大，吸痰管要插入气管内边旋转，边吸引向上提，动作一定要轻柔。注意观察痰量、颜色、黏稠度。

5. 呼吸道湿化 气管插管后，病人原有湿化功能丧失，加上通气又会使气道水分丢失，导致气道干燥，痰液干结，形成痰阻气道而造成病人窒息。因此呼吸道湿化是气管插管中不可忽视的环节。①雾化器雾化：是应用气体射流原理，将水滴撞成小颗粒，输入呼吸道，对下呼吸道和支气管的分泌物有更好的稀释作用。②湿化器湿化：呼吸机湿化器湿化起到一个人工鼻的作用，它包含一个可自动控温加热装置，可将湿化器中的蒸馏水加热，改善吸气气流的湿度和温度，并能直接供给病人蒸发丢失的水分，温度 34~35℃。

6. 固定 气管导管要固定牢固，并保持清洁，胶布每日更换 1 次。插管深度经医生确认后方可固定。导管固定不牢时可出现移位，当下移至侧主支气管时可致单侧通气，若上移至声门外即可丧失人工气道的作用。因此，要随时观察固定情况和导管外露的长度。

7. 口腔护理 插管刺激口腔黏膜，可使分泌物增多，因此要加强口腔护理，保证每日 1~2 次，依据病人情况可适当增加。

8. 预防气管插管的并发症

（1）操作粗暴可致牙齿脱落或损伤口鼻腔和咽喉部黏膜，引起出血，造成下颌关节脱位。

（2）浅麻醉下进行气管插管可引起剧烈咳嗽、憋气或支气管痉挛。有时由于迷走神经过度兴奋而产生心动过缓、心律失常，甚至心搏骤停。

（3）导管过细、过软，易变形，使呼吸阻力增加，甚至因压迫、扭曲而使导管堵塞。导管过粗、过硬，容易引起喉头水肿，甚至引起喉头肉芽肿。

（4）导管插入过深误入支气管内，可引起缺氧和一侧肺不张。

第四节　气管切开术

气管切开术是切开颈段气管前壁、置入气管切开导管以使病人可以通过新建立的通道进行呼吸的一种手术，是建立人工气道的一种常用方法，不仅可以解除喉梗阻，而且可以降低呼吸阻力，便于气道管理。相对于气管插管而言，气管切开更适用于上呼吸道梗阻、长期机械通气的病人，可以解放病人口腔，利于口腔护理、气道管理以及脱机锻炼，可提高病人的舒适度，使病人更好地交流，甚至进食，而且易于固定。

【目的】

（1）防止或者迅速解除呼吸道梗阻，保持呼吸道通畅。

（2）及时清除呼吸道分泌物，促进呼吸功能，改善肺通气。

（3）有利于气管内的分泌物直接从气道吸出，便于吸氧和机械通气。

【适应证】

（1）预期或需要较长时间机械通气治疗者。

（2）上呼吸道梗阻导致气管插管困难者。

（3）气道保护性机制受损。

（4）减少无效腔通气量以利于机械通气支持。

（5）口腔、颌面、咽、喉、头颈部大手术或严重创伤的病人。

（6）高位颈椎损伤。

（7）破伤风病人预防发生喉痉挛。

【禁忌证】

常规手术气管切开无绝对禁忌证，喉头严重水肿者，不宜行经喉气管切开术，严重凝血功能障碍，宜待凝血功能纠正后进行。

【评估】

（1）评估病人做此项手术的目的、适应证及禁忌证。

（2）评估相关化验及各项检查，尤其是凝血功能情况。

（3）评估病人生命体征情况。

【操作前准备】

1. 病人准备

（1）术前备皮。

（2）仰卧位，肩下垫枕，头后仰，使气管接近皮肤、暴露明显；固定头部，使头颈保持中线位以利于手术。

（3）吸净口腔、鼻腔中分泌物。

（4）根据病人情况适当镇静，呼吸困难明显者术前先行气管插管，再行气管切开。

（5）密切监测呼吸频率和幅度及 SpO_2、心率和血压等生命体征。

（6）颈段气管因受肿瘤等压迫发生移位者，术前应行颈部正侧位 X 线或 CT 检查，以确定气管的位置，使术中容易找到气管。

2. 物品准备

（1）照明灯、吸引器、氧气、药品等。

（2）10ml、5ml 注射器各 1 个，止血钳 6～8 把，巾钳 4 把，卵圆钳 1 把，拉钩 4 把，有齿及无齿解剖镊各 1 把，直及弯解剖剪各 1 把，手术刀 2 把，持针器 1 把，适当型号的气管套管，缝合针、线、纱布、治疗巾等。必要时应备用电凝刀止血。

【操作配合】

（1）协助病人取仰卧，肩下垫一小枕，头后仰，固定头部，使头颈保持巾线位以利于手术。注意保暖。

（2）将病人床的高度调整到操作医生适合的位置，以方便操作。

（3）建立静脉通路，遵医嘱用药。

（4）操作过程中为医生提供所需物品。

（5）操作过程中注意观察病人病情变化，并报告医生，保证病人的术中安全。

（6）操作结束后，给予妥善固定。

（7）协助病人舒适卧位。

（8）整理用物，洗手并记录。

【操作后护理】

（1）气管套管要固定牢靠，随时检查系带松紧，与颈部的间隙不应超过2横指。

（2）气管切开术后第4日窦道尚未形成时可用泡沫敷料，但要系紧寸带以不能伸进1指为宜。

（3）采取舒适体位，床头抬高＞30°，呼吸机管道固定适宜，避免病人头颈部移动时气管套管被呼吸机管道牵拉而出。

（4）气管切开术5～7日后窦道形成之后，换气管套管才安全，此时固定寸带以能伸进2指为宜。

（5）每4小时监测气管套管气囊压力，保持压力在25～30cmH$_2$O范围，在保证正常机械通气的同时，防止黏膜缺血坏死。

（6）正确按需给予气管内吸痰，保持气道通畅，防止并发症的发生。

（7）加强气道温湿化护理。

（8）做好心理护理，减轻病人的焦虑和不安，取得病人的配合。护理人员应做好耐心细致的解释工作，理解病人因插管所承受的痛苦与不适，护理人员可通过病人的表情、手势、肢体语言等来判断病人的需求，并给予帮助。

（9）如果使用的是带有内套管的气管套管，应每12小时进行内套管清洁、消毒，为防止内套管堵塞，应用毛刷、3%过氧化氢溶液，遵循气管套管消毒流程进行清洁、消毒。

（10）防止病人自行拔管等意外脱管情况的发生　①对神志清楚的病人应讲明套管的意义，配合方法及注意事项。对意识障碍或躁动者，应给予保护性约束，必要时遵医嘱予镇静剂。②在气管切开后4日内，由于窦道尚未形成，一旦气管套管脱出，气管切开窦口将关闭，很难将套管重新插入，可能引起呼吸道梗阻和严重缺氧，后果严重，因此病人床旁应备气管切开包，气管套管一旦脱出，立即简易呼吸器给氧，通知耳鼻喉科医师紧急重新打开关闭的窦口，在直视下插入气管切开管。紧急时，可先行经口气管插管，以迅速重新建立有效人工气道。

第五节 机械通气

机械通气是利用呼吸机把气体送入及排出肺部的一种技术。

【目的】

（1）改善通气，纠正呼吸性酸中毒。

（2）改善换气，纠正低氧血症。

（3）保持呼吸道通畅。

（4）减少呼吸肌做功，节约氧耗。

（5）改善压力-容积关系。

【适应证】

（1）通气异常 呼吸肌功能不全或衰竭、通气驱动降低、气道阻力增加和（或）阻塞。

（2）氧合异常 顽固性低氧血症、急性呼吸窘迫综合征、需要呼气末气道正压、呼吸功明显增加。

（3）需要使用镇静剂和（或）肌松剂。

（4）需要降低全身或心肌氧耗。

（5）需要适当过度通气以降低颅内压。

（6）需要肺复张以防止肺不张。

【禁忌证】

一般认为，机械通气没有绝对禁忌证，但对于一些特殊情况，可归为相对禁忌证，临床上需采取适当的处理后方可行机械通气。

（1）张力性气胸的病人在接受机械通气前或同时，必须采取胸腔闭式引流。

（2）大咯血或严重误吸引起的窒息性呼吸衰竭，首先迅速将血块或误吸物清除，再进行正压通气，否则正压通气会把血块或误吸物压入小支气管而致肺不张，对以后的治疗和恢复不利。当然，在清除误吸物的同时，应保证氧供。

（3）伴肺大疱的呼吸衰竭大疱内压力可随着正压通气升高而引起大疱破

裂，出现张力性气胸。故使用呼吸机时应注意病人肺大疱的大小、范围及是否有气胸病史。在机械通气过程中，应密切观察病人生命体征和肺部体征，以防发生气胸，一旦发生气胸，应立即进行胸腔闭式引流。

（4）低血容量性休克在血容量未补足以前，应尽量避免应用机械通气，以免对循环系统的影响加重原有的低血容量性休克。但当低血容量性休克已造成呼吸功能障碍，低氧血症已危及生命时应毫不犹豫地应用机械通气，同时尽快补充血容量。

【评估】

（1）评估病人做此项操作的目的及有无禁忌证。

（2）评估相关化验及各项检查，了解病人既往史、现病史、目前状况。

（3）评估病人生命体征的情况。

【操作前准备】

（1）病人建立静脉通路，便于遵医嘱随时给药。

（2）物品准备呼吸机1台、模肺、中心氧源、中心负压或电动空气压缩机、无菌注射用水500ml、可调节式输液器。

【操作配合】

（1）合理安排护理单元的布局，便于抢救。

（2）护士应提前连接呼吸机的电源、气源等，并妥善固定，防止意外脱开，保障机械通气治疗的顺利进行。

（3）协助医生准备模肺，调试呼吸机做好上机前准备。

（4）医生调节好参数后，将呼吸机管道与病人连接好，并观察呼吸机工作是否顺利及有无出现人机对抗，以便及时给予处理。

（5）再次核对呼吸机设置参数。

（6）整理用物，洗手。

【操作后护理】

（1）维持安全及有效的通气治疗　①护士要实施连续及严密的监测，以确保呼吸机正常运作，及确保病人能获得足够的氧供及通气。②保持呼吸机报警系统正确开启，为病人在突发事故时能及时获救。③任何时候都应有护士在病人床旁进行监护，并观察病人有否因病情恶化或机械故障引起的呼吸窘迫或呼吸衰竭。④病人床旁常备简易呼吸器、氧气装置及吸痰装置，以便急救时应用。

（2）维持足够的氧供及通气 ①遵医嘱调节呼吸机的通气设置参数及监测通气参数。②呼吸机的通气设置需遵医嘱，依据病人情况或血气结果而做出适当调整。护士须定时核对呼吸机的设置参数，以确保没有被意外改动。③护士需密切观察病人对正压通气的反应，包括肤色、血气报告、肺部听诊及胸片。④观察病人的气道压有否增高：常发生于气道分泌物过多、呼吸机管道打折、气管内导管移位、气道痉挛、压力性气胸、病人与呼吸机对抗等情况。⑤为确保病人在接受机械通气时能人机配合得好，取得好的治疗效果，同时减少不适及焦虑，应保证病人卧位舒适，必要时给予适当的镇静。⑥加强气道温湿化护理，按需吸痰，使分泌物得到有效清除，保证气道通畅。护士吸痰时，应严格无菌操作，防止并发症的发生。⑦定时为病人更换体位，可增加肺内通气血流比，及促进肺内痰液的排出。⑧在机械通气期间，如果病人出现缺氧或通气困难时，护士应立即使用简易呼吸器给予病人手动通气，然后再找出问题的原因并做出适当的处理。

（3）提供人工气道有关的护理 ①妥善固定人工气道，防止导管意外脱出。②每4小时监测气囊压，防止漏气或气管内壁受压坏死。③加强气道温湿化护理，保持气道通畅。④按需吸痰，严格无菌操作，避免呼吸机相关性肺炎的发生。⑤观察与人工气道有关的并发症：如人工气道阻塞、气管插管气囊漏气、气管内壁受损、意外脱管等。

（4）维持足够的心脏输出及组织灌流 ①间歇正压通气会导致心脏受压，使心脏血液的回流、输出以至组织灌流减少。②护士应该定时观察病人的血压、脉搏、心电活动、尿量及外周组织灌流（如皮肤温度、微血管再灌注），以及早发现对心血管系统产生的影响。

（5）应用肠内肠外营养保证病人营养，防止误吸及相关并发症 ①留置鼻胃管以引流过多的胃内容物及减轻胃胀气，防止误吸。②床头抬高 >30°，防止误吸。③尽早给予胃肠内营养。④护士应该确保病人能够摄取足够的营养，因营养不足会导致肌肉无力、感染及延长机械通气时间等并发症发生。⑤评估病人对营养剂的反应：如体重是否有增加、腹泻、高血糖等。⑥不能采用肠内营养的，应给予肠外营养。

（6）预防感染　①严格执行洗手制度。②严格无菌操作进行气管内吸痰。③减少不必要拆卸呼吸机管道。如在使用过程中管路有明显的污染，则随时更换。④严密观察有无感染体征：心率、呼吸、体温、白细胞数量、皮肤有无局部感染灶等。⑤床头抬高＞30°，预防呼吸机相关性肺炎的发生。

（7）监测及预防可能出现的并发症。

（8）维持基本的生理照顾。

（9）提供足够的心理支持　①控制环境的光线、音量及温度，从而提高病人的舒适度。②尽可能在病人能看到的地方放置时钟，夜间注意在允许的情况下，暗化病室，使病人能分辨日夜与时间。③与病人保持有效的沟通。④施行护理工作时应予提前充分的解释，减少焦虑、恐惧，使其安心，病人焦虑时，护士应给予适当的心理安慰及支持。必要时，让家属至亲适当陪伴及支持，是预防及减少 ICU 谵妄的重要手段。⑤必要时，遵医嘱给予止痛剂及镇静剂，以减轻病人的痛苦和焦虑，使其更好的休息。

（10）提供一个顺利的"撤机"过程。

第六节　使用呼吸机病人的吸痰

吸痰是指经口腔、鼻腔、人工气道（气管切开术）将呼吸道的分泌物吸出，以保持呼吸道通畅，预防吸入性肺炎、肺不张、窒息等并发症的一种方法。

【目的】

保持病人呼吸道通畅，保证有效的通气。

【适应证】

昏迷病人；痰液特别多有窒息可能；需气管内给药，注入造影剂或稀释痰液的病人。

【禁忌证】

大多数禁忌证与病人发生不良反应的危险和操作引起的临床情况恶化有关。颅底骨折病人禁用鼻导管吸痰。

【评估】

（1）病人生命体征及病情　如生命体征：呼吸、血压、心率、血氧饱和度和血气分析值等。病情：病人一般情况，如意识、体位。

（2）病人排痰情况　①病人痰液黏稠度。②病人有无咳痰能力。③病人血氧饱和度下降程度。

（3）病人合作程度　有意识的病人是否有紧张、害怕等情绪反应。

（4）病人体位　是否有利于痰液的咳出或吸出。

【操作前准备】

（1）护士准备　洗手，戴口罩。

（2）环境准备　病房内安静，照明充足，保暖，清洁（紫外线每日消毒2次，每周空气培养1次）。

（3）物品准备　负压吸引器，一次性吸痰管、吸引器、治疗盘、治疗巾、手套、无菌生理盐水、无菌弯盘、注射器、按医嘱备稀释痰液的药液、听诊器、无菌棉签、安尔碘、记录单。

（4）病人准备　充足供氧，保证安全与舒适。

【操作过程】

（1）连接电源，检查吸引器，检查管道有无漏气，调节负压 0.02MPa（150mmHg）。

（2）向病人解释，摆好体位（为去枕平卧位或30°半卧位）。

（3）吸痰前，将呼吸机的吸入氧浓度调至100%，或增大氧气吸入量至10L/min，2分钟后待血氧饱和度升至96%以上。

（4）戴手套，关闭负压，将吸引器与吸痰管连接，将呼吸机与气管插管处打开，用秃头注射器直接向气管内导管注入生理盐水，每次用量5～10ml，或者根据医嘱给予药物。无菌盐水开启后注明开启时间，24小时后过期。用镊子将吸痰管迅速并轻轻送入气道内，直到遇到阻力再退出0.5cm。

（5）开启负压，边旋转边吸引，吸净痰液，慢慢拔出吸痰管，每次吸引时间不超过15秒。吸痰间隔将呼吸机与气管插管处连接好，没有气道低压报警提示不漏气。每吸痰一次后，将吸痰管扔至黄色污物袋内。如需再次吸痰，应重新换取吸痰管。吸痰后，用无菌盐水冲洗吸痰管道。

（6）吸痰后将气管套管处与呼吸机连接好。1～2分钟，待血氧饱和度升至正常水平 >96% 后，再将氧浓度调至原来水平。

（7）用听诊器听病人双侧肺部有无痰鸣音，如有痰鸣音应继续吸痰。

【操作后护理】

（1）检查呼吸机与气管插管连接是否紧密，以防脱落。呼吸机工作正常，无参数的改变。

（2）安慰病人，并观察病人生命体征变化及病人感受，观察病人是否舒适，有无憋气、发绀、呼吸困难的症状，为病人摆好舒适卧位。

（3）将一次性吸痰管、手套、纱布等扔至黄色污染口袋里。

（4）记录痰量、颜色、性质。

（5）吸引器连接管盘好备用，关闭吸引器开关。

（6）病人生命体征正常，没有呼吸节律、心率、血压等改变，血氧饱和度升至正常，或有所升高。

（7）呼吸机工作正常，各参数没有改变，维持原来状态。

（8）病人舒适，没有呼吸困难、憋气等症状。

（9）操作轻柔、无菌、病人没有痛苦。

第七节 拔除人工气道

ICU 的病人由于病情特殊，如昏迷、麻醉未清醒、呼吸衰竭、心肺脑复苏后等，均需建立人工气道，保持呼吸道的通畅，以进行机械通气或清除呼吸道的分泌物，达到改善病人的缺氧状态。然而尽早有效地撤出人工气道对于降低呼吸机相关性肺炎（VAP）的发生起到重要作用。

1. 拔除气管插管

【操作前准备】

（1）拔管前应向病人充分说明拔管的过程及如何配合，消除病人心理负担，使其充分合作。

（2）拔管用物准备齐全，放至床旁。包括负压装置连接完好备用，吸痰管，气道冲洗液，10ml 注射器 1 个，吸痰管 2~3 根，拔管后的吸氧用物，口腔护理用物及紧急插管和抢救用物，气管切开用物，床旁备地灯。

（3）如有胃管病人，首先确认胃管是否在胃内后彻底吸净胃潴留液，避免胃液反流。

（4）提高吸入氧浓度，增加体内氧储备。

（5）为防止声门及声门下水肿，在拔管前可遵医嘱给予地塞米松静脉注射，为病人做气囊漏气实验，根据漏气量选择为病人拔除人工气道时机。

【操作配合】

（1）病人床头抬高 30°～45°，彻底、充分地吸引气道内分泌物，之后清除口咽及鼻咽部的分泌物，防止拔管时因松开气囊分泌物误吸入气道。

（2）让病人深呼吸数次，必要时用简易呼吸器给予较大的潮气量，以达到膨肺的目的。

（3）一人将吸痰管置于人工气道远端抽吸，同时另一人给气囊放气，嘱病人咳嗽配合并快速拔除气管插管。如有病人因鼻胃肠管放置困难，由口腔放置，拔管时要把鼻胃肠管先于牙垫固定，再拔除气管插管。拔管后再次确定鼻胃肠管是否在胃内。

（4）拔除气管插管后，立即采用合适的吸氧措施，同时评价病人气道是否通畅，有无气道梗阻的症状，有无喘鸣或呼吸困难，鼓励病人做深呼吸。

【操作后护理】

（1）为病人做口腔护理，观察口腔内情况。

（2）密切观察病人的病情变化。

2. 拔除气管切开管

【操作前准备】

（1）先更换小号金属导管（不带气囊）。

（2）密切观察病人 2～3 日，可有力地自主咳痰，无呛咳、缺氧等不良反应者可试堵管。

（3）试堵管 1～2 日后无不良反应者可拔除金属导管。

【操作配合】

（1）拔管前，清洁创口皮肤，充分吸引气道及口腔内分泌物。

（2）拔管后吸引窦道内的分泌物，以油纱覆盖切口，并以无菌纱布固定。

【操作后护理】

（1）嘱病人咳嗽时压住切口。

（2）为病人做好口腔护理。

（3）切口换药每日 1 次，直至愈合。

第八节　电除颤

心脏电复律是指在严重快速性心律失常时，使外加的高能量脉冲电流通过心脏，致全部或大部分心肌细胞在瞬间同时除极，造成心脏短暂的电活动停止，然后由最高自律性的起搏点（通常为窦房结）重新主导心脏节律的治疗过程。心室颤动时的电复律治疗也常被称为电除颤。按电复律时发放的电脉冲是否与心电图 R 波同步，可分为同步与非同步。

【目的】

用较强的脉冲电流通过心脏来消除心律失常，使其恢复窦性心律。

【适应证】

1. 非同步电除颤　心室颤动、心室扑动，此时心脏无整体有效的收缩，血液循环停止，是电复律的绝对指征，应立即予以非同步电除颤。

2. 同步电除颤

（1）室性心动过速　其中非阵发性室性心动过速心室率常在 100 次/分左右，不影响血流动力学改变，不必复律。一些洋地黄中毒引起的室性心动过速也不宜复律。而对于一些反复发作、持续时间长、心室率快，且用药物不易控制者，应尽早进行电复律。

（2）阵发性室上性心动过速　一般首先使用刺激迷走神经的方法及使用药物治疗，如疗效不显著，又无起搏设施且心率快、影响心功能者，有电复律的指征。

（3）心房扑动　电复律可作为治疗心房扑动的首选措施，且成功率高。但心房扑动若伴有病态窦房结综合征或完全性房室传导阻滞者，则不宜做电复律。

（4）心房颤动　为目前使用电复律最多的心律失常。伴有下述情况的心房颤动应考虑电复律的治疗。①心房颤动时心室率过快，药物控制心室率不满意或伴有心绞痛频繁发作或心力衰竭，电复律后有希望改善者。②心房颤动持续时间不足 1 年，心脏无显著增大者。③近期有栓塞史者。④去除基本病因后心房颤动仍持续，如甲状腺功能亢进症治愈后，心脏瓣膜病或缩窄性心包炎术后 4~6 个月仍为心房颤动者。

【禁忌证】

（1）风湿性心脏病严重瓣膜病和巨大左心房、心脏增大明显、心功能极差者，转复率低且复律过程中出现并发症的机会多。

（2）心房颤动持续 5 年以上者，转复率低，且所需复律功率高，并发症亦多。

（3）冠心病、心肌病的心室率缓慢者（小于 60 次/分）或有房室传导阻滞者。完全性房室传导阻滞，有时会发生室性心动过速而诱发阿 - 斯综合征。在有安装起搏器的条件下才能复律。

（4）病态窦房结综合征除非发生异常快速的心律失常，才考虑电复律，但必须在有预先安装好起搏器的条件下进行。

（5）洋地黄中毒引起的心律失常，或严重水与电解质紊乱、酸碱中毒等，特别是低血钾都不宜电复律。

（6）病毒性心肌炎急性期以及风湿活动时伴发快速心律失常者。

【评估】

（1）了解病人的病情状况、意识、合作程度及心电图情况。

（2）除颤部位皮肤情况及是否装有起搏器。

【操作过程】

1. 非同步电除颤

（1）场景描述　抢救室内有一名心搏骤停正在行 CPR 的病人，遵医嘱立即除颤。

（2）病人体位　病人复苏体位（去枕仰卧于硬板床上，除去金属物），充分暴露胸壁，左臂外展。

（3）评估　评估病人心电图情况，心律失常类型，检查皮肤有无异常，有无植入起搏器，保持除颤部位皮肤干燥。环境无尘、病人周围无导电物接触、地面无潮湿。

（4）准备用物　除颤仪、导电糊或盐水纱布（6~8 层）、手消毒、护理记录单、医用及生活垃圾桶。

（5）除颤前准备　电极板均匀旋转涂抹导电糊，或垫盐水纱垫。

（6）开机，选择能量　成人心室颤动或无脉室性心动过速使用单相波的能量为360J，双相波为150～200J。

（7）电极板安放位置　①病人右上胸壁（锁骨下方）；②左乳头外侧，上缘距腋窝7cm左右，电极板贴紧病人皮肤。

（8）再次观察心电示波器，确认需要除颤。

（9）充电　术者拇指按压充电钮。

（10）放电　操作者两臂伸直固定电极板，自己身体离开床边，确认充电至所需能量，双手同时按压放电按钮。除颤三部曲：①我准备好了。②大家准备好了吗？③我除颤了。

（11）放电后立即开始从胸外心脏按压开始的5周期CPR。

（12）评价　心电示波恢复窦律。

（13）继续心电监护，密切观察病人病情变化，给予进一步生命支持。

（14）安置病人　擦拭病人身上的导电糊，检查皮肤有无红肿、灼伤；为病人摆舒适体位。

（15）整理仪器及用物　擦净电极板上的导电糊，仪器及用物长期置于完好备用状态。

（16）洗手，记录。

2. 同步电除颤

（1）病人平卧于木板床上或背部垫木板，空腹或术前排空小便，建立静脉通路。予以病人心电监护，记录十二导联心电图以了解心律失常和ST段情况。

（2）选择R波较高的导联进行观察，测试同步性能，将电钮放于同步位置，则放电同步信号应在R波降支的上1/3。除颤电极板的放置位置和方法同前。

（3）常用地西泮或丙泊酚麻醉。缓慢推注地西泮20～30mg，同时嘱病人报数"1、2、3……"直至病人入睡，睫毛反射消失。

（4）按充电按钮，根据不同心律失常类型选用不同能量充电。

（5）所有工作人员离开床边，放电方法同前，但应持续按压放电按钮，待放完电后再松手。

（6）首次电复律失败后间歇 5～10 分钟后进行第二次放电，若不行可第三次电击。一般来说，择期电复律一日内不超过 3 次。

（7）复律后密切观察病人的生命体征直到病人清醒。清醒后观察病人四肢活动情况，观察有无栓塞现象。术后给予维持剂量的抗心律失常药物，可继续服用 3～6 个月，也可用几年。

【注意事项】

（1）除颤前要确定病人除颤部位无潮湿、无多毛、无敷料。若病人带有起搏器，电极板须离起搏器至少 10cm。操作者手上、电极板之间的胸壁上、电极板手柄上切勿粘有导电糊。确定所有人员与病人无直接或间接接触。

（2）涂搽导电糊切记两个电极板相互摩擦。

（3）电极板位置放置正确，左、右手切勿拿反，两电极板之间距离至少 10cm，已充电的两电极板绝对不能对碰。

（4）消瘦且肋间隙明显凹陷而致电极与皮肤接触不良者，宜用多层盐水纱布，改善皮肤与电极的接触。

（5）两个电极板之间要保持干燥，避免因导电糊、盐水或汗水相连造成短路。

（6）除颤时电极板紧贴皮肤，施加 10～12kg 的压力，保证导电良好及除颤效果，防止电灼伤。操作者身体不能与病人及病床接触，更不能与金属物品接触，双手、脚下保持干燥。

（7）抢救后清洁电极板，并使除颤仪处于完好备用状态。

（8）复律后病人应绝对卧床 1～2 日，清醒后 2 小时内禁食。

【并发症及处理】

（1）皮肤灼伤　多由于电极板按压不紧或导电糊涂抹不均匀或太少所致。可清洁局部皮肤后外涂烫伤油，保持皮肤清洁干燥，避免摩擦，防止皮肤破损。

（2）心肌损伤　由于电击时电流对心肌的直接作用，少数病人可造成不同程度的心肌损伤，心电图上可见 ST－T 波的变化，可持续数日，多在 5～7 日后恢复，无须特殊处理。

（3）高钾血症　电击可造成肋间肌的电损伤，可释放钾，导致高钾血症。

（4）低血压　使用高能量放电时容易出现，不需要特殊处理，可平卧休息数小时后自行恢复。

（5）心律失常　以各种期前收缩最多见，历时短暂，一般不需要处理；若为严重的室性期前收缩并持续不退者，应用抗心律失常药物治疗；若出现一度房室传导阻滞预后良好，多可自行恢复；窦性停搏、窦房阻滞、二度房室传导阻滞历时较长时，可给阿托品、异丙肾上腺素等药物提高心室律、改善传导；如果有阿－斯综合征发作、三度房室传导阻滞，则需起搏治疗；若为室性心动过速或心室颤动，即刻再行电除颤。

（6）急性肺水肿　多发生于左心功能不全者，按急性左心衰竭处理。

（7）栓塞　因心腔内新形成的栓子脱落造成，多在电除颤 24～48 小时或 2 周后发生。对症治疗。

第九节　中心静脉压测定

中心静脉压（CVP）是指血液经过右心房及上下腔静脉胸段时产生的压力，是通过装满液体的管道将血管腔与外部压力换能器相连接而测得的。中心静脉压是反映右心室前负荷的重要指标，由右心室充盈压、静脉内容量、静脉收缩压、张力压和静脉毛细血管压力组成。正常值为：$6\sim12cmH_2O$。

中心静脉压监测是将中心静脉导管由颈内静脉或锁骨下静脉插入上腔静脉，也可经股静脉或肘静脉插入到上腔或下腔静脉，之后将导管末端与测压装置相连，从而测得中心静脉压或获得连续的中心静脉压力波形及数值。

【目的】

（1）了解中心静脉压，评价右心功能。

（2）区别循环功能障碍是否由低血容量所致。

（3）作为指导输液量和速度的参考指标。

【适应证】

（1）严重创伤、各种休克及急性循环功能衰竭等危重病人。

（2）各类大、中手术，尤其是心血管、脑和腹部大手术。

（3）需长期输液或完全胃肠外营养治疗的病人。

（4）需大量、快速输血、补液的病人。

（5）血压正常但伴有少尿或无尿，借以鉴别肾前性或肾性因素的病人。

【评估】

（1）评估病人病情，向病人解释操作目的并取得其配合。

（2）评估并确定中心静脉导管位置正确。

（3）评估中心静脉导管深度，穿刺点有无红肿，有无渗出。

（4）评估病人凝血功能，选择是否使用肝素稀释液。

【操作程序及方法】

1. 水压力计测压　此种方法利用连通器原理，操作方法和步骤容易掌握，取材方便经济，在没有监测设备的情况下可快速直接测得中心静脉压，可作为应急时使用。

（1）操作前准备　①环境准备：调节室温，确保病室内干净整洁，请病人家属及无关人员离开，减少人员走动，必要时采取适当遮挡。②物品准备：测压管，100ml 生理盐水，10ml 生理盐水，治疗巾，一次性无菌手套，输液器，一次性三通，10ml 注射器，安尔碘，消毒棉签。

（2）操作过程　①六步洗手法洗手，戴口罩，检查用物并置于治疗车上，携至病人床旁。②核对病人姓名、床号，协助病人取平卧位。③安尔碘消毒生理盐水瓶口，连接输液器，连接一次性三通并排气。④暴露病人中心静脉导管，在中心静脉接口处铺治疗巾，打开 10ml 注射器置于治疗巾上，打开10ml 生理盐水备用，戴无菌手套。⑤10ml 注射器抽取生理盐水，夹闭中心静脉导管，打开主腔接口，消毒，接注射器，打开中心静脉导管，先抽回血，见回血后予脉冲式冲管，确定管路通畅。⑥将一次性三通与中心静脉导管主腔相连接，侧孔接测压管，将测压零点固定于病人右心房水平（第四肋间腋中线）。⑦转动一次性三通，使输液器与测压管相通，将生理盐水灌入测压管并高于 CVP 预计值，同时不能从上端管口流出。⑧打开中心静脉导管，再次转动一次性三通，使测压管与中心静脉导管相通。测压管内液面逐渐下降，当到达一定水平不再下降而随呼吸上下波动时，测压管液面在标尺上的刻度即 CVP 值。⑨摘除一次性三通，将输液器与中心静脉导管直接连接，开放静脉输液通路。⑩脱手套,妥善固定管路,整理床单位和用物。⑪将用物携至处置室,分类处置。⑫六步洗手法洗手,记录。

2. 换能器测压 利用压力传感器的换能作用把机械性压力波转变为电子信号,经放大由示波屏直接显示压力波型和数值,可连续记录静脉压和描记静脉压力波形。具有可连续动态监测、测量结果可靠、便于密切观察病情、节省时间、减少护理工作量等优点。但其对设备要求较高、费用相对昂贵。

(1)操作前准备 ①环境准备:调节室温,确保病室内干净整洁,请病人家属及无关人员离开,减少人员走动,必要时采取适当遮挡。②物品准备:多功能监护仪,一次性压力传感器,压力导联线,加压装置,0.2%的肝素盐水或0.9%生理盐水,10ml生理盐水,治疗巾,一次性无菌手套,10ml注射器,安尔碘,消毒棉签。

(2)操作过程 ①六步洗手法洗手,戴口罩,检查仪器性能及用物并置于治疗车上,携至病人床旁。②核对病人姓名、床号,协助病人取平卧位。③将导线连接于多功能监护仪压力模块,设置监护仪CVP通道、报警限及标度。④将肝素盐水或生理盐水放置在加压装置内,加压不少于300mmHg,悬挂于输液架上。⑤安尔碘棉签消毒肝素盐水或生理盐水瓶口,将一次性压力传感器冲管端插入液面下,打开冲管阀进行排气。⑥连接一次性压力传感器与导线。⑦暴露病人中心静脉导管,在中心静脉接口处铺治疗巾,打开10ml注射器置于治疗巾上,打开10ml生理盐水备用,戴无菌手套。⑧10ml注射器抽取生理盐水,夹闭中心静脉导管,打开主腔接口,消毒,接注射器,打开中心静脉导管,先抽回血,见回血后予脉冲式冲管,确定管路通畅。⑨将一次性压力传感器与中心静脉导管相连接,并冲管。⑩将压力传感器固定于病人右心房水平(第四肋间腋中线)。⑪调节三通,关闭压力传感器病人端,使传感器与大气相通,按监护仪归零键。⑫当屏幕显示归零结束时,再次调节三通关闭大气端,使传感器与中心静脉导管相通。⑬观察屏幕中心静脉压典型波形,稳定后记录参数。⑭脱手套,妥善固定管路,整理床单位和用物。⑮将用物携至处置室,分类处置。⑯六步洗手法洗手,记录。

【注意事项】

(1)测压装置与中心静脉导管接头应连接紧密,妥善固定,以防接头松脱。

（2）由中心静脉导管抽回血时，若回血不畅或无回血应考虑到导管是否滑出，或导管紧贴静脉壁，或为静脉瓣所堵塞，此时应及时调整导管位置后方可测定。

（3）确保导管通畅，必要时可用肝素溶液冲洗。

（4）确定零点后应予以标记，并固定压力传感器。若病人体位发生改变，应重新调整零点，保证测压的准确性。

（5）排除干扰因素　机械通气时会使胸膜腔内压升高，进而影响中心静脉压测量的准确性，在病人病情允许的情况下，测压时最好暂停机械通气，或测压时选择呼气末的压力水平。病人出现咳嗽、呕吐、躁动、抽搐、膀胱充盈或用力等情况时，均会影响中心静脉压测量，应待病人安静 15 分钟后再行测定。

（6）测压通路应尽量避免使用升压药或其他血管活性药物，以免测压时药液输入中断引起病情波动。

（7）测压后要及时调整输液速度，同时要特别注意液体不能滴空，以免大量气体进入右心房造成空气栓塞。

第十节　中心静脉导管维护

中心静脉导管是将导管经皮穿刺插入到上、下腔静脉并保留，常用的穿刺部位有锁骨下静脉、颈内静脉和股静脉。可为临床用药提供静脉通路，同时也可利用其进行血流动力学监测，为危重病人提供诊治依据。

【目的】

（1）预防中心静脉导管堵塞，保持管路通畅。

（2）保护穿刺点，避免污染，预防导管相关性感染的发生。

【适应证】

（1）需要开放静脉通路，但又不能经外周静脉置管者。

（2）需要为快速容量复苏提供充分保障的病人。

（3）需要多腔同时输注几种不相容药物者。

（4）需要输注有刺激性、腐蚀性或高渗性药液者。

（5）监测中心静脉压等血流动力学参数。

（6）需要进行血液滤过、透析、血浆置换或介入治疗的病人。

【禁忌证】

（1）广泛上腔静脉系统血栓形成。

（2）穿刺局部有感染、蜂窝织炎。

（3）凝血功能障碍的病人。

（4）上腔静脉综合征的病人。

【评估】

（1）评估病人中心静脉导管固定情况，导管是否通畅，导管长度，留置时间。

（2）评估穿刺点局部有无红肿、压痛、硬结，皮温是否升高，分泌物等，以及敷料更换时间，有无潮湿、松动及污染。

（3）评估病人凝血功能，选择是否使用肝素稀释液。

【操作前准备】

（1）环境准备　调节室温，确保病室内干净整洁，请病人家属及无关人员离开，减少人员走动，必要时采取适当遮挡。

（2）物品准备　换药包，治疗巾，一次性无菌敷料，一次性无菌正压接头，0.9%生理盐水，0.2%的肝素盐水，消毒棉签，75%酒精，安尔碘，10ml注射器，胶布。

（3）护士准备　六步洗手法洗手，戴口罩，检查用物并置于治疗车上，携至病人床旁。

（4）病人准备　核对病人姓名、床号，协助病人取平卧位。暴露中心静脉导管置管部位。

【操作过程】

1. 中心静脉导管冲管

（1）用安尔碘棉签消毒正压接头。

（2）连接已抽取10ml生理盐水的注射器，先抽回血，见回血后予脉冲式冲管。

（3）冲管时感觉有无阻力，判断导管通畅性。

（4）观察局部有无渗漏。

（5）连接输液器继续静脉给药。

2. 中心静脉导管封管

（1）输液完毕，摘除输液器。

（2）用安尔碘棉签消毒正压接头，连接已抽取 10ml 生理盐水的注射器，先抽回血，见回血后予脉冲式冲管。

（3）换已抽取 5ml 肝素盐水的注射器再次脉冲式封管，在最后剩余 0.5ml 封管液时，边推边夹闭中心静脉导管，保证导管内正压。

3. 更换中心静脉导管接头

（1）打开一次性无菌正压接头，连接已抽取 10ml 生理盐水的注射器，排气。

（2）夹闭中心静脉导管，取下旧接头。

（3）用安尔碘棉签消毒导管接口，连接新正压接头。

（4）采用中心静脉导管封管方法予以封管。

（5）使用无菌纱布包裹正压接头，予胶布固定。

4. 中心静脉导管换药

（1）由四周向中心平行皮肤揭开旧敷料，顺导管穿刺方向将其去除，避免导管脱出。

（2）中心静脉导管局部铺治疗巾。

（3）以穿刺点为中心，先用 75% 酒精棉签清洁皮肤 3 遍（脱脂作用），范围大于 12 cm，胶布痕迹处应擦拭干净，酒精擦拭时勿触及穿刺点和导管。

（4）用安尔碘棉签消毒穿刺点及周围皮肤 3 遍，消毒范围不应超过前次消毒范围。消毒擦拭导管后，待干。

（5）打开一次性无菌敷料，将敷料中心对准穿刺点，无张力垂放覆盖，先固定导管部位，以指腹轻压敷料，由中央向周边抚平，排尽贴膜下空气，使皮肤、导管与辅料紧密贴合。在敷料上注明换药日期和时间。

（6）使用胶布交叉固定导管于敷料边缘。

【操作后护理】

（1）妥善固定管路，整理床单位和用物，协助病人取舒适卧位。

（2）将用物携至处置室，分类处置。

（3）六步洗手法洗手，记录。

【注意事项】

（1）与中心静脉导管有关的操作均应严格无菌操作，置管、换药、给药、更换输液器及各种接头、测压等所有操作前应注意清洗双手，预防导管相关性感染。

（2）每日观察穿刺点有无渗血渗液及穿刺部位情况，如有局部渗血可延时按压、加压包扎固定，并避免过度活动，密切观察。如穿刺部位有红、肿、疼痛等炎症反应和较多渗出、脓性分泌物等感染迹象时，则应拔出导管。

（3）妥善固定中心静脉导管，局部缝合固定，防止意外拔管和管路脱出。注意导管长度，防止脱出，严禁将脱出部分送回血管内。

（4）中心静脉导管穿刺后24小时给予更换敷料。此后，无菌透明敷料每3日更换1次，普通敷料每日更换1次。应用安尔碘消毒范围应超过敷料面积，保持穿刺局部的清洁干燥，若敷料发生潮湿、卷曲、松脱或破损应立即更换。

（5）每日更换输液装置、连接管路及三通，三通连接处要用无菌纱布覆盖，并注意连接紧密牢固，防止接头松脱、漏血或空气栓塞的发生。

（6）保证管路通畅，避免局部打折。输入化疗药物、肠外营养液等高渗、强刺激性药物前后，均需用无菌生理盐水冲管。严格掌握药物配伍禁忌，避免药液在管腔内反应结晶造成堵塞。若出现输液流速不畅，可用10ml注射器抽吸回血，不可正压强行推注液体。

（7）股静脉置管期间，应每日测量双下肢腿围，并注意观察置管侧下肢有无肿胀、静脉回流受阻等下肢静脉血栓形成的表现，若有异常，应立即拔除导管。

（8）除紧急情况外（如抢救）中心静脉不允许输入任何血制品。

（9）除特殊情况外，中心静脉导管不可用于采血。

（10）若病人出现高热、寒战及穿刺点炎症等表现，应立即拔除导管并留取导管培养及血培养。

（11）常规拔除中心静脉插管，穿刺点应按压3~5分钟，有凝血障碍病人适当延长按压时间，以防出血及血肿形成，拔管后24小时内用无菌敷料覆盖。

（12）对于留置的专门用于连续肾脏替代疗法的中心静脉导管，护士应遵医嘱执行封管（方法：20ml 生理盐水冲导管，12.5U/ml 肝素盐水 5ml 封管）。

第十一节　心脏临时起搏器

安置心脏临时起搏器是现代临床急救中抢救和治疗严重心动过缓、心脏停搏和某些心动过速的应急、可靠的治疗方法。临时起搏器是心导管室必备的生命支持仪器，具有调控频率、感知和发放脉冲强度三项功能。由一根双极起搏电极导管和一只体外脉冲发生器组成，通过电子脉冲发放器模拟心脏电激动和传导等电生理功能，用低能量电脉冲暂时或长期地刺激心肌，使心肌产生兴奋、传导和收缩，完成一次有效的心脏跳动。用于需要立即进行起搏治疗的病人。临床普遍采用经静脉植入，路径分别有经左锁骨下静脉、经右锁骨下静脉、经右侧股静脉 3 种。

【适应证】

（1）急性心肌梗死相关性心动过缓　急性心肌梗死病人出现显著的缓慢性心律失常伴明显症状或持续的血流动力学障碍；难治性窦房结功能障碍，包括窦性心动过缓、心脏停搏、房室传导阻滞等。

（2）非急性心肌梗死相关性心动过缓　难治性的症状性心动过缓，包括窦房结功能障碍，二度或三度房室传导阻滞，尤其是三度房室传导阻滞伴宽 QRS 波逸搏心律或心室率低于 50 次/分的心律失常。

（3）某些不适合电复律、药物治疗无效或药物治疗有禁忌证的快速心律失常。如复发性的室性心动过速或室上性心动过速、心动过缓依赖性室性心动过速（尖端扭转型室性心动过速）等。

（4）具备永久心脏起搏器植入指征，而需行临时起搏器过渡者。

（5）预防性应用　①需放置肺动脉漂浮导管或进行心内膜活检的左束支传导阻滞者。②需要进行电复律的病态窦房结综合征病人。③急性心内膜炎病人新发房室传导阻滞或束支传导阻滞。④有双束支传导阻滞或晕厥史的围手术期病人。

【禁忌证】

临时起搏器一般用于抢救，无绝对禁忌证；但若不是在抢救时使用，则禁忌证主要是尚未控制的感染。

【评估】

（1）评估病人做此项操作的目的及有无禁忌证，了解病人既往史、过敏史、目前身体状况。

（2）评估病人相关化验及各项检查。

（3）评估病人生命体征的情况。

【操作前准备】

1. 病人准备

（1）术前常规检查血常规、血电解质、凝血功能、心电图等。

（2）向病人及家属介绍手术过程，消除紧张恐惧心理，以取得手术最佳配合。

（3）手术区域备皮，包括双侧腹股沟区和双侧锁骨上、下区，清洁皮肤和剃去毛发。

2. 物品准备

（1）急救药品、气管插管及吸氧、吸痰等物品。除颤器处于工作状态。

（2）临时起搏电极导管、起搏器和穿刺导管（18G 穿刺针、6F 普通静脉穿刺鞘），检查临时起搏器的电池，确保连接导线安全、牢靠。

【操作配合】

（1）根据不同穿刺部位，协助病人摆放体位　①锁骨下静脉穿刺法：病人取头低足高位，头部转向对侧。②股静脉穿刺法：病人取平卧位，双下肢分开并外展。

（2）为病人建立静脉通路。

（3）将手术床的高度调整到操作医生适合的位置，以方便操作，并做好X 线透视准备。

（4）协助医生穿无菌手术衣，消毒皮肤。

（5）严格执行无菌操作规程，协助医生铺无菌台、打开无菌敷料包和器械包，并将注射器、无菌手套、输液器、相关导管耗材逐一递上手术台。

（6）连接体表心电图。采用袖带式血压监测，给予血氧饱和度监测。

（7）2%利多卡因局部麻醉后协助医生行静脉穿刺置管，穿刺成功后送入导引钢丝，沿导引钢丝送入鞘管后拔出导引钢丝，沿鞘管送入临时起搏电极。

（8）在 X 线透视下，协助医生将临时起搏电极送至右室心尖部或右房的中部进行临时起搏并调好起搏电压、起搏频率、感知敏感度等。

（9）术中密切观察病人的心率、心律、血压、血氧饱和度、呼吸及病人的意识、面色的变化，严密监测心电图变化，除颤器处于备用状态。确保输液管路通畅。

（10）起搏器安置成功后，协助医生固定电极，用无菌纱布敷盖包扎。

（11）整理用物，洗手并记录。待病人生命体征平稳，将其转运至病房。

【操作后护理】

（1）术后持续床旁心电监护直至临时心脏起搏器拔除，密切观察心率、心律、血压的情况，并了解起搏器的工作情况。

（2）术后观察穿刺局部伤口情况，保持伤口敷料的清洁、干燥。伤口有渗血时，随时更换敷料。

（3）注意穿刺部位有无出血及血肿，尤其是正在服用抗凝剂的病人。

（4）监测病人的体温变化，及时发现感染征象。

（5）病人绝对卧床休息，术侧肢体制动，一般取健侧卧位，禁止术侧卧位。

（6）每班检查记录电极外露刻度、电压、灵敏度及起搏频率，电极与起搏器插件各处有无打折、扭曲、脱落及电池电量。临时起搏器放在安全且易观察的地方，并妥善固定。

（7）指导病人进食清淡、易消化、营养丰富的饮食。避免酸辣等刺激性食物，防止便秘，必要时可用药物保持大便通畅。

（8）指导病人保持心情舒畅，及时与病人交流沟通，消除焦虑情绪。

（9）向病人及家属讲明有关临时起搏器的常识，以消除焦虑恐惧，取得病人合作。

（10）起搏器拔除的护理 ①拔管指征：临时起搏电极留置时间一般不宜超过 2 周，最多 1 个月，若发生感染应立即拔除。②临时起搏器拔除后，需要人工指压伤口 20～30 分钟至不出血，再给予无菌敷料覆盖，遵医嘱给予沙袋压迫 2~4 小时或弹力绷带加压包扎 6 小时即可。若无特殊情况，12~24 小时后可下床活动。

（11）术后并发症的护理 ①导管移位：为临时起搏器最常见的并发症，多发生在术后 2 周内，如病人自主心律慢，则会出现头晕，甚至晕厥，对电极移位导致阈值增高者，可通过体外调节增加起搏器输出电压和脉宽，恢复正常起搏。导管移位与过早下床，术侧肢体活动不当等有关，护理中重视以下几点：术后病人需卧床休息直至拔除起搏电极；经股静脉穿刺置管者，翻身时指导其将健肢作为患侧肢体的固定物，避免患肢屈曲，同时将三角垫垫于病人腰背部、髋部，使其成一直线；翻身时注意体外起搏器的位置，避免牵拉，经常检查电极接头部位，以防发生电极脱落。②心肌穿孔：多位于心尖部，表现为心尖区或上腹部疼痛，或腹部肌肉跳动，起搏信号时有时无或消失，阈值升高，心前区闻及心包摩擦音，超声心动图显示心包积液等，都是心肌穿孔的临床证据。护士应及时通知医生重置电极导管。③穿刺部位出血：术后应严密观察穿刺部位有无出血情况，严格遵守术侧肢体的制动要求。④感染：由于局部处理不当或电极导管放置时间过长，引起局部或全身感染，一般应用抗生素或拔除导管后，感染即可控制，护理从以下几方面着手：对穿刺股静脉插入导管电极的病人，在其大、小便时，切忌污染穿刺部位；导管电极脱出后，切忌重新插入；对插管局部红肿或有脓性渗出物者，立即通知医生拔除电极导管，取局部渗出物培养检查。⑤周围血管血栓形成：经常检查病人的下肢是否有肿胀、疼痛等现象。以便及时发现有无下肢深静脉血栓的形成。⑥尿潴留：对因不习惯床上排尿而发生的尿潴留病人，可让病人听流水声、热敷下腹部等，必要时留置导尿管定时开放。⑦其他：安置临时起搏器还可发生心包填塞、起搏介导的快速心律失常等，在观察病情时如出现上述情况应及时报告医生处理。

第十二节 营养支持

营养支持是重症病人重要的治疗措施，根据营养供给方式分为肠外营养（PN）和肠内营养（EN）。

1. 肠外营养支持 经消化道以外的途径（主要是静脉）为病人提高充分

的能量及全面营养不良物质。

【适应证】

（1）不能耐受肠内营养的病人。

（2）肠内营养选择禁忌的重症病人。

（3）胃肠道可以使用，但仅能承担部分的营养物质补充。

【禁忌证】

存在下列情况时，不宜给予肠外营养支持。

（1）在早期复苏阶段、血流动力学尚未稳定或存在组织低灌注。

（2）严重高血糖尚未控制。

（3）严重水、电解质紊乱酸碱平衡失调。

（4）肝、肾衰竭　严重肝衰竭、肝性脑病、急性肾衰竭存在严重氮质血症时，均不宜给予肠外营养支持。

【评估】

（1）评估病人做肠外营养支持的目的、适应证及有无禁忌证。

（2）评估相关化验及各项检查，了解病人既往史、现病史、目前状况。

（3）评估病人生命体征、肠道及营养状况。

（4）评估病人静脉（中心静脉、周围静脉）通路情况。

【操作前准备】

（1）给予10ml生理盐水冲洗静脉导管确定有无回血。

（2）物品准备　根据医嘱配制好的全胃肠外营养（TPN）、输液架、输液泵及泵管、无菌棉签、安尔碘、胶布。

（3）核对医嘱及病人，向病人解释操作的目的和过程，取得病人配合。

（4）将输液泵安装于输液架上，并安放于病人静脉通路侧，避开操作区。

【操作】

（1）洗手，戴口罩，准备用物至病人床旁，核对病人及营养液并注明床号、姓名及配制时间。

（2）将营养液连接于输液泵管，排气后与中心静脉导管或外周静脉套管连接、固定。

（3）将泵管安装在输液泵上，根据医嘱设定流速。

（4）操作完毕后，整理用物，洗手并记录。

【操作后护理】

（1）严格执行无菌操作，"三查八对"，输注时用输液泵匀速泵入，避免因速度过快或过慢引起血糖水平的明显波动，不利于营养物质的吸收和利用，甚至发生高渗非酮症性昏迷或低血糖反应及其他严重的代谢并发症。应每4小时监测血糖维持在 8～10mmol/L。

（2）输注过程中注意观察病人的反应，听取病人的主诉，有无胸闷心悸等不适，在病情允许情况下，鼓励多下床活动，防止静脉血栓的形成。

（3）输注过程中，每6小时经无针密闭接头用生理盐水 10ml 冲管一次，预防静脉通路堵塞，操作过程严格无菌原则，置管部位的敷料 72 小时更换，发现敷料完整性破损、局部潮湿或渗血应及时更换。

（4）营养液配制后，24 小时内输完，电解质不能直接加入脂肪乳中，否则可破坏脂肪乳的稳定性而引起破乳。阳离子浓度越高，脂肪乳越不稳定。单价离子（钠、钾）和二价离子（镁、钙）的浓度应分别小于 130mmol/L 和 8mmol/L。如营养液出现水、油分层应立即停止输注。

（5）定期监测病人营养及各种指标，防止并发症的发生。

2. 肠内营养支持 经胃肠道以口服或管饲（经鼻胃管、鼻肠管或胃、空肠造瘘管等）的方式补充营养物质的营养支持方式，是改善和维持营养的最符合生理、最经济的措施。

【适应证】

只要胃肠道解剖完整并具有一定的功能（特别是运动功能、吸收功能），肠内途径供给营养总是各类重症病人优先考虑选择的营养支持方式。

【禁忌证】

（1）严重的营养吸收障碍。

（2）胃肠道手术。

（3）肠梗阻。

（4）输出瘘管较多。

（5）严重的腹泻。

（6）肠缺血。

（7）病人拒绝使用。

【评估】

（1）评估病人做肠内营养的目的、适应证及有无禁忌证。

（2）评估相关化验及各项检查，了解病人既往史、现病史、目前状况。

（3）评估病人生命体征、肠道及营养状况。

（4）评估病人肠内营养管路的种类及情况。

【操作前准备】

（1）检查并评估肠内营养管路的位置及通畅情况，以保证通畅正常使用。

（2）物品准备　胃肠泵及专用胃肠营养泵管、肠内营养制剂、鼻饲专用输注架、温开水、20ml 注射器、棉签、治疗碗、碗盘、治疗巾、听诊器。

（3）核对医嘱及病人，向病人解释操作的目的和过程，取得病人配合。

（4）将胃肠泵安装于鼻饲专用输注架上，并安放于病人肠内营养管路侧，方便输注，防止管路牵拉。

【操作】

（1）洗手，戴口罩，推车携用物至病人床旁，"三查八对"。

（2）向病人做好解释，了解病人主诉，降低病人焦虑取得病人配合。

（3）将肠内营养制剂倒入胃肠泵管中，装入胃肠泵中并排气。

（4）根据医嘱设定输注速度，打开胃肠泵及胃肠泵管的开关，输入肠内营养制剂。

（5）操作完毕后，整理用物，洗手并记录。

【操作后护理】

1. 常规护理　监测病人的液体进出量，定期测定电解质、血糖、肝功能等，评估病人的营养情况。做好基础护理尤其是口腔护理。

2. 导管护理

（1）妥善固定导管，做好标记，防止导管移位、脱出，因此要选择适合长度的管路。

（2）鼻饲前要每班确认导管位置，必要时 X 线摄片确定。

（3）胃造口及空肠造口处的敷料应每隔 2~3 日更换 1 次，胃管则每日更换固定胶布，防止鼻部压伤的发生。

（4）防止导管堵塞，定期脉冲式冲洗管道，连续输注营养液时，应每4小时用生理盐水或温开水冲洗喂养管1次。每日输注完毕，应用生理盐水或温开水冲洗管道。如需通过管道给药，给药前后也务必冲洗管道（至少20～30ml生理盐水或温开水），以免药物与营养液反应，而失去药效，进而堵塞管路。

3. 输注护理

（1）肠内营养泵输注泵管建议每日更换。

（2）控制输注速度从低到高一般从40～60ml/h提高到120～150ml/h，极其危重病人输注速度可从20～30ml/h开始。

（3）控制输注浓度也要由低到高。

（4）要注意肠内营养液的温度，不宜过高或过低。

（5）观察病人有无腹痛、呕吐等症状，病人不能耐受，可减慢输注速度（浓度）或停止输注。

（6）胃内喂养时，病人应取头高30°～45°卧位，定时检查胃潴留，以减少误吸发生率。若检查胃潴留，其前后也要冲洗管路。如果胃潴留≥200ml，应暂停2小时后再评估。

4. 心理护理

（1）肠内营养前，应提前告之病人肠内营养的益处，必要时介绍成功的病例，增强病人的信心。

（2）向病人讲明拟采用的置管途径等。

（3）及时处理管饲过程中出现的问题，提高病人的安全感。

（4）长期肠内营养者，可向病人介绍具体方法，以便让病人参与实施管理。

第十三章
外科各类导管的护理

第一节　脑室引流管的护理

脑室引流是经颅骨钻孔行脑室穿刺或在开颅手术中，将带有数个侧孔的引流管前端置于脑室内，将脑脊液引流出体外。

【目的与意义】

（1）抢救因脑脊液循环受阻所致的颅内高压危急状态，如枕骨大孔疝。

（2）脑室内手术后安放引流管，起到引流血性脑脊液，减轻脑膜刺激症状及蛛网膜粘连的作用，术后早期还可以起到调节颅内压的作用。

（3）进行脑室系统的检查，以明确诊断和部位。

（4）颅内感染者经脑室注药冲洗，可消除颅内炎症。

【护理措施】

1. 妥善固定，防止引流管脱出　对于清醒病人，向其解释放置引流管的目的，以取得病人的主动合作；意识障碍病人使用约束带加以约束；引流管穿出头皮处缝 1~2 针加以固定，松紧适宜，过紧影响引流，过松引流管易脱出，固定好覆盖伤口的敷料；连接管稍长，保证病人头部活动时不能脱出。

2. 保证脑室引流管通畅

（1）引流管放置正确　按要求卧位，保持引流管的正确位置。协助病人翻身或进行各项操作后仔细检查引流管，防止引流管受压、扭曲、打折。

（2）防止管腔阻塞　若血凝块或沉淀物堵塞了引流管，双手顺行捏、挤引流管直至通畅，不可逆行捏、挤；可严格消毒管口后，用无菌注射器轻轻向外抽吸，切不可注入 0.9% 氯化钠注射液冲洗，以免管内阻塞物被冲至脑室系统狭窄处，引起日后脑脊液循环受阻。

（3）定期检查引流管是否通畅　可通过肉眼或仪器来监测引流管是否通畅。①肉眼观察法：在引流通畅状况下，引流管内不断有脑脊液流出，管内的液面随病人的呼吸与心跳上下波动。波动不明显时，可嘱病人咳嗽或按压颈动脉，使颅内压暂时增高，管内的液面即可上升，压迫解除后，管内的液面随即下降，证明引流通畅。②仪器监测法：将脑室引流与颅内压监测仪连接起来，定时观察监测仪上颅内压力波形和参数。正常的波形是在一个心动周期内有 3 个脉搏波，波幅在 $0.40 \sim 0.67kPa$（$3 \sim 5mmHg$），并随呼吸和心跳上下波动，如果波形近于直线，证明引流管腔已阻塞，立即查找原因处理。

3. 观察并记录引流液

（1）脑脊液的量　正常脑脊液的分泌量约为 $0.3ml/min$，每 24 小时分泌 $400 \sim 500ml$。当颅内继发性感染、出血或脑脊液吸收功能下降、循环受阻，脑脊液的分泌量增加。因此，要求每 24 小时测脑脊液量 1 次，并准确、详细记录于病历上。

（2）颜色和性状　正常脑脊液是无色、无味、透明的，正常手术后或脑室内出血病人的脑室引流液可带血性，但此颜色逐渐由深变浅，直至清亮。如果引流液颜色突然加深，血性程度增加，且引流速度明显变快，提示脑室内再出血。在保持引流管通畅的同时，通知医师尽早做 CT 检查以查清病因。注意观察脑脊液有无混浊、有无沉淀物。若病人脑脊液混浊，出现体温升高、头痛、呕吐及脑膜刺激等颅内感染征象时，告知医师，并留脑脊液做细菌培养和药物敏感试验。

4. 适时调整脑室引流袋的高度　可通过调节脑室调节引流瓶（袋）悬挂的高度控制脑脊液的流速，保持其适当的压力范围，以防止颅内压过高或过低。根据颅内压的测量值调节引流瓶（袋）的悬挂高度，经过脑室持续引流使颅内压降至正常水平。一般情况下，引流袋悬挂高度应当高于脑平面 10 ~ 20cm，引流瓶内中心玻璃管顶点高于脑室穿刺点 15 ~ 20cm，即维持颅内压在 $1.47 \sim 1.96kPa$（$15 \sim 20cmH_2O$）正常范围。脑室引流术后第 1 日，保持颅内压不低于原颅内压水平的 30% ~ 50%，以后逐渐降至 $0.98 \sim 1.47kPa$（$10 \sim 15cmH_2O$）。若颅内压为 $3.92kPa$（$40cmH_2O$），应调节引流瓶的悬挂高度，使颅内压保持在 $1.96 \sim 2.45kPa$（$20 \sim 25cmH_2O$）为宜，防止颅内压突然降低而发生颅内出血或小脑膜切迹疝。更换引流瓶（袋）和调节引流瓶高度时，应避免引流瓶大幅度升降，以防颅内压波动过大。

5. 心理护理　脑室引流病人有头部不适，生活难能自理，给病人的工作、生活、学习带来困难；且对疾病缺乏认识，给病人造成不同程度的恐惧、忧郁、压抑心理。因此，护理人员应耐心地给病人讲解疾病知识，交代脑室引流管的注意事项，取得病人的理解和配合。

6. 防治并发症

（1）颅内感染　脑室内感染、脑膜炎等是脑室引流中较常见的并发症，严重者可危及生命。①保持引流管周围皮肤清洁：病人头下应置一无菌治疗垫巾，并每日更换。引流管穿过处每日用聚维酮碘消毒 1 次，并更换无菌敷料，敷料潮湿应立即更换。②保持引流系统的密闭性：脑室引流管与引流调节瓶（袋）连接处用无菌纱布包裹，不要随便拆卸引流管或在引流管上穿刺，定期更换引流瓶（袋）。引流管脱出后不可直接送回脑室内，应立即用无菌敷料覆盖伤口并通知医师处理，连接管接头处脱开，立即夹闭引流管上端，在无菌操作下迅速更换新的脑室引流装置。③防止脑脊液倒流：更换引流瓶或搬动病人时，应夹闭引流管，瓶内液体不要太满，以防脑脊液倒流。④优化住院环境：保持室内清洁、空气流通，有条件使用层流净化空气的监护室，24 小时空气净化。一般监护室每日用多功能电子灭菌仪或紫外线照射 1~3 次，定时通风换气。⑤在病情允许的情况下，尽早拔除引流管。

（2）脑疝和急性硬脑膜下血肿　脑室引流管脱落或引流瓶位置过低，均可使脑脊液流出过快过多，引发脑脊液动力学巨大改变，小脑幕上的颅内压会突然降低，小脑上移而发生小脑幕切迹疝。颅内压突然降低，导致脑桥静脉出血而发生急性硬脑膜下血肿。若引流不通畅，颅内高压得不到及时纠正而发生枕骨大孔疝。监护中注意调控引流液的量和速度，不可过多过快；并密切观察病人的意识、瞳孔及生命体征变化，发现异常及时协助处理。

（3）脑损伤、脑出血　多为脑室反复穿刺所致。如穿刺不顺，将穿刺针退出重新确认脑室的位置、大小和形态再穿。

（4）脑脊液外漏　颅内压增高病人，脑脊液沿针孔流出。用沙袋固定头部，局部缝合或局部放置火棉胶堵塞针孔。

【脑室引流管的拔除】

1. 拔管指征

（1）病人意识好转，自觉头痛减轻。

（2）颅内压力低于 1.96kPa（$20cmH_2O$）。

（3）原血性脑脊液颜色变浅，或原脓性脑脊液的颜色变为清亮，白细胞计数 $< 20 \times 10^6/L$。

（4）脑脊液细菌培养证实无菌生长。

（5）置管时间已超过 7 日，如需继续引流应更换部位重新置管。

2. 拔管方法

（1）夹管试验　先将脑室调节引流瓶（袋）抬高，使瓶中玻璃管内的液平面高于脑室穿刺点 3.92kPa（$40cmH_2O$），或将脑室引流管与颅内压监护仪连接，以控制脑脊液流出。观察 24 小时后，若病人无不适感，无脑脊液流出或颅内压力低于 2.94kPa（$30cmH_2O$），即可夹闭脑室引流管。然后再观察 24 小时，病人仍无不适感，即可拔除引流管。相反，抬高脑室引流瓶后，如有脑脊液流出，说明颅内压已高于 3.92kPa（$40cmH_2O$），此时应立即放低调节引流瓶，即置于距脑室穿刺点 1.96kPa（$20cmH_2O$）处，继续脑室引流，暂不拔管。颅内梗阻病因尚未解除者，仍出现明显头痛、恶心、呕吐等颅内高压症状，但已拔管病人，应更换脑室穿刺部位，重新放置脑室引流管继续引流或行手术治疗。

（2）拔管后处理　脑室引流管拔除后，缝合头皮切口，防止发生脑脊液漏，促使穿刺处头皮愈合。若有脑脊液外漏，立即通知医师处理。

第二节　胸膜腔闭式引流管的护理

胸膜腔在正常情况下是一个密闭的腔，以维持胸腔内负压，保证肺的弹性回缩。当胸部手术打开胸膜腔或胸部创伤造成胸膜腔内积血、积气、积脓时都应放置胸膜腔闭式引流管。

【目的与意义】

（1）引流胸膜腔内气体、液体或脓液，维持胸腔内压力。

（2）重建胸膜腔负压，防止纵隔移位。

（3）促使肺复张，防止肺受压缩。

【护理措施】

1. 保持引流管道系统的密闭性

（1）随时检查引流装置是否密闭和引流管有无脱落。

（2）水封瓶保持直立放于安全处，长管应插入水面下 3~4cm，防止插入过浅与外界相通形成气胸，或插入过深，不利于胸腔内气液的排出。

（3）搬动病人或更换引流瓶时，用两把止血钳双重夹闭引流管，以防空气进入。

（4）若出现引流管从胸腔滑脱，立即捏闭伤口皮肤，消毒处理后用油纱布封闭伤口，通知医师作进一步处理。

（5）引流瓶损坏或引流管连接处滑脱，立即双钳夹闭引流管并更换引流装置。

2. 维持引流管通畅

（1）体位　抬高床头 15°~30°，以使胸腔内积液流至膈肌，达到体位引流的目的，视病人病情摇高床头，或半坐卧位。

（2）保持通畅　经常检查、顺行挤捏引流管，以保持引流管通畅。引流管堵塞的常见原因：引流管受压、扭曲、打折；管腔内血块、脓块、纤维素块堵塞；引流管侧紧贴胸腔壁；引流管安放的位置过低，膈肌上升后压迫了引流管腔内口；水封瓶长管插入液面过深或过浅，伤口包扎过紧压迫了引流管。针对原因，及时解除阻塞。

（3）排出胸腔内积液　拍背，鼓励病人咳嗽、深呼吸或吹气球，以帮助肺膨胀，排出胸腔内的积气、积液。

（4）搬动时注意事项　搬动病人时防止引流管脱出、受压、扭曲、打折，保持引流瓶低于胸膜腔。

3. 密切观察与详细记录

（1）水柱的波动情况，水柱波动范围为 4~6 cm，吸气时水柱上升；呼气时水柱下降。如果波动停止，提示引流管不通，应立即查找原因，予以排除。

（2）引流液的量、颜色、性质，水封瓶应标记液面高度，引流量过多或血性液体明显，应及时通知医师。

4. 防止感染

（1）定期更换水封瓶，更换过程中严格无菌操作。

（2）引流瓶低于胸壁引流口平面60～100cm，以防止瓶内液体倒流入胸腔。

（3）观察引流管周围皮肤有无感染，伤口敷料是否渗血。若有渗血、渗液，应及时更换敷料。

5. 冲洗 脓性胸腔积液过度黏稠时可用0.9%氯化钠注射液冲洗数次，冲洗时注意防止空气进入胸膜腔造成气胸。

6. 心理护理 向病人详细讲解相关闭式引流的知识，使其了解此治疗方式的重要性、必要性、可行性及危险性，提高对治疗的依从性，减轻恐惧心理，告知胸腔闭式引流的注意事项，取得病人的主动合作，以配合治疗和护理。

7. 防治并发症

（1）皮下气肿 胸膜开口太大或胸腔引流失效，胸腔内的气体顺着胸壁组织至切口附近皮下引起皮下气肿。一般皮下气肿可通过医师调整引流管位置，使其通畅让皮下气肿自然吸收。如皮下气肿日渐加重，通知医师处理。

（2）气胸 引流管连接处脱落，水封瓶长管未插入液面下，水封瓶倒翻或打破致空气进入胸膜腔所致，立即夹闭引流管，更换水封瓶；引流管脱出，空气由伤口进入胸膜腔，立即用手捏闭皮肤，用无菌凡士林纱布压住伤口处以密闭伤口，通知医师重新置管。

【胸膜腔闭式引流管的拔除】

1. 拔管指征

（1）引流48～72小时，引流管内引流物颜色变浅。

（2）引流量明显减少，24小时引流液小于50ml，脓液小于10ml。

（3）水封瓶内未见气泡溢出。

（4）患侧呼吸音恢复，呼吸困难改善。

（5）胸片证实肺已完全恢复膨胀，胸腔积液、积气消失或已不多。

2. 夹管试验 夹管观察24～36小时，无胸闷、呼吸困难即可拔出引流管。

3. 拔管后的护理 拔管后立即用凡士林纱布和纱布盖于伤口并加压包扎

伤口。拔出引流管后 24 小时内观察病人有无胸闷、呼吸困难，是否出现气胸、液胸或皮下气肿等，观察伤口周围是否渗血、渗液。发现异常及时通知医师处理。

第三节 腹腔和盆腔引流管的护理

腹腔引流是腹部外科最常用、最重要的基本技术之一。现常用的引流管有香烟卷引流、胶管引流、双套管引流等。盆腔引流是病人下腹部的引流，是腹腔引流的一种特殊形式。

【目的与意义】

根据应用目的，腹腔引流可分为治疗性和预防性两种，治疗性引流的应用特征明确，预防性引流有一定的争议。

1. 治疗性引流 用来引流各种原因引起的腹腔积液、积血、积脓、组织坏死或者消化道瘘，达到治疗的目的。

2. 预防性引流 以临床监测为目的，用来观察术后腹腔内有无活动性出血、炎性渗出或胃、肠管、胆管、胰腺瘘的发生，并可早期预测外科并发症的发生。

【护理措施】

1. 做好引流管标记 因病情需要，腹腔内可能安置数根引流管，根据其作用或名称在引流管末端作好标记后连接引流瓶（袋）。

2. 妥善固定引流管 烟卷引流时，烟卷至少在皮肤外面留 2～3cm，并用安全针固定。纱布条引流时，必须记录纱布条的大小和数量，并留纱布头于伤口外。防止引流物掉落入腹腔或伤口内。橡皮膜片、管、乳胶引流管引流时，用皮肤缝线固定。病人翻身、下床、排便时应保护好引流管以防脱出或折断滑入腹腔，滑出者应视情况考虑是否需重新置管。腹腔引流管放置时间过长，则每 2～3 日转动皮管 1 次，以免长期固定压迫造成继发性损伤。

3. 保持引流管通畅 定期检查引流管，使用腹带或搬动病人时尤其注意引流管是否扭曲、受压。经常挤压引流管道，以防血凝块、坏死组织堵塞管腔。需负压引流者调节好负压，并维持负压有效状态。

4. 严密观察引流物　引流物可以直接或间接反映腹腔有无活动出血，血管吻合口是否破裂等并发症。通常情况下，腹腔引流液从多到少，颜色由深至浅，如果引流液突然增多，1 小时内引流量超过 100ml，且颜色鲜红，提示有活动性出血，立即通知医师处理，并注意观察病人生命体征变化，警惕休克的发生。如引流物为消化液，则可能发生了胆瘘或肠瘘。更换引流瓶（袋）时，正确记录引流液的性质和量。观察外层敷料浸湿情况并估计渗液量。

5. 严格无菌操作　定期更换引流袋或向引流管注入药物时，严格无菌操作，引流袋的位置应低于腹壁戳孔平面，防止引流物逆流造成感染。引流管周围皮肤要定期消毒，伤口敷料浸湿以及腹带、衣裤及床单被污染要及时更换。

6. 心理护理　由于病人腹部留置多根管道，易造成躯体不适与疼痛，甚至出现恐惧、焦虑、烦躁不安等情绪。护理人员应为病人提供一个安静舒适的环境，向病人讲解有关疾病知识和必要的治疗护理措施，以消除其不良情绪，提高病人的适应性，交代清楚各种引流管的目的及注意事项，使病人配合治疗与护理。

7. 防治并发症

（1）消化道瘘　由于引流管放置的位置不当，如直接接触吻合口，或缝合修补部位而造成。

（2）肠粘连　引流管作为异物刺激肠道和腹壁粘连。

（3）腹腔感染　细菌经腹壁引流的戳口或经引流管进入腹腔引起。

（4）其他　腹腔内出血、肠梗阻、腹壁切口疝等。

【腹腔引流管的拔除】

（1）术后 2～3 日，每日引流量 10ml 以下即可拔除引流管。若用于脓肿引流，引流管需要逐渐退出，待脓肿闭合后拔除。

（2）一般预防性应用的引流管应在 2～3 日拔除，如为防止吻合口瘘后消化液漏入腹腔则应在 4～6 日拔除；预防消化道瘘，则需要术后观察 7～14 日后，确认无瘘时才能拔除。

（3）纱布或凡士林纱布填塞止血者应密切观察全身情况，稳定后 2～3 日拔除，或更换新的纱布填塞。

（4）香烟卷引流一般在术后 3 日左右拔除。

（5）橡皮片引流一般放置 1～2 日后即可拔除。

第四节　造瘘管的护理

为了治疗疾病，通常给病人进行造瘘。其主要用途有：通过造瘘管进食，补充营养或作胃肠减压，如胃空肠造瘘；通过造瘘管排泄废物，解除梗阻，如结肠、膀胱造瘘。

一、胃造瘘管护理技术

胃造瘘术是通过开腹放置胃造瘘管或在内镜指导下，经腹部皮肤穿刺放置胃造瘘管的一种手术。

【目的与意义】

（1）补充营养　通过胃造瘘管进食，达到维持营养的目的。①咽喉、食管疾患等各种原因引起食管狭窄导致不能正常进食的病人。②情况极差的贲门、食管癌病人，行胃造瘘术以改善病人全身情况，以便进行其他治疗。③不能实施切除手术的晚期贲门、食管癌病人，为了延长生命而行胃造瘘。④腹部手术后需较长时间肠内营养。

（2）胃肠减压　通过胃造瘘管行胃肠减压，达到治疗的目的。

【护理措施】

（1）妥善固定好造瘘管　目前常用的胃造瘘管为蕈形管，有蘑菇帽固定，还要用缝线固定于腹壁。协助病人翻身时先处理好管道，防用力过大造成脱管，躁动病人应予以适当约束。胃造瘘管可用绷带固定在腹部。若有脱出及时报告医师给予更换。

（2）保持管道通畅　①常规护理避免造瘘管折叠、受压、扭曲。②定期冲洗造瘘管以防阻塞。特殊用药前后、输注营养液前后及连续造瘘管喂食，以温开水或 0.9% 氯化钠注射液冲洗造瘘管。药丸要充分捣碎，经水搅拌溶解后方可注入，以免与营养液不相容而结成块黏附于管壁、堵塞管腔。③胃肠减压的护理注意接好胃肠减压器，持续吸引，保持通畅。

（3）造瘘管周围的皮肤护理　术后保持造瘘管口周围皮肤干燥、清洁，注意观察有无出血渗血。如伤口渗血，局部加压止血。如每日外垫松开2次，用聚维酮碘或肥皂水及0.9%氯化钠注射液予棉签清洁瘘管周围的皮肤，并观察皮肤有无红、肿、热、痛等炎症反应。若造瘘管周围变红时，将外垫适当松开，必要时按医嘱应用抗生素及止血剂。

（4）心理护理　多数病人由于长期受慢性疾病折磨，其痛苦程度较大，加上对胃造瘘管饲缺乏认识，易产生悲观及绝望情绪。护理人员应根据病人的年龄、知识层次，耐心向病人及家属介绍有关的医学知识及胃造瘘的大致过程，说明施行此治疗后所能达到的理想状况，提高病人战胜疾病的信心，增强病人积极主动配合治疗与护理的依从性。

（5）防治并发症　①伤口皮肤蜂窝织炎或坏死性筋膜炎：多因造瘘管固定过紧、长期压迫、局部血供不足、营养不良引起。也有因长期高渗的液体刺激所致，尤其是皮肤切口不能充分进行引流者。坏死性筋膜炎可并发局部感染。要定时观察造瘘管固定情况及伤口皮肤有无红肿脓液，保持伤口周围皮肤的清洁干燥，定时更换敷料。②造瘘管堵塞：不及时冲管或冲管不充分会引起导管堵塞；堵塞导管的风险与营养液的成分、黏稠度呈正相关。含膳食纤维的整蛋白制剂容易堵管，而短肽类营养制剂很少堵管；药物没有碾细溶解，给药前后没有充分冲管、药物与营养液反应产生沉淀等都是堵管的危险因素。一旦发现堵管，需及时采用20ml注射器抽温开水反复冲吸，注意勿用1ml注射器冲管，因管径较细、压强过大而容易出现导管裂缝，甚至断裂。因营养制剂均偏酸性，碳酸氢钠弱碱性可帮助凝块溶解，不能疏通时可采用5%碳酸氢钠反复抽吸，并将溶液注入导管中浸泡数小时。胰酶有助于凝块分解，有条件时可将胰酶溶于碳酸氢钠后冲管。③内垫包埋综合征：如为内镜指导下，经腹部皮肤穿刺放置胃造瘘管可以发生内垫包埋综合征。导管头部内垫从胃腔移位至皮下，术后为了防止胃内容物漏出，确保胃和腹壁之间贴牢而常常过于牵拉造瘘管，造成局部压力过大，导致内外垫之间的腹壁组织缺血坏死，内垫脱出。过度的牵拉和固定是导致内垫包埋的根本原因。术后每日将导管推1~2cm再拖回原位是预防的关键。内垫包埋综合征一般出现在术后2周，如果病人主诉有局部钝痛需注意检查导管，及时移动导管可以防止内垫包埋。一旦出现包埋综合征，通过胃镜不能将内垫取出，需手术取出。

④窦道愈合不良及胃瘘：窦道一般在术后 10 日左右愈合，但严重营养不良、感染、应激、腹水的存在使愈合延迟，甚至不能愈合。把握好手术的适应证是预防窦道愈合不良的关键，适当地使用生长激素能促进组织蛋白的合成，促进愈合。

【拔管指征】

（1）已达到治疗目的，病人病情稳定、好转，经口试进食证实无吞咽障碍，可考虑拔管。

（2）长期置管出现老化或渗漏者，一般半年至 2 年，需要从原位更换造瘘管。

二、空肠造瘘管护理技术

空肠造瘘术是通过开腹放置空肠造瘘管或穿刺放置空肠造瘘管的一种手术。

【目的与意义】

给不能经口进食者提供肠内营养支持。适于下列病人：①胃癌或胃溃疡伴幽门梗阻者。②胃无张力症或胃肠吻合术后吻合口梗阻、吻合口瘘者。③外伤或手术所致十二指肠瘘或低位小肠瘘病人。④手术前后或晚期癌症需长期营养支持病人。

【护理措施】

（1）管道护理　同本节"胃造瘘管护理技术"。

（2）造瘘口周围皮肤的护理　造瘘管口周围皮肤清洁干燥，每日更换造瘘管口敷料。肠内营养时如果发现敷料污染或潮湿，应及时更换。观察造瘘管周围皮肤色泽及受损情况，如出现造瘘管口周围湿疹、造瘘管口周围瘘等应及时处理。

（3）心理护理　开始实施肠内营养之前，详细解释肠内营养的重要性及实施的方法，说明留置空肠造瘘管是实施早期肠内营养的重要保证，告知配合要点及可能出现的腹泻、腹胀、腹痛等不适反应，经常与病人交流，了解其对肠内营养的生理、心理反应，对存在的问题及时处理，并给予心理支持。

（4）防治并发症　主要是导管脱出肠腔所致腹腔内感染。导管固定不牢，导管入空肠远端的长度不够或造瘘口位置过高都可导致导管脱出。病人出现腹痛、腹胀及全腹压痛等腹膜炎症状。若出现以上情况应及时经导管注入造影剂检查证实导管是否脱出。一旦确认，立即拔去导管，及时处理腹膜炎。

【拔管指征】

病情好转，无须继续造瘘，可拔除造瘘管。

三、胆囊造瘘管护理技术

【目的与意义】

胆囊造瘘术是为化脓性胆囊炎，有穿孔危险而全身情况差，不能耐受胆囊切除手术者及与周围粘连严重无法切除者引流胆汁，达到减压引流的目的。

【护理措施】

（1）妥善固定造瘘管　引流管穿出头皮处缝线固定 1~2 针，病人翻身或被搬动时，注意防止引流管脱出，否则造成胆汁性腹膜炎。

（2）保持引流管通畅　防止引流管弯曲、打折、受压。

（3）加强观察　观察记录胆汁引流液颜色、性质、量。

（4）预防感染　定期更换引流袋；各项操作严格无菌；平卧时引流袋应低于腋中线，站立或活动时引流袋低于造瘘口平面；防止胆汁逆流造成逆行性感染。

（5）心理护理　做好病人的解释工作，解除不必要的恐惧心理；交代胆囊造瘘管的目的及注意事项。

【拔管指征】

（1）拔管依病情而定，术后 2 周左右经造影证实胆囊内无结石、胆总管至十二指肠通畅，夹闭造瘘管 24 小时，病人无不适即可拔管。

（2）也可保留到再次做胆囊切除术时。

四、膀胱造瘘管护理技术

膀胱造瘘术经耻骨上切开或穿刺将导尿管直接插入膀胱引出尿液的方法。

【目的与意义】

(1) 为各种不同原因引起的急性或慢性尿潴留，不能经尿道导尿病人；小儿、年老体弱不宜导尿者；膀胱前列腺手术后有可能作暂时或永久性的膀胱造瘘术引流尿液，减轻痛苦。

(2) 为上述病人采集尿标本。

【护理措施】

(1) 妥善固定造瘘管　引流管穿出皮肤处用缝线固定 1 ~ 2 针，引流管长度适中，搬动病人或病人自己活动时注意保护管道，以防滑脱。

(2) 保持引流管道通畅　定期检查引流管是否弯曲、折叠、受压，注意有无血块堵塞，及时发现，及时处理。永久性膀胱造瘘病人，有感染时应每日膀胱冲洗 2 次，如有明显脓性尿液，可增加膀胱冲洗次数。

(3) 尿液观察　定时观察尿量的颜色、性状，根据病情需要记录 24 小时尿量。

(4) 预防感染　引流袋低于造瘘口平面，防止尿液倒流而发生逆行感染。定期更换引流管和袋，首次换管为术后 3 ~ 4 周，以后每 2 ~ 3 周更换引流管 1 次。拔管后间隔 4 小时再置管。保持造瘘管周围清洁、干燥，及时更换渗湿敷料，造瘘管周围皮肤涂氧化锌软膏保护。

(5) 膀胱功能训练　造瘘管不宜持续放尿，持续放尿可使膀胱逼尿肌失用性萎缩，最终引起膀胱痉挛，一般 2 ~ 3 小时放尿 1 次，以维持膀胱的自律功能。

(6) 心理护理　病人身上带着尿管和尿袋，有怕被人嫌弃的想法，易产生自卑感和孤独感，对今后生活顾虑较多。护理人员应鼓励病人以乐观的心态面对现实，告知膀胱造瘘管的目的及注意事项。保持造瘘口无异味，尿袋妥善放置不外露。

(7) 防治并发症　①引流管脱落：表现为引流管自穿刺口脱出，无法正常引流尿液。其原因有：引流管头部气囊充盈过度，囊壁自行破裂；气囊充盈过小，受外力牵拉时自引流口脱出；因外伤后烦躁不安，会强行将引流管拉出。当引流管脱落后，及时在无菌操作下重新置管。为预防引流管脱落，在操作前仔细查看导尿管气囊注水或充气的标准说明；协助病人翻身时注意保护引流管防止过度牵拉；必要时，对外伤后神志不清者约束四肢，防止其误拔引流管。②出血：表现为大量血尿或引流管内无尿而膀胱区充盈。穿刺成功后，严密观察尿液性质、颜色、量，如有异常及时报告医师。③引流管割裂：表现为不能正常引流尿液。系因穿刺成功后回抽穿刺针头时，抽出方向未与引流管呈水平方向，使针头上翘从而割破引流管所致。操作时应谨慎，一次完成操作。④感染：表现为引流口周围红肿，有淡黄色渗液，尿液浑浊，病人体温升高，常发生在体质虚弱，年龄较大，合并其他慢性疾病或置管时间较长病人。出现此类情况及时汇报医师，鼓励病人多饮水；合理应用抗生素；指导病人加强营养，增强体质。

【拔管指征】

（1）造瘘管一般于手术10日后拔除。拔导尿管前应作夹管试验，观察病人能否自行排尿，排尿通畅2～3日后拔管。如发现有排尿困难或切口处有渗尿，应延迟拔管。

（2）永久性造瘘者，每2～3周在无菌操作下更换造瘘管1次。

第五节　结肠造口的护理

结肠造口是当低位结肠、直肠或肛门病变而不能正常排便，为建立正常的粪便排泄渠道在腹部建立结肠排便的出口。分为暂时性结肠造口和永久性结肠造口2种。

【目的与意义】

（1）暂时性结肠造口　为下列病人解除肠道梗阻及日后手术创造条件。适用于：①肛门、直肠、结肠严重创伤病人。②某些复杂性肛瘘，阴道或膀胱直肠瘘。③结肠肿瘤并发急性肠梗阻时不允许行一期根治手术或一期吻合手术。

（2）永久性结肠造口　帮助不能自行排便的病人排便。适用于：①结、直肠癌不能切除者。②低位直肠癌根治性切除术，如Miles手术。

【护理措施】

（1）结肠造口部位的选择　克利夫兰医学中心提出的选择肠造瘘口位置

的标准：①造瘘口位置应让病人能够看到，便于自己护理，尤其对于肥胖者更为重要。②应避开瘢痕、凹陷、浸润区及骨骼突起处等部位，使造瘘器材便于装载。③一般情况下结肠造瘘口放在左侧，回肠造瘘口放于右侧。④腹直肌处的造瘘口能够防止造瘘口旁疝的形成。⑤脐上的造瘘口适用于坐轮椅和横结肠造口者。⑥造瘘口位于脐下脂肪突起最高处，利于病人自己护理。

（2）结肠造口开放前的护理　①观察造口情况，造口黏膜红润，富有光泽，表示血供良好，暗红色也属正常；若黏膜呈暗紫色或黑色，则说明造口肠管血运有障碍，应立即通知医师予以处理。②用凡士林或 0.9% 氯化钠注射液纱布外敷结肠造口，外层敷料渗湿应立即更换。

（3）结肠造口开放的护理　①造口时肠胀气不明显，待术后 2~3 日后切开肠壁，以利伤口愈合。②造口时肠胀气明显则术中应切开肠壁，插入固定粗橡皮管至结肠近侧进行减压。③支撑肠襻玻璃棒术后 2 周左右拔除。④保护腹壁切口，开放后取侧卧位，用塑料薄膜将腹壁切口与造口隔开，防粪便污染切口。

（4）正确使用造口袋，保护造口周围皮肤　①正确选择、妥善安装造口袋，胶板黏贴牢固，夹子夹紧，以防粪便和分泌物渗出。②造口袋内充满 1/3 以上粪便和分泌物时，应及时倾倒。③随时观察造口周围皮肤有无红、肿、破损、疼痛等浸润现象，并及时更换造口袋。④更换造口袋时，用盐水棉球或湿纸巾轻轻擦掉造口处粪便，不能用硬手纸用力擦，以免损伤肠黏膜。待皮肤晾干后根据需要可以涂皮肤保护用品。然后测量造口大小，将胶板开口剪至合适大小，将胶板紧贴在造口周围皮肤上。胶板开口若过大易引起粪便和分泌物渗漏，刺激造口周围皮肤；若过小则会压迫造口，易撕破造口及周围皮肤黏膜。⑤密切观察并记录粪便和分泌物的颜色、量、性状及气味。

（5）饮食指导　①术后开放造口并拔除胃管当日即可饮水或进流质饮食，逐步过渡到半流质饮食、软食，术后 2 周左右可进普食。饮食以高热量、高蛋白、高维生素、少渣、易消化、无刺激食物为主。②少食或不食易产气食物、易引起便秘或腹泻及易产生异味的食物，如豆类、乳制品、碳酸类饮料、加香料食物，洋葱、蒜等。③每日进食时间规律，进食时应细嚼慢咽，若大便干结，可适当增加饮水或汤类。

（6）运动指导　根据自身情况掌握适度的活动量及强度，避免进行过度增加腹压的活动如提重物、举重等。

（7）养成定时排便的习惯　①建立规律的进食习惯：每日按时进食有利于定时排便习惯的养成。②结肠灌洗：符合结肠灌洗适应证的病人定时经造口灌肠，能明显减少排便次数，减轻和消除造口的异味，减少肠道积气和粪便，养成定时排便的习惯。

（8）心理护理　腹壁的永久性人工肛门者，心理创伤胜过生理创伤，术前应详细向病人说明造瘘口对治疗的重要性，随时掌握病人的情绪变化，病人如果出现焦虑、恐惧和绝望，要做好耐心细致的工作、帮助病人获得更多有关造瘘口的护理知识。

（9）并发症的观察及处理　①出血：造口如有静脉或毛细血管出血情况发生，给予肾上腺素药棉敷在出血处即可止血。皮肤与黏膜连接深处的某一肠系膜动脉出血应找出出血动脉分支，结扎或电凝止血治疗。②造口回缩：如果肠造口断端已回缩到腹腔，产生腹膜炎征象，应立即行手术治疗。③造口狭窄：应定期扩肛。扩肛时，先洗净双手，操作手戴一次性手套，示指蘸液状石蜡或凡士林等润滑剂，插入造口，向周围扩大。用力不宜过大，以免损伤造口，以能顺利通过第二指节为宜。④肠管急性脱垂：需紧急处理。可让病人平卧以降低腹压，同时给予地西泮类镇静药，并防止血液循环障碍；若效果不佳则需要手术矫正。如肠管经常脱出，造口袋与脱出的肠黏膜接触摩擦，而致顽固性溃疡，有时需手术治疗。⑤切口感染：保持周围切口皮肤清洁、干燥，观察局部切口有无红、肿、热、痛及体温变化，及时发现感染征象，合理应用抗生素，发生了切口感染，应及时开放伤口，彻底清创。⑥肠梗阻：出现腹痛、腹胀阵发性加剧，需及时处理。⑦吻合口瘘：术后7~10日不灌肠，避免影响吻合口愈合。

第六节　T管的护理

肝脏、胆道疾病需做胆总管切开探查，在胆总管切开处常规放置T管引流，使胆汁经T管进入肠道或分流至体外。

【目的与意义】

（1）引流胆汁　胆总管切开后，可引起胆道水肿，胆汁排出受阻，胆总管内压力增高，放置 T 管，达到引流胆汁的目的。

（2）引流残余结石　将胆囊管及胆囊内残余结石，尤其是泥沙样结石排出体外；术后还可经 T 管溶石、造影或胆道镜检等。

（3）支撑胆道　避免术后胆总管切口瘢痕狭窄、管腔变小、粘连狭窄等。

【护理措施】

（1）妥善固定 T 管　病人翻身或被搬动时，注意防止 T 管脱出；烦躁不安的病人适当给予约束，避免拔出 T 管。若 T 管在手术后 4 日内脱出，易发生胆汁漏或胆汁性腹膜炎。此时，立即用导尿管经原引流管口置入，如胆汁引流通畅，固定导尿管继续观察。若导尿管不能置入，B 超证实腹腔内大量渗液，病人出现明显的胆汁性腹膜炎症状，应重新开腹行胆总管置 T 管和腹腔引流。术后 2 周以上脱出，视病情考虑拔管或重新置管固定。

（2）保持引流管通畅　T 管放置正确，随时检查、经常挤捏 T 管，防止引流管弯曲、打折、受压。若 T 管突然不流胆汁，可能有泥沙样结石或蛔虫阻塞管腔，用盐水冲洗或用取石钳夹出蛔虫或结石。术后 2 周以上堵塞，应考虑拔管或重新置管。

（3）胆汁引流的监测　①观察记录胆汁量：T 管引流术后的第 1～2 日，每日引流出胆汁 300～500ml，少数病人引流量更少，若因麻醉、手术创伤、血容量不足等多种原因导致肝脏分泌胆汁减少，不需特殊处理。T 管引流术后的第 3 日开始，胆汁引流量逐渐增多，正常成人每日引流量 800～1200ml，其原因可能在肝脏恢复胆汁分泌功能后，排出大量的胆汁。还可能与手术操作有关，使奥狄括约肌水肿、痉挛，胆汁不能通畅地引流入肠道，大部分胆汁从 T 管流到体外。后者原因引起的胆汁增多一般持续 2～3 日。②观察记录胆汁颜色、性质，若胆汁引流量明显减少，可能是泥沙样结石、蛔虫、血块堵塞 T 管。若引流量明显增多，提示胆道下端有梗阻的可能。③正常胆汁呈黄绿色、清亮无沉渣。若胆汁为鲜红色血性液体，应警惕吻合口出血或胆道出血，及时报告医师作出相应处理，并密切观察病人的脉搏、血压。

（4）预防感染　①引流袋护理：定期更换引流袋，并严格无菌操作。平卧时引流袋低于腋中线，站立或活动时不可高于腹部引流口平面。防止胆汁逆流造成逆行性感染。②周围皮肤的护理：每日清洁消毒 T 管周围皮肤 1 次，并覆盖无菌纱布，如有胆汁渗漏，应及时更换纱布，并局部涂氧化锌软膏保护。③严格按医嘱应用抗生素，预防感染。

（5）心理护理 病人因对手术后放置T管有恐惧心理，护理人员应耐心解释、细心安慰；交代T管引流的注意事项，取得病人合作，以配合治疗和护理。

（6）防治并发症 ①胆道出血：观察并记录引流出的血量，若每小时出血 >100ml，持续3小时以上，或病人有血压下降、脉细速等早期休克表现，立即报告医师处理，并配合抢救。②黄疸：术前有慢性肝炎、肝硬化或肝功能损害者，术后可出现黄疸，一般来3~5日会减退。若术前较重度肝功能损害者或术中损伤了胆管，术后黄疸时间较长。应观察病情，注意血清胆红素浓度，发现问题及时报告医师。③胆漏：原因可能为T管脱出、胆管损伤或胆总管下端梗阻。若病人切口处有黄绿色胆汁样渗出物，每小时 >50ml，应疑为胆漏。立即通知医师并协助处理。长期大量胆漏病人，应补充热量和维生素，维持水及电解质平衡。能进食者给低脂、高蛋白、高维生素饮食，少量多餐。

【T管的拔除】

（1）拔管指征 一般在手术2周以后，病人无腹痛、无发热、黄疸消退，大小便正常。胆汁颜色呈透明黄色或黄绿色，无脓液、结石、沉渣及絮状物，血常规、血清黄疸指数正常，可考虑拔管。X线下经T管行胆道造影，或胆道镜下证实胆管无狭窄、结石、异物、胆道通畅，夹管2~3日，仍无发热、腹痛、黄疸，即可拔除T管。

（2）拔管后的护理 T管拔除后，局部伤口用凡士林纱布堵塞，1~2日伤口会自行封闭，4~5日瘘口可愈合。观察伤口渗血情况，观察体温变化，有无黄疸、呕吐、腹痛、腹泻等。

第七节 导尿管的护理

导尿术是在严格无菌操作下，将导尿管经尿道插入膀胱引流尿液的方法。留置导尿管是指在导尿后，将导尿管保留在膀胱内，引流尿液的方法。导尿时严格遵守无菌技术操作规程，选择型号合适、质量良好的导尿管，正确掌握导尿管插入的深度，以利于导尿成功。

【目的与意义】

（1）协助诊断　留取无菌尿标本作细菌培养；测量膀胱容量、压力和残余尿量；向膀胱内注入气体或造影剂以帮助诊断。抢救休克或危重病人，记录尿量、尿相对密度，为病情变化提供治疗依据。

（2）用于治疗　①会阴、盆腔及泌尿系统手术前排空膀胱，避免手术中误伤膀胱；促进术后膀胱功能恢复及切口的愈合。②尿道损伤早期或手术后作为支架引流。③经导尿管向膀胱注射药物，治疗膀胱疾病。

（3）增加舒适度、预防并发症　①为尿潴留病人放出尿液，减轻痛苦。②尿失禁、昏迷及会阴部损伤的病人，留置导尿管以保持局部清洁、干燥，避免尿液刺激。

【护理措施】

1. 导尿管的选择　导尿管分为无气囊导尿管和有气囊导尿管两种。有气囊导尿管有操作简便、易固定和不易脱落等优点，常用作留置导尿管。气囊导尿管有三腔和两腔气囊导尿管。三腔气囊导尿管有接冲洗装置的一腔，可以形成密闭式膀胱冲洗引流系统，减少污染的机会。无气囊导尿管一般用于临时导尿。导尿管口径的选择应根据年龄、性别、尿液的外观、导尿目的等综合考虑。尿液浑浊、有沉淀或凝块时，选择口径较大的尿管；尿液澄清时，选择口径较小的尿管；而前列腺切除术的病人常规选用 F20 ~ F22 的三腔气囊导尿管。

2. 导尿管的固定

（1）无气囊导尿管的固定方法

男性病人：取长 12cm，宽 2cm 的胶布，在一端的 1/3 处两侧各剪一个小口，折叠成无胶面，制成单翼蝶形胶布。将两条蝶形胶布粘贴于阴茎两侧，再用细长胶布作半环行固定蝶形胶布，开口处向上。在距离尿道口 1cm 处用胶布环行固定蝶形胶布的折叠端于导尿管上。

女性病人：用长 10 ~ 12cm，宽 3 ~ 4cm 横山字形胶布上 1/3 贴于阴阜上，下 2/3 剪成 3 条，中间 1 条缠绕住导尿管，左右两侧的胶布分别绕过导尿管贴于对侧阴唇上，将导尿管固定于大腿内侧。

（2）有气囊导尿管的固定方法　根据导尿管的型号和气囊容量大小，向导尿管的气囊内注入无菌 0.9% 氯化钠注射液，轻拉导尿管不能拉出，以证实导尿管已固定。

3. 保持尿液引流通畅 检查导尿管位置是否正确，防止引流管弯曲、打折、受压、脱出。导尿管留置期间，定时夹闭导尿管。危重或肾衰竭病人采用持续引流尿液。

4. 观察与记录 尿潴留病人第 1 次放尿液量不超过 1000ml，以防腹压突然下降产生虚脱，或因膀胱突然减压而引起膀胱黏膜充血，发生血尿。定时观察尿量、颜色、比重、尿澄清度及尿道口有无异味。根据病情需要记录 24 小时尿量。

5. 预防感染 尿路感染，是留置导尿的主要并发症之一，其临床表现为尿道疼痛，尿液混浊，尿道口分泌物增加，体温升高。

（1）定期更换导尿袋 尿袋应保持低于膀胱水平，防止尿液逆流入膀胱。

（2）防止外源性感染 各项操作严格执行无菌技术，保持衣裤、床单位的整洁、干燥。每日清洁消毒尿道口 2 次，保持会阴部清洁。

（3）多饮水 病人应该多饮水保证每日尿量在 2000ml 以上，并且尿的 pH 值为 6.5～7.0。禁饮茶和咖啡，防止尿路结石形成。

（4）定期更换导尿管 一般留置导尿管的病人常规每 2 周更换导尿管 1 次。据美国疾病控制中心推荐原则：应尽量减少更换导尿管的次数，避免尿路感染，导尿管只发生堵塞时才更换。参考建议：pH > 6.8 的高危堵塞类病人，每 2 周更换导尿管 1 次，pH < 6.7 非堵塞类病人每 4 周更换导尿管 1 次。

（5）当引流出的尿液混浊、出现沉淀或结晶，导尿管发生堵塞，需膀胱冲洗时，冲洗压力要小，避免膀胱表面黏膜受损，细胞脱落加大感染的危险。

（6）实施床旁隔离 已感染和未感染的病人分室居住，特殊感染病人和高度耐药菌株感染病人住单间。

6. 训练膀胱反射功能 可采用间歇性夹管方式。夹闭导尿管，每 3～4 小时开放 1 次，使膀胱定时充盈和排空，促进膀胱功能的恢复。

7. 心理护理 全程做好病人的心理护理，操作过程中应适当给予遮盖，尊重病人的隐私，交代导尿管的注意事项，使其在良好的心态中接受治疗和护理。

8. 防治其他并发症

（1）尿道损伤出血　插管前评估病人有无尿道畸形、狭窄、炎症及前列腺肥大并充分润滑导尿管；选择尿管型号及插管深度适当，气囊导尿管插管见尿后应继续插入 5～7cm，使气囊完全进入膀胱；不要过度牵拉导尿管，以防气囊破裂或尿道损伤；不合作者适当约束，防止自行拔管造成反复插管。

（2）拔管后尿潴留　多与拔管前未进行膀胱排尿功能训练有关，间歇性夹管方式训练膀胱的储尿功能和排尿功能；亦可按摩下腹部、热敷膀胱区、听流水声、温水冲洗会阴、开塞露注入肛门、针灸及穴位注射新斯的明等。

（3）导尿管表面结晶形成　与留置导尿管的时间过长和尿路感染有关。鼓励病人多饮水，并协助适当活动，更换体位，发现尿液混浊、沉淀、有结晶时冲洗膀胱。每周检查尿常规，保持尿 pH 值为 6.5～7.0。

【导尿管的拔除】

1. 拔管指征　长期留置导尿管易引起感染，尽量缩短留置尿管时间。非手术病人达到引流尿液目的后尽早拔除导尿管。手术后留置导尿管的病人视手术种类、部位、麻醉方式和病人的一般情况来决定导尿管的留置时间。腹部手术，如直肠癌根治手术，病人导尿管保留 5～7 日；妇科手术，如宫颈癌、剖宫产手术，病人导尿管保留 1～3 日；胸部手术，病人导尿管保留 1～3 日；颅脑手术，病人导尿管保留 3～5 日。拔管前夹管 1～2 日。

2. 拔管方法

（1）用注射器抽出气囊的水或气体。

（2）嘱病人深呼吸，慢慢拔出导尿管，遇病人精神紧张，气囊回缩不良及尿垢形成等因素致拔管困难者，不得硬行拔出。应先安慰病人，使其情绪稳定或请示医师使用解痉剂。

3. 拔管后护理

（1）用 0.5% 聚维酮碘擦洗会阴部。

（2）嘱咐病人多饮水，观察并记录排尿情况。